执业药师考试通关题库 2000 题系列丛书

总主编 吴正红 田 磊

执业药师考试通关题库 2000 题 中药学专业知识（一）

田 磊 编著

全国百佳图书出版单位
中国中医药出版社
·北京·

图书在版编目（CIP）数据

执业药师考试通关题库2000题．中药学专业知识．一/田磊编著．—北京：中国中医药出版社，2021.5
ISBN 978-7-5132-6933-9

Ⅰ.①执… Ⅱ.①田… Ⅲ.①中药学-资格考试-习题集 Ⅳ.①R192.8-44

中国版本图书馆CIP数据核字（2021）第070923号

中国中医药出版社出版
北京经济技术开发区科创十三街31号院二区8号楼
邮政编码　100176
传真　010-64405721
保定市西城胶印有限公司印刷
各地新华书店经销

开本787×1092　1/16　印张15.25　字数469千字
2021年5月第1版　2021年5月第1次印刷
书号　ISBN 978-7-5132-6933-9

定价　68.00元
网址　www.cptcm.com

社 长 热 线　010-64405720
购 书 热 线　010-89535836
维 权 打 假　010-64405753

微信服务号　zgzyycbs
微商城网址　https://kdt.im/LIdUGr
官 方 微 博　http://e.weibo.com/cptcm
天猫旗舰店网址　https://zgzyycbs.tmall.com

如有印装质量问题请与本社出版部联系（010-64405510）
版权专有　侵权必究

执业药师考试通关题库 2000 题系列丛书

编委会

总主编 吴正红　田　磊

编　委（按姓氏笔画排序）

王　虓	王　雪	王思琦	左玉霞
田　磊	田泾市	主雪华	冯　硕
毕小玲	刘　婷	刘珊珊	祁小乐
李　璇	杨　晨	吴正红	吴琼珠
吴紫珩	宋宜霏	张　峦	张　超
张伶俐	张咏馨	张雅洁	陈龙宝
季　鹏	周明旺	赵元晖	赵元骞
胡丽鸽	胡梦雅	钟　毅	高　欣
郭琛英	黄海琴	曹粟满	曾伟民
虞雅雯	蔡　鹏	潘　浩	

前　言

《执业药师考试通关题库2000题》系列丛书紧紧围绕最新版国家执业药师资格考试大纲要求，严格依据《国家执业药师考试指南》，由资深国家执业药师资格考试辅导专家合力编著而成。

该套丛书旨在帮助广大考生在全面复习教材基础上，通过强化练习，巩固所学教材内容，深入理解重点、难点问题，提高应考技能，达到快速、高效的复习效果。其主要特点如下：

1. 紧扣大纲，力求全面

本书编写过程中，根据新考纲中各章比重和题型新变化，精编试题，基本覆盖所有考点。考生只要把这套习题真正做完，弄懂，通过考试会非常轻松。

2. 针对性强，重点突出

本丛书紧扣大纲，针对大纲要求了解、掌握、熟悉的知识点进行了不同层次的强化训练，有助于考生全面、系统地巩固所学知识，迅速掌握考点，做到有的放矢、胸有成竹。

3. 模拟真题，精准解析

本丛书所载2000题可分为两部分，一部分为真题，另一部分为根据真题出题思路编写的"仿真题"。考生通过做这样的考题才能起到巩固知识，检查复习效果的目的。另外，本丛书所有考题均附有精准的答案和解析，以满足广大考生复习备考需求。

本套丛书凝聚了编者十余年的执业药师考前辅导经验，相信只要大家认真学习，在本丛书的帮助下一定能顺利通过执业药师资格考试。

编　者

2021年3月

目 录

第一章 中药与药品质量标准 ·· (1)
   第一节 中药和中药临床应用 ·· (1)
   第二节 中药药品标准 ··· (13)

第二章 中药材生产和中药饮片炮制 ·· (22)
   第一节 中药材生产 ·· (22)
   第二节 中药饮片的净制和切制 ·· (26)
   第三节 常用饮片炮制方法和作用 ··· (28)

第三章 中药化学成分与药理作用 ·· (41)
   第一节 生物碱 ·· (41)
   第二节 糖和苷 ·· (46)
   第三节 醌类化合物 ·· (48)
   第四节 苯丙素类化合物 ·· (50)
   第五节 黄酮类化合物 ··· (52)
   第六节 萜类和挥发油 ··· (54)
   第七节 三萜与甾体化合物 ··· (57)
   第八节 其他化学成分 ··· (62)

第四章 常用中药的鉴别 ··· (64)
   第一节 常用植物类中药的鉴别 ·· (64)
   第二节 常用动物类中药的鉴别 ·· (114)
   第三节 常用矿物类中药的鉴别 ·· (120)

第五章 中药制剂与剂型 ··· (123)
   第一节 固体制剂 ··· (123)
   第二节 浸出制剂 ··· (132)
   第三节 液体制剂 ··· (134)
   第四节 无菌制剂 ··· (136)
   第五节 外用制剂 ··· (140)
   第六节 其他制剂 ··· (142)
   第七节 药物新型给药系统与制剂新技术 ·· (147)

答案与解析

第一章 中药与药品质量标准 ·· (153)
   第一节 中药和中药临床应用 ·· (153)

第二节　中药药品标准 ·· (159)

第二章　中药材生产和中药饮片炮制 ··· (164)
　第一节　中药材生产 ·· (164)
　第二节　中药饮片的净制和切制 ·· (166)
　第三节　常用饮片炮制方法和作用 ·· (167)

第三章　中药化学成分与药理作用 ··· (174)
　第一节　生物碱 ·· (174)
　第二节　糖和苷 ·· (176)
　第三节　醌类化合物 ·· (177)
　第四节　苯丙素类化合物 ·· (178)
　第五节　黄酮类化合物 ·· (179)
　第六节　萜类和挥发油 ·· (181)
　第七节　三萜与甾体化合物 ·· (182)
　第八节　其他化学成分 ·· (185)

第四章　常用中药的鉴别 ··· (186)
　第一节　常用植物类中药的鉴别 ·· (186)
　第二节　常用动物类中药的鉴别 ·· (215)
　第三节　常用矿物类中药的鉴别 ·· (219)

第五章　中药制剂与剂型 ··· (221)
　第一节　固体制剂 ·· (221)
　第二节　浸出制剂 ·· (226)
　第三节　液体制剂 ·· (227)
　第四节　无菌制剂 ·· (228)
　第五节　外用制剂 ·· (230)
　第六节　其他制剂 ·· (232)
　第七节　药物新型给药系统与制剂新技术 ·· (234)

第一章 中药与药品质量标准

第一节 中药和中药临床应用

一、历代本草代表作

A 型题（最佳选择题，每题的备选答案中只有一个最佳答案）

1. 我国现存最早的药学专著是
   A. 《新修本草》　　　B. 《神农本草经》　　　C. 《本草经集注》
   D. 《证类本草》　　　E. 《本草纲目》
2. 首创药物按自然属性分类
   A. 《新修本草》　　　B. 《本草纲目》　　　C. 《神农本草经》
   D. 《本草经集注》　　　E. 《本草纲目拾遗》
3. 总结宋代以前的中药本草的本草书籍是
   A. 《神农本草经》　　　B. 《证类本草》　　　C. 《本草经集注》
   D. 《本草纲目》　　　E. 《本草纲目拾遗》
4. 明代对药学贡献最大的本草著作是
   A. 《新修本草》　　　B. 《证类本草》　　　C. 《图经本草》
   D. 《本草纲目》　　　E. 《植物名实图考》
5. 新增药物最多的古本草著作是
   A. 《本草纲目》　　　B. 《新修本草》　　　C. 《中华本草》
   D. 《本草纲目拾遗》　　　E. 《经史证类备急本草》
6. 收载药物最多的本草著作是
   A. 《本草纲目》　　　B. 《新修本草》　　　C. 《证类本草》
   D. 《中华本草》　　　E. 《本草纲目拾遗》
7. 开创图文对照编写的药典性本草著作是
   A. 《本草纲目》　　　B. 《证类本草》　　　C. 《新修本草》
   D. 《神农本草经》　　　E. 《本草经集注》
8. 我国历史上第一部官修药典性本草，并被今人誉为世界上第一部药典
   A. 《本草纲目》　　　B. 《新修本草》　　　C. 《证类本草》
   D. 《中华本草》　　　E. 《本草纲目拾遗》

B 型题（配伍选择题，备选答案在前，试题在后，每组若干题。每组均对应同一组备选答案）

[1~3]
   A. 《证类本草》　　　B. 《本草经集注》　　　C. 《本草纲目》
   D. 《新修本草》　　　E. 《本草纲目拾遗》
1. 陶弘景所著的是
2. 苏敬等人编撰的是

3. 唐慎微所著的是

[4~5]
- A. 《证类本草》
- B. 《本草经集注》
- C. 《本草纲目》
- D. 《新修本草》
- E. 《本草纲目拾遗》

4. 李时珍所著的是
5. 赵学敏所著的是

二、中药性能与功效

A 型题（最佳选择题，每题的备选答案中只有一个最佳答案）

1. 不属于温热性药所示效用的是
   - A. 补火助阳
   - B. 温肾暖脾
   - C. 温经通脉
   - D. 清热凉血
   - E. 温里散寒

2. 具有收敛邪气的药味
   - A. 辛味
   - B. 甘味
   - C. 酸味
   - D. 咸味
   - E. 苦味

3. 依据中药药性理论，清热燥湿药的性味多为
   - A. 苦温
   - B. 苦凉
   - C. 苦寒
   - D. 苦平
   - E. 苦微温

4. 沉降性所示的作用是
   - A. 潜阳
   - B. 发表
   - C. 祛风
   - D. 涌吐
   - E. 开窍

5. 升浮性所示的功效是
   - A. 清热
   - B. 息风
   - C. 开窍
   - D. 消积
   - E. 潜阳

6. 升浮性所示的作用是
   - A. 利水渗湿
   - B. 收敛固涩
   - C. 重镇安神
   - D. 止咳平喘
   - E. 祛风散寒

7. 醋炒可使药性转化为
   - A. 藏
   - B. 沉
   - C. 降
   - D. 收
   - E. 升

8. 盐水炒可使药性转化为
   - A. 浮
   - B. 散
   - C. 降
   - D. 收
   - E. 升

9. 治疗咳喘痰黄，宜首选的是
   - A. 归脾经的热性药
   - B. 归肺经的寒性药
   - C. 归心经的温性药
   - D. 归大肠经的温性药
   - E. 归小肠经的寒性药

10. 治疗心悸失眠的药物主归
    - A. 肾经
    - B. 心经
    - C. 胃经
    - D. 肺经
    - E. 脾经

11. 中药的功效是
    - A. 中药的作用趋向
    - B. 中药的作用性质
    - C. 中药的定位
    - D. 中药的适应病证
    - E. 中药防治诊断疾病及强身健体的作用

12. 降血压、降血脂属于
    A. 对现代病症功效 B. 对病证功效 C. 对因功效
    D. 对症功效 E. 对脏腑辨证功效
13. 既属于中医辨证学分类，又属于中医治疗学分类的内容是
    A. 对病证功效 B. 对症功效 C. 对现代病症功效
    D. 对因功效 E. 对三焦辨证功效
14. 属消除病理产物的功效是
    A. 疏肝 B. 养血 C. 宣肺
    D. 理气 E. 排石
15. 按中医治疗学分类，对应症状的功能是
    A. 止汗 B. 蚀疣 C. 开窍
    D. 排石 E. 宣肺
16. 按中医治疗学分类，对应病证的功效是
    A. 止痛 B. 排脓 C. 清热
    D. 蚀疣 E. 涩精

B 型题（配伍选择题，备选答案在前，试题在后，每组若干题。每组均对应同一组备选答案）

[1～3]
    A. 收敛固涩 B. 发散、行气 C. 补虚、缓急
    D. 坚阴、通泄 E. 软坚散结、泻下通便
1. 辛味药所示的作用
2. 苦味药的作用
3. 咸味药的作用

[4～6]
    A. 伤阳 B. 腻膈 C. 敛邪
    D. 伤津 E. 耗气
4. 甘味的不良作用是
5. 苦味的不良作用是
6. 酸味的不良作用是

[7～9]
    A. 升降浮沉 B. 四气 C. 归经
    D. 五味 E. 有毒无毒
7. 反应药物影响人体阴阳盛衰和寒热变化的药性是
8. 反应药物在人体的趋向作用的药性是
9. 反应药物作用的归属的药性是

X 型题（多项选择题。每题的备选答案中有 2 个或 2 个以上正确答案。少选或多选均不得分）

1. 具有升浮与沉降二向性的药是
    A. 菊花 B. 胖大海 C. 前胡
    D. 蔓荆子 E. 桑叶
2. 确定中药有毒无毒的依据是
    A. 用量是否得当 B. 剂型是否恰当 C. 是否含毒害成分
    D. 辨证是否准确 E. 整体是否有毒
3. 引起中药不良反应的主要原因

A. 品种混乱　　　　B. 炮制失度　　　　C. 剂型失宜
　　D. 离经悖法　　　　E. 配伍不当
4. 对症功效包括
　　A. 止痛　　　　　　B. 排石　　　　　　C. 散寒
　　D. 息风　　　　　　E. 止汗
5. 对因功效包括
　　A. 解毒　　　　　　B. 截疟　　　　　　C. 止遗
　　D. 除湿　　　　　　E. 祛风
6. 对因功效可分为
　　A. 扶正功效　　　　B. 对症功效　　　　C. 祛邪功效
　　D. 对气血津液辨证功效　　E. 消除病理产物
7. 属于消除病理产物的功效有
　　A. 止汗　　　　　　B. 化痰　　　　　　C. 排脓
　　D. 散寒　　　　　　E. 排石

三、中药炮制

A 型题（最佳选择题，每题的备选答案中只有一个最佳答案）
1. 柏子仁制成柏子仁霜的目的是
　　A. 便于服用　　　　B. 降低副作用　　　C. 增强疗效
　　D. 利于贮存　　　　E. 改变药性
2. 大黄酒炙的目的是
　　A. 降低毒性　　　　B. 缓和药性　　　　C. 引药入肝
　　D. 引药上行　　　　E. 引药入肾
3. 炮制辅料灶心土的功能是
　　A. 补脾益气，清热解毒，祛痰止咳，缓急止痛
　　B. 温中和胃，止血，止呕，涩肠止泻
　　C. 活血，利水，祛风解毒，滋补肝肾
　　D. 补中益气，健脾和胃，除烦止渴，止泻痢
　　E. 清热解毒，涩肠止泻

B 型题（配伍选择题，备选答案在前，试题在后，每组若干题。每组均对应同一组备选答案）
［1～3］
　　A. 引药上行，增强活血通络作用
　　B. 引药入肝，增强活血止痛作用
　　C. 制其寒性，增强和胃止呕作用
　　D. 引药下行，增强滋阴降火作用
　　E. 缓和药性，增强润肺止咳作用
1. 蜜炙法炮制中药的目的是
2. 盐炙法炮制中药的目的是
3. 酒炙法炮制中药的目的是
［4～8］
　　A. 河砂　　　　　　B. 盐水　　　　　　C. 姜汁
　　D. 醋　　　　　　　E. 麦麸

4. 与药物共制能缓和药物的燥性，增强疗效，矫正气味的辅料是
5. 能使药物中的游离生物碱类成分结合成盐，增加溶解度的辅料是
6. 经炮制后质地松脆，便于制剂的辅料是
7. 能强筋骨，软坚散结并能矫味的辅料是
8. 能抑制药物寒性，增强疗效，降低毒性的辅料是

X 型题（多项选择题。每题的备选答案中有 2 个或 2 个以上正确答案。少选或多选均不得分）

1. 中药炮制的目的有
   A. 降低药物的毒副作用
   B. 增强药物疗效
   C. 缓和药物性能
   D. 改变或增强药物作用趋向
   E. 便于调剂

2. 下列不适于含苷类中药的炮制方法是
   A. 炮制辅料常用酒　　B. 水处理时尽量少泡多润　　C. 忌铁器
   D. 少用醋炮制　　　　E. 不可采用烘、晒、炒等法破坏或抑制酶的活性

3. 炮制对含挥发油类药物成分影响的叙述正确的有
   A. 促进挥发、降低毒性
   B. 只能使药物化学成分发生一定的量变
   C. 可改变挥发油的含量
   D. 可改变挥发油的性状
   E. 一般炮制过程要尽量少加热或不加热

4. 灶心土的作用包括
   A. 温中和胃　　　　B. 止血　　　　　C. 止呕
   D. 润肠通便　　　　E. 涩肠止泻

5. 醋的功效及作用包括
   A. 散瘀止痛　　　　B. 理气止痛　　　C. 清热解毒
   D. 润燥通便　　　　E. 矫臭矫味

6. 蜂蜜的作用是
   A. 矫臭矫味　　　　B. 调和诸药　　　C. 柔润肺燥
   D. 甘平解毒　　　　E. 缓急止痛

7. 液体辅料麻油的作用有
   A. 润燥通便　　　　B. 酥脆药物　　　C. 补中益脾
   D. 解毒生肌　　　　E. 调和药性

四、中药配伍和方剂

A 型题（最佳选择题，每题的备选答案中只有一个最佳答案）

1. 半夏配生姜属于
   A. 相杀　　　　　　B. 相恶　　　　　C. 相使
   D. 相畏　　　　　　E. 相反

2. 石膏配知母属于七情配伍中的
   A. 相杀　　　　　　B. 相恶　　　　　C. 相使
   D. 相须　　　　　　E. 相反

3. 黄芪配茯苓属于的配伍关系是
   A. 相畏　　　　　　B. 相须　　　　　　C. 相反
   D. 相使　　　　　　E. 单行
4. 对主证或主病起主要治疗作用的药物是
   A. 君药　　　　　　B. 臣药　　　　　　C. 佐药
   D. 使药　　　　　　E. 反药
5. 处方中用量最大的药称
   A. 臣药　　　　　　B. 君药　　　　　　C. 使药
   D. 佐制药　　　　　E. 佐助药
6. 针对兼证或兼病起治疗作用的药称
   A. 君药　　　　　　B. 佐助药　　　　　C. 臣药
   D. 使药　　　　　　E. 佐制药
7. 一首方剂中必不可少的药物是
   A. 使药　　　　　　B. 佐助药　　　　　C. 反佐药
   D. 臣药　　　　　　E. 君药
8. 依据方剂的组成原则，关于佐药的说法，错误的是
   A. 直接治疗兼证的药
   B. 减缓君臣药毒性的药
   C. 减缓君臣药刺激性的药
   D. 协助君臣药加强治疗作用的药
   E. 与君药药性相反而又能在治疗中起相成作用的药

B 型题（配伍选择题，备选答案在前，试题在后，每组若干题。每组均对应同一组备选答案）

[1～4]
   A. 相须　　　　　　B. 相使　　　　　　C. 相畏
   D. 相反　　　　　　E. 相恶
1. 能产生或增强毒性反应的配伍是
2. 能增强二药原有疗效的配伍是
3. 能使药物功效降低或消除的配伍是
4. 能减轻或消除毒副作用的配伍是

[5～6]
   A. 相畏　　　　　　B. 相须　　　　　　C. 相反
   D. 相使　　　　　　E. 相恶
5. 表示减效的配伍关系是
6. 表示减毒的配伍关系是

[7～8]
   A. 相恶　　　　　　B. 相反　　　　　　C. 相杀
   D. 相使　　　　　　E. 相畏
7. 表示增毒的配伍关系是
8. 表示增效的配伍关系是

[9～10]
   A. 瓜蒌　　　　　　B. 甘草　　　　　　C. 藜芦
   D. 细辛　　　　　　E. 草乌

9. 与甘遂相反的药物是
10. 与半夏相反的药物是

[11～13]

 A. 使药   B. 君药   C. 佐制药
 D. 佐助药   E. 臣药

11. 能协调诸药、调和药味的药物是
12. 能引导方中诸药直达病所的药称
13. 用以消除或减弱君、臣药的毒性，或能制约君、臣药峻烈之性的药物是

X 型题（多项选择题。每题的备选答案中有 2 个或 2 个以上正确答案。少选或多选均不得分）

1. 临床应当避忌的配伍关系有
 A. 相须   B. 相反   C. 相恶
 D. 相畏   E. 相杀
2. 八法的内容有
 A. 汗法   B. 和法   C. 吐法
 D. 寒法   E. 下法
3. 汗法可用于治疗
 A. 外感表证   B. 饮食停滞   C. 疮疡初起
 D. 里热实证   E. 疹出不透
4. 下列哪些属于"和法"
 A. 和解少阳   B. 疏肝和胃   C. 滋补肝肾
 D. 回阳救逆   E. 调和肝脾
5. 下列哪些属于"消法"
 A. 消食导滞   B. 消痰祛水   C. 清营凉血
 D. 消疮散痈   E. 透达膜原
6. 吐法可用于治疗
 A. 中风痰壅   B. 痰涎壅盛之癫狂   C. 营卫不通
 D. 燥屎内结   E. 宿食停滞在胃脘

五、中药化学成分

A 型题（最佳选择题，每题的备选答案中只有一个最佳答案）

1. 浸渍法宜选用的温度为
 A. 常温   B. 高温   C. 超高温
 D. 低温   E. 超低温
2. 不宜用煎煮法提取中药化学成分的是
 A. 挥发油   B. 皂苷   C. 黄酮苷
 D. 多糖   E. 蒽醌苷
3. 提取薄荷油的方法是
 A. 分馏法
 B. 水蒸气蒸馏法
 C. 气相色谱 – 质谱联用法
 D. 膜分离法
 E. 离子交换法

4. 水蒸气蒸馏法主要用于提取
   A. 蛋白质　　　　　　B. 植物油　　　　　　C. 鞣质
   D. 生物碱　　　　　　E. 挥发油

5. 茶叶中的咖啡因提取方法采用的是
   A. 回流法　　　　　　B. 浸渍法　　　　　　C. 渗漉法
   D. 连续回流　　　　　E. 升华法

6. 用二氧化碳为介质提取挥发油的方法
   A. 分馏法　　　　　　B. 超临界流体萃取法　C. 渗漉法
   D. 压榨法　　　　　　E. 升华法

7. 判断中药化学成分结晶纯度的依据
   A. 结晶的熔点和熔距　B. 结晶水的数量　　　C. 结晶醇的数量
   D. 结晶的速度　　　　E. 结晶的大小

8. 常用重结晶溶剂极性最大的是
   A. 水　　　　　　　　B. 甲醇　　　　　　　C. 丙酮
   D. 四氯化碳　　　　　E. 石油醚

9. 下列溶剂中极性最大的是
   A. 乙醇　　　　　　　B. 石油醚　　　　　　C. 苯
   D. 氯仿　　　　　　　E. 乙酸乙酯

10. 下列溶剂中极性最弱的是
    A. 水　　　　　　　　B. 甲醇　　　　　　　C. 丙酮
    D. 乙酸乙酯　　　　　E. 乙醇

11. 常用于吸附水溶液中非极性物质的吸附剂是
    A. 大孔树脂　　　　　B. 聚酰胺　　　　　　C. 硅胶
    D. 活性炭　　　　　　E. 氧化铝

12. 在水中不溶且具有三维空间网状结构的分离材料是
    A. 聚酰胺　　　　　　B. 活性炭　　　　　　C. 葡聚糖凝胶
    D. 超滤膜　　　　　　E. 大孔树脂

13. 用 TLC 检测化合物的纯度时，多采用
    A. 一种展开系统　　　B. 二种展开系统　　　C. 三种展开系统
    D. 四种展开系统　　　E. 五种展开系统

14. 凝胶过滤法分离物质的根据
    A. 物质氢键吸附强弱的差别
    B. 物质分子大小的差异
    C. 物质在两相溶剂中分配比的差别
    D. 物质的解离程度的差别
    E. 物质折光率大小的差别

15. 采用膜分离法，可以透过半透膜的成分为
    A. 鞣质　　　　　　　B. 蛋白质　　　　　　C. 淀粉
    D. 树脂　　　　　　　E. 无机盐

16. 确定化合物分子量常采用的方法是
    A. NMR　　　　　　　B. IR　　　　　　　　C. UV
    D. MS　　　　　　　　E. DEPT

B 型题（配伍选择题，备选答案在前，试题在后，每组若干题。每组均对应同一组备选答案）

[1~2]
 A. 煎煮法　　　　　B. 连续回流提取法　　　C. 水蒸气蒸馏法
 D. 渗漉法　　　　　E. 分馏法
1. 不需要加热的提取方法是
2. 采用索氏提取器进行提取的方法是

[3~7]
 A. 浸渍法　　　　　B. 渗漉法　　　　　　　C. 煎煮法
 D. 回流法　　　　　E. 连续回流提取法
3. 提取非挥发性、对热稳定的成分以水为溶剂时常用
4. 用有机溶剂加热提取且消耗溶剂量大的提取方法
5. 一种省溶剂、效率高的连续提取装置但有提取物受热时间较长的缺点的是
6. 提取液易于发霉变质的提取方法是
7. 溶剂消耗量大、费时长、操作麻烦的提取方法是

[8~9]
 A. 二氧化硅　　　　B. 二氧化碳　　　　　　C. 活性炭
 D. 氯仿　　　　　　E. 乙醇
8. 常用的超临界流体是
9. 常用的极性溶剂是

[10~12]
 A. 膜分离法　　　　B. 聚酰胺色谱法　　　　C. 硅胶柱色谱法
 D. 离子交换树脂法　E. 分馏法
10. 主要根据氢键吸附原理分离物质的方法是
11. 主要根据解离程度不同分离物质的方法是
12. 主要根据沸点高低分离物质的方法是

[13~14]
 A. 根据物质的熔点不同
 B. 根据物质的溶解度不同
 C. 根据物质的吸附性不同
 D. 根据物质的分配系数不同
 E. 根据物质的颜色不同
13. 纸色谱的原理是
14. 液-液萃取法的原理为

[15~18]
 A. IR　　　　　　　B. UV　　　　　　　　C. MS
 D. ^1H-NMR　　　　E. $^{13}C-NMR$
15. 通过谱线的积分面积及裂分情况来提供分子中质子的类型、数目及相邻原子或原子团的信息的是
16. 可以提供分子中质子的类型、数目等信息的方法是
17. 可以了解分子结构中是否有羟基、氨基及重键的方法是
18. 用以判断分子结构中是否含共轭双键、羰基的方法是

C 型题（综合分析选择题。每题的备选答案中只有一个最佳答案）

[1～2]

聚酰胺吸附色谱法是一种用途十分广泛的分离方法。商品聚酰胺均为高聚物，不溶于水、甲醇、乙醇、乙醚、三氯甲烷及丙酮等常用有机溶剂，对碱较稳定，对酸尤其是无机酸稳定性较差，可溶于浓盐酸、冰醋酸及甲酸。

1. 聚酰胺吸附色谱法的吸附原理是
   A. 旋光性不同 B. 分配比不同 C. 氢键吸附
   D. 分子大小不同 E. 解离程度不同
2. 适合采用聚酰胺分离纯化的是
   A. 生物碱 B. 黄酮 C. 香豆素
   D. 糖类 E. 皂苷

X 型题（多项选择题。每题的备选答案中有 2 个或 2 个以上正确答案。少选或多选均不得分）

1. 通常用于化合物有效成分提取的方法有
   A. 煎煮法 B. 聚酰胺吸附色谱法 C. 液-液萃取法
   D. 水蒸气蒸馏法 E. 超临界流体萃取法
2. 与极性相关的概念有
   A. 比旋光度 B. 偶极矩 C. 极化度
   D. 折光率 E. 介电常数
3. 反相色谱填料常选择的键合烃基有
   A. 羟基 B. 硝基 C. 辛基
   D. 十八烷基 E. 羧基

六、中药剂型

A 型题（最佳选择题，每题的备选答案中只有一个最佳答案）

1. 混悬液型药剂属于下列哪一种剂型分类法
   A. 按物态分类 B. 按分散系统分类 C. 按制备方法
   D. 按给药途径分类 E. 按粒子大小分类
2. 一般来说，作用速度最慢的剂型是
   A. 舌下给药 B. 口服液体制剂 C. 静脉注射
   D. 皮肤给药 E. 肌内注射
3. 不属于"五方便"的内容是
   A. 便于携带 B. 便于服用 C. 便于生产
   D. 方便贮藏 E. 方便赔偿

B 型题（配伍选择题，备选答案在前，试题在后，每组若干题。每组均对应同一组备选答案）

[1～3]
   A. 颗粒剂 B. 乳剂 C. 注射剂
   D. 栓剂 E. 气雾剂

1. 按物态分类属于气体制剂的是
2. 按分散系统分类属于乳浊液型液体制剂的是
3. 按给药途径和方法分类属于呼吸道给药的是

X 型题（多项选择题。每题的备选答案中有 2 个或 2 个以上正确答案。少选或多选均不得分）

1. 下列有关药物剂型重要性的叙述，错误的是

A. 剂型可改变药物的作用性质
  B. 剂型能改变药物的作用速度
  C. 剂型对药物疗效无影响
  D. 剂型决定药物的治疗作用
  E. 剂型可影响疗效
2. 下列属于中药剂型选择的基本原则是
  A. 根据临床治疗的需要
  B. 根据药物的性质
  C. 根据顾客要求
  D. 根据经济实惠原则
  E. 根据"五方便"的要求

七、中药体内过程及中药药理毒理

A 型题（最佳选择题，每题的备选答案中只有一个最佳答案）

1. 下列有关生理因素影响药物吸收的叙述，错误的是
  A. 胃液的 pH 约为 1.0，有利于弱酸性药物的吸收
  B. 胃排空速率慢有利于弱酸性药物在胃中的吸收
  C. 胃排空速率快，有利于多数药物的吸收
  D. 胆盐能增加难溶性药物的溶解度
  E. 酶可能会与某些药物形成难溶性盐而影响吸收
2. 下列影响药物吸收的因素中，错误的是
  A. 弱碱性药物在小肠中吸收增加
  B. 弱酸性药物在胃液中吸收增加
  C. 减少药物粒径可促进药物吸收
  D. 制成固体分散体可促进药物吸收
  E. 固体药物的溶出快，反而会妨碍药物吸收
3. 关于药物排泄的说法，错误的是
  A. 药物可因与血浆蛋白结合不被肾小球滤过而减少排泄
  B. 药物可因与血浆蛋白结合不被肾小管分泌而减少排泄
  C. 尿量增加可降低尿液中药物浓度，导致重吸收减少而增加排泄
  D. 经乳汁排泄的药物可能影响乳儿的安全，应予关注
  E. 经胆汁排泄的药物，可因肠肝循环致作用时间延长
4. 药物的水溶性大或极性大，可知该药物
  A. 表观分布容积大
  B. 表观分布容积小
  C. 吸收速率常数 K_a 大
  D. 半衰期长
  E. 半衰期短
5. 关于药物表观分布容积的说法，正确的是
  A. 药物表观分布容积是体内药量与血药浓度的比值
  B. 表观分布容积是药物体内分布的真实容积
  C. 水溶性大的药物往往表观分布容积大

D. 药物表观分布容积不能超过体液总体积

E. 表观分布容积反映药物在体内分布的快慢

6. 患者静脉注射某药 500mg（X_0），若其初始血药浓度（C_0）为 25mg/L，则该药的表观分布容积（V）是

A. 15L　　　　　　B. 20L　　　　　　C. 25L

D. 30L　　　　　　E. 35L

7. 比较不同制剂中药物生物利用速度即药物吸收快慢常用的是

A. t_{max}　　　　　B. C_{max}　　　　　C. AUC

D. C_{ss}　　　　　E. $t_{1/2}$

8. 下列关于生物利用度的叙述，正确的是

A. 包括生物利用程度和生物利用速度

B. 可采用达峰浓度 C_{max} 比较制剂间的吸收快慢

C. 可采用达峰浓度 C_{max} 比较制剂间的吸收程度

D. 常用 $t_{1/2}$、t_{max} 和 AUC 三个指标评价生物利用度

E. 反映了药物的吸收速率和程度

B 型题（配伍选择题，备选答案在前，试题在后，每组若干题。每组均对应同一组备选答案）

[1～4]

A. 吸收　　　　　　B. 分布　　　　　　C. 代谢

D. 排泄　　　　　　E. 消除

1. 药物从用药部位进入体循环的过程为

2. 药物被吸收进入血液后，由循环系统运至体内各脏器组织的过程为

3. 药物在体内经药物代谢酶等作用，发生化学变化的过程为

4. 体内的药物及其代谢产物从各种途径排出体外的过程为

[5～8]

A. 生物利用度　　　B. 表观分布容积　　　C. 体内总清除率

D. 生物等效性　　　E. 生物半衰期

5. 指药物吸收进入血液循环的程度与速度

6. 一种药物的不同制剂在相同的试验条件下，给以相同的剂量，反映其吸收速率和程度的主要动力学参数没有明显的统计学差异，称为

7. 单位时间内从机体或器官能清除掉相当于多少体积的体液中的药物

8. 体内药量与血药浓度间关系的一个比例常数

X 型题（多项选择题。每题的备选答案中有 2 个或 2 个以上正确答案。少选或多选均不得分）

1. 下列剂型因素影响药物吸收的叙述正确的是

A. 固体药物的溶出速度影响药物的吸收

B. 制剂辅料会影响药物的吸收

C. 包衣片剂比溶液剂容易吸收

D. 口服给药吸收速度快于静脉给药

E. 固体药物的崩解影响药物的吸收

2. 影响药物胃肠道吸收的主要生理因素有

A. 胃肠液的成分与性质　　B. 胃排空速率　　　C. 药物的解离度

D. 血管透过性　　　　　　E. 消化道血液循环或淋巴循环的途径

3. 下列属于影响吸收的药物因素是

A. 药物的脂溶性　　　　B. 药物的挥发性　　　　C. 药物的粒径
D. 药物的解离度　　　　E. 药物的气味

4. 下列关于影响药物分布的因素，正确的有

A. 血流量大，药物分布速度快
B. 血管通透性差，药物分布速度快
C. 药物与血浆蛋白的结合影响药物分布
D. 药物与血浆蛋白的结合是可逆的
E. 药物选择性分布主要取决于生物膜的转运特性

5. 影响药物代谢的主要因素

A. 药物的解离度　　　　B. 体内酶作用　　　　C. 给药途径
D. 给药剂量　　　　　　E. 性别年龄

6. 药物在体内转运的速度过程包括

A. 一级速度过程　　　　B. 二级速度过程　　　　C. 三级速度过程
D. 零级速度过程　　　　E. 受酶活力限制的速度过程

7. 药物的隔室模型包括

A. 无室模型　　　　　　B. 单室模型　　　　　　C. 多室模型
D. 双室模型　　　　　　E. 无隔模型

8. 用于评价制剂生物等效性的药物动力学参数有

A. 生物半衰期（$t_{1/2}$）　　B. 清除率（Cl）　　C. 血药峰浓度（C_{max}）
D. 表观分布容积（V）　　　E. 血药浓度－时间曲线下面积（AUC）

第二节　中药药品标准

一、我国药品标准的组成

A 型题（最佳选择题，每题的备选答案中只有一个最佳答案）

1. 关于药品标准，以下正确的是

A. 药品标准是国家药品标准
B. 药典是药品质量规范标准
C. 《太平惠民和剂局方》是我国及全世界第一部药典
D. 我国现行药品标准是药典和部颁标准
E. 部颁标准是药品标准生产、检验、供应、使用、监管的依据

2. 《中国药典》凡例规定称取"2.0g"样量系指称取重量可为

A. 1.5～2.5g　　　　　B. 1.95～2.05g　　　　C. 1.995～2.005g
D. 1.9995～2.0005g　　E. 1～2g

3. 精密称定是指称取中药应准确至所取重量的

A. 十分之一　　　　　B. 百分之一　　　　　C. 千分之一
D. 万分之一　　　　　E. 十万分之一

4. 除另有规定外，恒重是指连续两次干燥或炽灼后的重量差异小于

A. 0.1mg　　　　　　B. 0.2mg　　　　　　C. 0.3mg
D. 0.4mg　　　　　　E. 0.5mg

5. 取用量为"约"若干时，指取用量不得超过规定量的

A. ±8%　　　　　　　B. ±3%　　　　　　　C. ±15%
D. ±20%　　　　　　E. ±10%

6. 试验时的温度，未注明者，系指在室温下进行；温度高低对试验结果有显著影响者，除另有规定外，标准应为
A. 25℃±1℃　　　　B. 25℃±1.5℃　　　　C. 25℃±2℃
D. 25℃±2.5℃　　　E. 25℃±3℃

X型题（多项选择题。每题的备选答案中有2个或2个以上正确答案。少选或多选均不得分）

1. 《中国药典》正文中质量标准的基本内容有
A. 功能与主治　　　B. 名称、基原　　　　C. 浸出物测定
D. 性味与归经　　　E. 鉴别、检查

2. 部颁药品标准包括是
A. 中药材部颁标准　B. 中成药部颁标准　　C. 进口药材部颁标准
D. 中国药典　　　　E. 省级药品标准

二、中药质量标准内容

A型题（最佳选择题，每题的备选答案中只有一个最佳答案）

1. 饮片的规格中，段的规格是
A. 1～2mm　　　　　B. 2～4mm　　　　　C. 8～12mm
D. 10～15mm　　　　E. 5～10mm

2. 《中国药典》规定，叶类饮片的丝宽为
A. 1～3mm　　　　　B. 5～10mm　　　　C. 1～2mm
D. 2～4mm　　　　　E. 3～4mm

3. 浸泡后水液染成金黄色的中药是
A. 西红花　　　　　B. 红花　　　　　　C. 秦皮
D. 苏木　　　　　　E. 车前子

4. 具有"蚯蚓头"，横切面是"菊花心"的药材是
A. 川芎　　　　　　B. 人参　　　　　　C. 升麻
D. 防风　　　　　　E. 三棱

5. 既具有"菊花心"，又具有"金井玉栏"特征的药材是
A. 甘草　　　　　　B. 桔梗　　　　　　C. 黄芪
D. 板蓝根　　　　　E. 防己

6. 粉末升华，升华物为白色柱形、菱形的药材是
A. 蜈蚣　　　　　　B. 蛤蚧　　　　　　C. 全蝎
D. 土鳖虫　　　　　E. 斑蝥

7. 显微鉴别可见油室的药材有
A. 桔梗　　　　　　B. 山药　　　　　　C. 苦参
D. 苍术　　　　　　E. 板蓝根

8. 植物类药材显微鉴定时，加稀醋酸不溶解，加稀盐酸溶解而无气泡发生的后含物是
A. 碳酸钙　　　　　B. 硅质块　　　　　C. 草酸钙结晶
D. 糊粉粒　　　　　E. 淀粉粒

9. 植物类药材显微鉴定时，加10%α-萘酚乙醇溶液，再加硫酸，显紫红色并很快溶解的后含物是
A. 糊粉粒　　　　　B. 草酸钙结晶　　　C. 碳酸钙结晶

D. 菊糖　　　　　　　　E. 硅质块
10. 鉴别糊粉粒的试液是
    A. 钌红试液　　　　　B. 氯化锌碘试液　　　　C. 三氯化铁试液
    D. 碘试液　　　　　　E. 间苯三酚试液和盐酸
11. 可用于鉴别硅质化细胞壁的试剂是
    A. 间苯三酚试液　　　B. 盐酸　　　　　　　　C. 苏丹Ⅲ试液
    D. 硫酸　　　　　　　E. 硝酸
12. 通过测定膨胀度进行鉴别的药材是
    A. 葶苈子　　　　　　B. 人参　　　　　　　　C. 黄柏
    D. 五味子　　　　　　E. 西红花
13. 取粉末加乙醇1～2滴及30%硝酸1滴，放置片刻，有黄色针状或针簇状结晶析出的药材是
    A. 白芍　　　　　　　B. 黄连　　　　　　　　C. 白芷
    D. 巴戟天　　　　　　E. 附子
14. 酸不溶性灰分使用的酸
    A. 稀盐酸　　　　　　B. 稀磷酸　　　　　　　C. 稀硫酸
    D. 稀醋酸　　　　　　E. 稀硝酸
15. 《中国药典》规定，应测定相对密度的药材是
    A. 冰片　　　　　　　B. 儿茶　　　　　　　　C. 肉桂
    D. 薄荷油　　　　　　E. 甘草
16. 《中国药典》一部规定，应进行色度检查的药材是
    A. 白术　　　　　　　B. 天麻　　　　　　　　C. 人参
    D. 白芍　　　　　　　E. 当归
17. 检测富含油脂的药材是否泛油变质常用的方法是
    A. 酸败度　　　　　　B. 杂质　　　　　　　　C. 水分测定
    D. 灰分测定　　　　　E. 浸出物测定
18. 白术易"走油"，应进行的是
    A. 水分测定　　　　　B. 总灰分测定　　　　　C. 酸不溶性灰分测定
    D. 色度检查　　　　　E. 浸出物含量测定
19. 《中国药典》一部规定，叶不少于20%的药材是
    A. 益母草　　　　　　B. 香薷　　　　　　　　C. 广藿香
    D. 槲寄生　　　　　　E. 蒲公英
20. 《中国药典》一部规定，含叶量不得少于30%的药材是
    A. 大蓟　　　　　　　B. 香薷　　　　　　　　C. 蒲公英
    D. 鱼腥草　　　　　　E. 穿心莲
21. 含有内源性肝毒性成分吡咯里西啶生物碱的药材有
    A. 青木香　　　　　　B. 千里光　　　　　　　C. 乌头
    D. 天仙子　　　　　　E. 马兜铃
22. 《中国药典》规定，测定乌头中毒性生物碱的含量用
    A. 气相色谱法　　　　B. 高效液相色谱法　　　C. 薄层扫描法
    D. 分光光度法　　　　E. 酸碱滴定法
23. 目前测定中药中重金属最常用的方法是
    A. 质谱法　　　　　　B. 气相色谱法　　　　　C. 原子吸收分光光度法

D. 纸色谱法　　　　　　E. 高效液相色谱法

24. 《中国药典》规定有机氯、有机磷和拟除虫菊酯类农药残留量的测定方法是
   A. 薄层色谱法　　　　B. 蛋白质电泳法　　　　C. 高效毛细管电泳法
   D. 气相色谱法　　　　E. 高效液相色谱法

25. 硫黄熏蒸易导致下列哪种物质的污染
   A. 二氧化硫　　　　　B. 一氧化硫　　　　　　C. 硫酸
   D. 硫化钠　　　　　　E. 硫化汞

26. 在中药质量评价中，《中国药典》规定水蛭的质量控制采用的方法是
   A. 传统经验鉴别法　　B. 纯度检查法　　　　　C. 生物活性测定法
   D. 浸出物测定法　　　E. 灰分测定法

B 型题（配伍选择题，备选答案在前，试题在后，每组若干题。每组均对应同一组备选答案）

[1～4]
   A. 西红花　　　　　　B. 秦皮　　　　　　　　C. 车前子
   D. 熊胆粉　　　　　　E. 苏木

1. 水浸后，浸出液日光下显碧蓝色荧光的是
2. 加水浸泡后，水显桃红色的是
3. 投入水中后，在水面旋转并呈黄色线状下沉的是
4. 水浸泡后，种子变黏滑，体积膨胀的是

[5～7]
   A. 星点　　　　　　　B. 云锦状花纹　　　　　C. 朱砂点
   D. 车轮纹　　　　　　E. 菊花心

5. 黄芪药材横切面显
6. 青风藤药材横切面显
7. 茅苍术药材横切面显

[8～11]
   A. 泽泻　　　　　　　B. 防己　　　　　　　　C. 麦冬
   D. 莪术　　　　　　　E. 黄芪

8. 饮片切面显"车轮纹"的药材为
9. 饮片切面显"菊花心"的药材为
10. 饮片切面中心显"小木心"的药材为
11. 饮片切面具散在的"筋脉点"的药材为

[12～14]
   A. 含石细胞多　　　　B. 含淀粉多　　　　　　C. 含糖多
   D. 含木纤维多　　　　E. 含黏液质多

12. 植物类中药材折断面显颗粒状表示
13. 植物类中药材折断面显刺状表示
14. 植物类中药材折断面粉尘飞扬表示

[15～16]
   A. 大黄　　　　　　　B. 党参　　　　　　　　C. 全蝎
   D. 防风　　　　　　　E. 海马

15. 性状上具有"狮子头"特征的中药材是
16. 具有"马头蛇尾瓦楞身"特征的中药材是

[17～19]
　　A. 体积比　　　　　　　B. 折光率　　　　　　　C. 熔点
　　D. 沸点　　　　　　　　E. 旋光度
17.《中国药典》规定冰片所测定的物理常数是
18.《中国药典》规定肉桂油所测定的物理常数是
19.《中国药典》规定天竺黄所测定的物理常数是

[20～21]
　　A. 重金属和砷盐　　　　B. 三氧化二砷　　　　　C. 可溶性汞盐
　　D. 二氧化硫　　　　　　E. 黄曲霉素
20. 石膏的安全性成分检测
21. 芒硝的安全性成分检测

[22～24]
　　A. 高效液项色谱－质谱　B. 紫外分光可见光　　　C. 原子吸收分光光度法
　　D. 高效液相色谱　　　　E. 气相色谱
22.《中国药典》一部规定，检查附子中双酯型生物碱限量用
23.《中国药典》一部规定，测定马钱子中士的宁含量范围用
24.《中国药典》一部规定，检查甘草中重金属及有害元素用

[25～27]
　　A. 10mg/kg　　　　　　B. 20mg/kg　　　　　　C. 30mg/kg
　　D. 5mg/kg　　　　　　　E. 40mg/kg
《中国药典》规定，以下药材含重金属含量不得超过
25. 地龙
26. 银杏
27. 石膏

[28～29]
　　A. 高效色谱检测　　　　B. 气相色谱检测　　　　C. 薄层色谱检测
　　D. 分光光度检测　　　　E. 原子检测
28. 农药残留检测是
29. 检测黄曲霉素的方法是

[30～32]
　　A. 细辛　　　　　　　　B. 甘草　　　　　　　　C. 泽泻
　　D. 天冬　　　　　　　　E. 水蛭
30.《中国药典》规定，应检查二氧化硫限量的药材是
31.《中国药典》规定，应检查黄曲霉素限量的药材是
32.《中国药典》规定，应检查有机氯农药残留限量的药材是

[33～34]
　　A. 烘干法　　　　　　　B. 甲苯法　　　　　　　C. 减压干燥法
　　D. 费休氏法　　　　　　E. 气相色谱法
33. 厚朴花的水分测定采用
34. 三七的水分测定采用

C 型题（综合分析选择题。每题的备选答案中只有一个最佳答案）

[1～3]

利用某些物理的、化学的或仪器分析方法，鉴定中药的真实性、纯度和品质优劣程度的方法，统称为理化鉴定。通过理化鉴定，分析中药中所含的主要化学成分或有效成分的有无和含量的多少，以及有害物质的有无等。中药的理化鉴定已成为确定中药真伪优劣，新资源开发利用，指导中药栽培加工生产，中药和中成药质量标准制订等不可缺少的重要内容。

1. 下列不属于理化鉴别方法的是
   A. 熔点 B. 硬度 C. 显色反应
   D. 重金属残留 E. 膨胀度
2. 《中国药典》规定车前子的膨胀度为
   A. 6 B. 5 C. 9
   D. 12 E. 4
3. 微量升华实验时，大黄粉末升华物结晶为
   A. 黄色针状、枝状和羽状结晶
   B. 无色针簇状
   C. 长柱状结晶
   D. 白色柱状结晶
   E. 白色羽状结晶

[4～5]

不少中药材在加工时，都会加上硫黄熏蒸作为处理程序之一，达到漂白药材及杀菌防腐的目的。由于二氧化硫是一种较强的还原剂，可能会造成中药材本身有效成分的改变，影响中药材的质量和疗效。在煎制复方汤剂过程中，虽然部分二氧化硫会被挥发掉，但残余的二氧化硫仍可与药材中的有效成分产生化学反应，从而影响药材的质量和疗效；再者，药剂中若含过量的二氧化硫残余，会引致服用者有咽喉疼痛、胃部不适等不良反应。

4. 中药加工时，使用硫黄熏蒸的目的不包括
   A. 杀菌 B. 漂白 C. 防腐
   D. 降低毒性成分 E. 易于保存
5. 《中国药典》测定药材或饮片中二氧化硫的残留量的方法有
   A. 离子色谱法 B. 免疫亲和柱 - 荧光法 C. 凝胶色谱法
   D. 古蔡氏法 E. 质谱法

X 型题（多项选择题。每题的备选答案中有 2 个或 2 个以上正确答案。少选或多选均不得分）

1. 细胞内含物的鉴定包括哪些内容
   A. 糊粉粒 B. 黏液 C. 挥发油
   D. 硅质 E. 脂肪油
2. 组织结构中有树脂道的药材有
   A. 桔梗 B. 人参 C. 当归
   D. 三七 E. 西洋参
3. 可以用微量升华方法进行鉴别的中药材是
   A. 徐长卿 B. 斑蝥 C. 大黄
   D. 当归 E. 白术
4. 中药材中可测定的物理常数包括
   A. 相对密度 B. 折光率 C. 沸点

D. 凝固点　　　　　　E. 熔点
5. 《中国药典》一部规定，检查内源性毒性成分的药材和饮片
   A. 白芍　　　　　　B. 桔梗　　　　　　C. 制川乌
   D. 附子　　　　　　E. 制草乌
6. 《中国药典》规定，药材检查项下需要控制的外源性有害物质有
   A. 杂质　　　　　　B. 重金属及有害元素　　C. 残留农药
   D. 黄曲霉毒素　　　E. 灰分
7. 下列哪些药材砷盐检查不得超过 2mg/kg
   A. 玄明粉　　　　　B. 芒硝　　　　　　C. 石膏
   D. 阿胶　　　　　　E. 甘草
8. 《中国药典》规定，砷盐检查法有
   A. 古蔡法
   B. 二乙基硫代氨基甲酸银法
   C. 原子吸收分光光度法
   D. 电感耦合等离子体质谱法
   E. 气相色谱法
9. 《中国药典》一部规定，应检查重金属及有害元素的药材有
   A. 山楂　　　　　　B. 苦杏仁　　　　　C. 乌梅
   D. 枸杞子　　　　　E. 山茱萸
10. 《中国药典》规定，甘草的有机氯农药残留量检查包括
    A. 六六六　　　　　B. 艾氏剂　　　　　C. 滴滴涕
    D. 五氯硝基苯　　　E. 六氯苯
11. 下列哪项属于药材的杂质
    A. 来源与规定相同，但其性状与规定不符
    B. 来源与规定相同，但其入药部位与规定不符
    C. 来源与规定不同的物质
    D. 药材本身经过灰化后遗留的不挥发性无机盐类
    E. 无机杂质，如砂石、泥块、尘土等
12. 《中国药典》一部规定，药材检查项下需要控制的物质有
    A. 杂质　　　　　　B. 重金属及有害元素　　C. 残留农药
    D. 黄曲霉素　　　　E. 灰分
13. 《中国药典》规定，应检查二氧化硫残留量的是
    A. 山药　　　　　　B. 天冬　　　　　　C. 牛膝
    D. 天麻　　　　　　E. 天花粉
14. 《中国药典》规定，需要检查砷元素的药材有
    A. 黄芪　　　　　　B. 西洋参　　　　　C. 甘草
    D. 金银花　　　　　E. 丹参
15. 《中国药典》规定，需检查农药残留的药材有
    A. 黄柏　　　　　　B. 黄连　　　　　　C. 人参
    D. 黄芪　　　　　　E. 沉香
16. 中药的纯度检查不包括
    A. 总灰分测定　　　B. 酸不溶性灰分测定　　C. 杂质检查

D. 二氧化硫　　　　　　E. 浸出物测定

17.《中国药典》一部规定的水分测定法包括
A. 烘干法　　　　　　B. 甲苯法　　　　　　C. 减压干燥法
D. 高效液相色谱法　　E. 气相色谱法

18.《中国药典》一部中，用甲苯法测定水分的药材
A. 肉豆蔻　　　　　　B. 砂仁　　　　　　　C. 甘草
D. 木通　　　　　　　E. 肉桂

19.《中国药典》一部规定，中药的浸出物测定法有
A. 水溶性浸出物测定法
B. 醇溶性浸出物测定法
C. 三氯甲烷浸出物测定法
D. 二甲苯浸出物测定法
E. 醚溶性浸出物测定法

三、中药制剂的稳定性

A 型题（最佳选择题，每题的备选答案中只有一个最佳答案）

1. 关于药品贮藏有关规定的说法，错误的是
   A. 避光贮藏是指贮藏时避免日光直射
   B. 阴凉处是指贮藏温度不超过20℃
   C. 凉暗处是指遮光且贮藏温度不超过20℃
   D. 常温是指贮藏温度为10～30℃
   E. 冷处是指贮藏温度为2～10℃

2. 防止药物水解的方法不包括
   A. 避光　　　　　　　B. 调节 pH　　　　　　C. 降低温度
   D. 制成干燥固体　　　E. 改变溶剂

B 型题（配伍选择题，备选答案在前，试题在后，每组若干题。每组均对应同一组备选答案）

[1～3]
A. 100000cfu　　　　B. 30000cfu　　　　　C. 10000cfu
D. 1000cfu　　　　　E. 100cfu

1. 非无菌药用原料和辅料制剂，每1g 中含需氧菌总数不得超过
2. 中药提取物，每1mL 中含需氧菌总数不得超过
3. 非无菌含药材原粉，不含豆豉、神曲等发酵原粉的固体口服制剂，每1g 中含需氧菌总数不得超过

[4～7]
A. 吸潮　　　　　　　B. 晶型转变　　　　　C. 水解
D. 氧化　　　　　　　E. 风化

4. 酯类药物易
5. 具有酚羟基的药物易
6. 苷类药物易
7. 中药的干浸膏粉易

[8～11]
A. 水解　　　　　　　B. 氧化　　　　　　　C. 异构化
D. 聚合　　　　　　　E. 脱羧

8. 挥发油易发生

9. 黄芩苷易发生

10. 青霉素易发生

11. 强心苷易发生

[12～15]
    A. 防止污染的方法   B. 防止霉菌的方法   C. 延缓挥发的方法
    D. 延缓水解的方法   E. 防止氧化的方法

12. 制成干燥固体是

13. 避光是

14. 控制微量金属离子是

15. 改变溶剂是

X 型题（多项选择题。每题的备选答案中有 2 个或 2 个以上正确答案。少选或多选均不得分）

1. 影响中药制剂稳定性的因素有
    A. 药物性质   B. 辅料   C. 制剂工艺
    D. 剂型设计   E. 贮藏条件

2. 下列对制剂稳定性影响的因素中，属于贮藏条件的是
    A. pH   B. 温度   C. 光线
    D. 制剂工艺   E. 湿度

3. 中药可能被微生物污染的途径是
    A. 原药材   B. 操作人员   C. 制药设备
    D. 药用辅料   E. 天气情况

4. 中药制剂的不稳定主要由药物的化学降解反应导致，降解的主要途径是
    A. 水解   B. 发霉   C. 吸水
    D. 氧化   E. 风化

5. 既能延缓药物水解，又能防止药物氧化的方法是
    A. 避光   B. 调节 pH   C. 驱逐氧气
    D. 降低温度   E. 改变溶剂

第二章 中药材生产和中药饮片炮制

第一节 中药材生产

一、中药材的品种与栽培

X 型题（多项选择题。每题的备选答案中有 2 个或 2 个以上正确答案。少选或多选均不得分）

1. 造成药材品种混乱现象的主要原因有
   A. 同名异物和同物异名现象
   B. 栽培措施不当
   C. 环境因素
   D. 采收加工
   E. 一药多基原情况较为普遍
2. 下列哪些因素可影响中药质量
   A. 栽培
   B. 产地
   C. 采收加工
   D. 品种
   E. 运输

二、中药材的产地

A 型题（最佳选择题，每题的备选答案中只有一个最佳答案）

1. 白术的主产地是
   A. 云南
   B. 河北
   C. 甘肃
   D. 福建
   E. 浙江
2. 根据中药注射剂的生产要求，处方中原料应固定产地，板蓝根的主要产地是
   A. 广东
   B. 陕西
   C. 河北
   D. 四川
   E. 黑龙江
3. 五味子的主产地区是
   A. 华东
   B. 华南
   C. 西南
   D. 西北
   E. 东北
4. 白芍主产地是
   A. 浙江
   B. 福建
   C. 河南
   D. 吉林
   E. 江苏
5. 枳壳的主产地是
   A. 广东
   B. 江西
   C. 湖南
   D. 河南
   E. 广西
6. 安徽宣城的道地药材是
   A. 草果
   B. 补骨脂
   C. 五味子
   D. 木瓜
   E. 柴胡

B 型题（配伍选择题，备选答案在前，试题在后，每组若干题。每组均对应同一组备选答案）

[1~2]
　　A. 天麻　　　　　B. 阿胶　　　　　C. 玄参
　　D. 山药　　　　　E. 泽泻
1. 产于贵州的道地药材
2. 产于浙江的道地药材

[3~5]
　　A. 甘肃　　　　　B. 河南　　　　　C. 四川
　　D. 云南　　　　　E. 吉林
3. 当归的主产地是
4. 人参的主产地是
5. 木香的主产地是

[6~8]
　　A. 西藏　　　　　B. 河南　　　　　C. 云南
　　D. 河北　　　　　E. 浙江
6. 黄芩的产地
7. 三七的产地
8. 玄参的产地

[9~12]
　　A. 河北　　　　　B. 浙江　　　　　C. 河南
　　D. 江西　　　　　E. 宁夏
9. 牛膝的主产地是
10. 延胡索的主产地是
11. 枳实的主产地是
12. 枸杞子的主产地是

[13~16]
　　A. 天冬　　　　　B. 薄荷　　　　　C. 大黄
　　D. 枳壳　　　　　E. 鹿茸
13. 江西的道地药材是
14. 东北的道地药材是
15. 贵州的道地药材是
16. 西北的道地药材是

[17~18]
　　A. 炉贝母　　　　B. 麻黄　　　　　C. 杜仲
　　D. 茅苍术　　　　E. 当归
17. 属于藏药的是
18. 属于华南药的是

C 型题（综合分析选择题。每题的备选答案中只有一个最佳答案）

[1~3]
　　道地药材是指在一特定自然条件和生态环境的区域内所产的药材，并且生产较为集中，具有一定的栽培技术和采收加工方法，质优效佳。
1. 下列不属于怀药的是

A. 地黄　　　　　　B. 牛膝　　　　　　C. 山药
D. 菊花　　　　　　E. 枳壳

2. 不属于广药的主产地的是
   A. 广东　　　　　　B. 台湾　　　　　　C. 安徽
   D. 广西　　　　　　E. 海南

3. 以下药名中属于道地药材的是
   A. 九孔鲍　　　　　B. 秦艽　　　　　　C. 明天麻
   D. 鹅枳实　　　　　E. 绵茵陈

X 型题（多项选择题。每题的备选答案中有 2 个或 2 个以上正确答案。少选或多选均不得分）

1. 河南的道地药材有
   A. 牛膝　　　　　　B. 黄连　　　　　　C. 地黄
   D. 山药　　　　　　E. 姜黄

2. 四川的道地药材有
   A. 黄连　　　　　　B. 大青叶　　　　　C. 细辛
   D. 贝母　　　　　　E. 阿胶

3. 产于云南的道地药材有
   A. 三七　　　　　　B. 木香　　　　　　C. 重楼
   D. 山茱萸　　　　　E. 诃子

三、中药材的采收

A 型题（最佳选择题，每题的备选答案中只有一个最佳答案）

1. 以 6 年生秋季为适宜采收期的栽培药材是
   A. 天花粉　　　　　B. 山药　　　　　　C. 桔梗
   D. 人参　　　　　　E. 太子参

2. 《中国药典》规定茵陈的采收期有几个
   A. 4 个　　　　　　B. 3 个　　　　　　C. 2 个
   D. 1 个　　　　　　E. 随长随采

3. 一般宜在春末夏初采收的中药材是
   A. 根及根茎类药材　B. 动物类药材　　　C. 果实类药材
   D. 皮类药材　　　　E. 叶类药材

4. 花类药材采收时期通常是
   A. 含苞待放或花初开时　B. 开花前或果实未成熟前　C. 花开放至凋谢时期
   D. 果实成熟期　　　E. 种子成熟期

5. 全年均可采收的药材是
   A. 果实类药　　　　B. 动物药　　　　　C. 矿物药
   D. 根类植物药　　　E. 皮类植物药

B 型题（配伍选择题，备选答案在前，试题在后，每组若干题。每组均对应同一组备选答案）

[1~4]
A. 花盛开时　　　　B. 花盛开后期　　　C. 含苞待放时
D. 花初开时　　　　E. 花冠由黄变红时

1. 金银花的适宜采收期
2. 洋金花的适宜采收期

3. 西红花的适宜采收期为
4. 红花的采收期为

[5～6]

 A. 秋末茎叶枯萎时　　B. 夏季果熟期　　C. 枝叶茂盛期
 D. 花由黄变红时　　　E. 幼果期

5. 牛膝的采收时间是
6. 枳实的采收时间是

[7～10]

 A. 夏、秋两季　　　　B. 子实体刚才成熟时　　C. 立秋后
 D. 全年均可　　　　　E. 孢子未发散时

7. 马勃的适宜采收期为
8. 茯苓的适宜采收期为
9. 冬虫夏草的适宜采收期为
10. 海藻的适宜采收期为

X 型题（多项选择题。每题的备选答案中有 2 个或 2 个以上正确答案。少选或多选均不得分）

1. 药材适宜采收期的确定应考虑因素包括
 A. 植物的发育阶段　　B. 毒性成分的含量　　C. 有效成分积累动态
 D. 产地　　　　　　　E. 药用部分的产量

2. 采用"环剥技术"采收的是
 A. 苏木　　　　　　　B. 黄柏　　　　　　　C. 杜仲
 D. 五加皮　　　　　　E. 大血藤

3. 植物药的采收原则有
 A. 根及根茎类药材一般宜在秋、冬季地上部分将枯萎时及春初发芽前或刚出苗时采收
 B. 皮类药材一般宜在秋季采收
 C. 叶类药材一般宜在叶片繁茂、色绿时采收
 D. 花类药材一般宜在含苞待放或开放时采收
 E. 种子类药物一般宜在果实、种子成熟时采收

四、中药材的产地加工

A 型题（最佳选择题，每题的备选答案中只有一个最佳答案）

1. 有些药材在产地加工过程中为了促使变色，增强气味或减小刺激性，有利于干燥，常对其进行
 A. 切片　　　　　　　B. 分拣　　　　　　　C. 熏硫
 D. 发汗　　　　　　　E. 揉搓

2. 厚朴的产地加工方法是
 A. 切片　　　　　　　B. 揉搓　　　　　　　C. 硫熏
 D. 烫　　　　　　　　E. 发汗

3. 《中国药典》规定低温干燥温度不超过
 A. 30℃　　　　　　　B. 40℃　　　　　　　C. 50℃
 D. 60℃　　　　　　　E. 70℃

4. 对一些坚硬的藤木、较大的根及根茎或肉质果实类药材采用的产地加工方法主要为
 A. 蒸、煮、烫　　　　B. 发汗　　　　　　　C. 切片
 D. 揉搓　　　　　　　E. 熏硫

5. 含浆汁、淀粉或糖分多的药材，为利于干燥，产地加工时应
   A. 发汗
   B. 熏硫
   C. 切片
   D. 蒸、煮、烫
   E. 揉搓
6. 为避免发霉、变色、虫蛀及有效成分的分解和破坏，药材贮藏前一般均需
   A. 发汗
   B. 搓揉
   C. 蒸、煮、烫
   D. 干燥
   E. 切片

B 型题（配伍选择题，备选答案在前，试题在后，每组若干题。每组均对应同一组备选答案）

［1～3］
   A. 低温干燥
   B. 蒸透心
   C. 发汗后再晒干或烘干
   D. 搓揉
   E. 阴干
1. 茯苓在采收加工时应
2. 红参在采收加工时应
3. 三七在采收加工时应

［4～6］
   A. 切片
   B. 蒸、煮、烫
   C. 熏硫
   D. 发汗
   E. 搓揉
4. 大黄加工需
5. 桑螵蛸加工需
6. 太子参加工需

X 型题（多项选择题。每题的备选答案中有 2 个或 2 个以上正确答案。少选或多选均不得分）

1. 药材产地加工的目的有
   A. 除去杂质及非药用部位，保证药材的纯净度
   B. 使药用部位尽快灭活、干燥或保鲜、防腐、保证药材质量
   C. 降低或消除药材的毒性或刺激性，保证用药安全
   D. 有利于药材商品规格标准化
   E. 有利于药材包装、运输与贮藏
2. 影响药材质量的因素
   A. 品种种质
   B. 产地和生态环境
   C. 栽培技术
   D. 采收和产地加工
   E. 包装与贮运
3. 下列中药采用"发汗"的加工方法的有
   A. 厚朴
   B. 杜仲
   C. 玄参
   D. 续断
   E. 茯苓
4. 《中国药典》规定药材产地加工的干燥方法有
   A. 烘干、晒干、阴干
   B. 低温干燥
   C. 曝晒
   D. 远红外加热干燥
   E. 微波干燥

第二节　中药饮片的净制和切制

一、净制

B 型题（配伍选择题，备选答案在前，试题在后，每组若干题。每组均对应同一组备选答案）

［1～4］
   A. 砂烫法去毛
   B. 火燎去毛
   C. 棕毛刷去毛

D. 刀挖去毛　　　　E. 手拔去毛

1. 药材鹿茸的去毛方式是
2. 药材金樱子的去毛方式是
3. 药材枇杷叶的去毛方式是
4. 药材骨碎补的去毛方式是

[5~7]

A. 去栓皮　　　　B. 去心　　　　C. 去瓤

D. 去核　　　　　E. 去枝梗

5. 五加皮、巴戟天入药前须
6. 山茱萸、诃子入药前须
7. 杜仲、黄柏入药前须

X 型题（多项选择题。每题的备选答案中有 2 个或 2 个以上正确答案。少选或多选均不得分）

1. 中药材清除杂质的方法包括

　　A. 挑选　　　　　B. 风选　　　　C. 筛选

　　D. 水选　　　　　E. 磁选

2. 药材净制加工的目的包括

　　A. 分离不同药用部位　B. 进行大小分档　C. 便于有效成分煎出

　　D. 便于鉴别　　　　E. 除去非药用部位

二、切制

A 型题（最佳选择题，每题的备选答案中只有一个最佳答案）

1. 药材饮片切制为极薄片的厚度要求是

　　A. 0.3mm 以下　　B. 0.5mm 以下　　C. 1.5mm 以下

　　D. 2mm 以下　　　E. 3mm 以下

2. 阿胶宜切制为

　　A. 片　　　　　　B. 丝　　　　　　C. 段

　　D. 块　　　　　　E. 颗粒

3. 干燥后饮片的含水量应控制在

　　A. 5%～10%　　　B. 7%～13%　　　C. 10%～15%

　　D. 14%～20%　　　E. 18%～25%

4. 下列关于中药饮片的说法错误的是

　　A. 饮片自然干燥的方法包括阴干和晒干

　　B. 色浅、含黏液淀粉类的饮片宜阴干

　　C. 饮片最小包装上必须印有或贴有标签

　　D. 玫瑰花、槟榔等适宜阴干

　　E. 除直接口服的饮片外，目前尚没有饮片包装的质量标准。

B 型题（配伍选择题，备选答案在前，试题在后，每组若干题。每组均对应同一组备选答案）

[1~4]

A. 五加皮、瓜蒌皮　　B. 川乌、昆布　　　C. 泽泻、何首乌

D. 薄荷、枇杷叶　　　E. 川芎、木香

1. 切制前水处理采用淋法的药材是

2. 切制前水处理采用淘洗法的药材是
3. 切制前需反复闷润方能软化的药材是
4. 切制前水处理采用漂法的药材是

[5～8]
    A. 切薄片   B. 切厚片   C. 切细丝
    D. 切段   E. 切颗粒

5. 皮类、叶类和较薄果皮类药材，适宜
6. 质地松泡、粉性大的药材，适宜
7. 形态细长，内含成分易于煎出的药材，适宜
8. 矿物类、贝壳类药材，适宜

[9～10]
    A. 50℃   B. 60℃   C. 70℃
    D. 80℃   E. 90℃

9. 一般药物的人工干燥温度不宜超过
10. 含芳香挥发性成分的饮片，人工干燥温度不宜超过

X 型题（多项选择题。每题的备选答案中有 2 个或 2 个以上正确答案。少选或多选均不得分）

1. "看水头"的常用方法包括
    A. 指掐法   B. 手捏法   C. 折断法
    D. 弯曲法   E. 穿刺法

2. 饮片切制宜切为薄片的药材包括
    A. 羚羊角   B. 乌药   C. 槟榔
    D. 当归   E. 黄芪

3. 标签是中药饮片的标识，其主要内容包括
    A. 品名、规格
    B. 数量、产地
    C. 生产企业、产品批号
    D. 有效日期、使用注意
    E. 生产日期、检验合格标志

4. 目前常用的饮片标签种类有
    A. 金属标签   B. 纸质标签   C. 不干胶标签
    D. 热敏标签   E. 牛皮纸标签

5. 检查药材白术软化程度的方法有
    A. 刀切法   B. 穿刺法   C. 指掐法
    D. 弯曲法   E. 手捏法

第三节 常用饮片炮制方法和作用

一、炒法

A 型题（最佳选择题，每题的备选答案中只有一个最佳答案）

1. 炒王不留行的火候应选用
    A. 中火   B. 大火   C. 小火

D. 武火   E. 文火
2. 莱菔子炮制要求为
   A. 麸炒   B. 酒炙   C. 炒黄
   D. 炒焦   E. 炒炭
3. 苍耳子的常用炮制要求是
   A. 炒黄   B. 炒焦   C. 麸炒
   D. 炒炭   E. 砂炒
4. 栀子炭的炮制作用是
   A. 增强清热利湿作用
   B. 增强泻火除烦作用
   C. 缓和苦寒之性以免伤胃
   D. 增强凉血止血作用
   E. 增强凉血解毒作用
5. 本身不具止血作用，炒炭后增加了止血作用的药物是
   A. 槐花   B. 蒲黄   C. 大蓟
   D. 荆芥   E. 白茅根

B 型题（配伍选择题，备选答案在前，试题在后，每组若干题。每组均对应同一组备选答案）

[1～4]
   A. 活血化瘀   B. 消食化积   C. 消食止泻
   D. 止血止泻   E. 止咳平喘
1. 生山楂长于
2. 炒山楂长于
3. 焦山楂长于
4. 山楂炭长于

[5～7]
   A. 斑蝥   B. 决明子   C. 白术
   D. 马钱子   E. 水蛭
5. 用米炒的是
6. 用土炒的是
7. 用砂炒的是

[8～10]
   A. 苍术   B. 斑蝥   C. 白术
   D. 马钱子   E. 枳壳
8. 炮制后能缓和峻烈之性，增强健胃消食作用的药物是
9. 炮制后降低毒性，质地酥脆，可内服的药物是
10. 炮制后增强健胃止泻作用，多用于脾虚泄泻的药物是

[11～13]
   A. 米炒法   B. 砂炒法   C. 土炒法
   D. 麸炒法   E. 蛤粉炒法
11. 枳壳的炮制方法宜选用
12. 阿胶的炮制方法宜选用
13. 斑蝥的炮制方法宜选用

X 型题（多项选择题。每题的备选答案中有 2 个或 2 个以上正确答案。少选或多选均不得分）

1. 炒黄程度的判断方法有
   A. 听爆声　　　　　　B. 看断面　　　　　　C. 看形状
   D. 闻香气　　　　　　E. 尝味道

2. 下列有关炒法的叙述，正确的是
   A. 炒制火候是指药物炒法炮制的方法
   B. 炒法可分清炒法和加辅料炒法
   C. 清炒法包括炒黄、炒焦、炒炭
   D. 炒黄多用文火，炒焦多用中火，炒炭多用武火
   E. 加辅料炒多用文火

3. 炒法常添加的辅料炒有
   A. 土　　　　　　　　B. 米　　　　　　　　C. 酒
   D. 蜂蜜　　　　　　　E. 滑石粉

4. 炒莱菔子的临床作用偏于
   A. 温肺化痰　　　　　B. 涌吐风痰　　　　　C. 降气化痰
   D. 消食除胀　　　　　E. 解毒利咽

5. 麸炒法的药材是
   A. 斑蝥　　　　　　　B. 苍术　　　　　　　C. 水蛭
   D. 阿胶　　　　　　　E. 枳壳

6. 以下需要土炒的药材有
   A. 白术　　　　　　　B. 半夏　　　　　　　C. 山药
   D. 枳壳　　　　　　　E. 马钱子

7. 砂炒的目的是
   A. 增强疗效　　　　　B. 温中行气　　　　　C. 降低毒性
   D. 矫臭矫味　　　　　E. 便于去毛

8. 需要砂炒的中药有
   A. 马钱子　　　　　　B. 白术　　　　　　　C. 鳖甲
   D. 鸡内金　　　　　　E. 骨碎补

9. 米炒的目的是
   A. 矫正气味　　　　　B. 温中止呕　　　　　C. 温经止血
   D. 降低毒性　　　　　E. 健脾止泻

二、炙法

A 型题（最佳选择题，每题的备选答案中只有一个最佳答案）

1. 泻下作用极微，并有凉血化瘀止血作用的饮片是
   A. 生大黄　　　　　　B. 熟大黄　　　　　　C. 大黄炭
   D. 酒大黄　　　　　　E. 醋大黄

2. 泻下作用减弱，以消积化瘀为主的大黄炮制品种为
   A. 酒大黄　　　　　　B. 熟大黄　　　　　　C. 大黄炭
   D. 醋大黄　　　　　　E. 清宁片

3. 善清头目之火，治目赤肿痛、口舌生疮，宜选用的饮片是
   A. 黄连　　　　　　　B. 酒黄连　　　　　　C. 姜黄连

D. 萸黄连　　　　　　　　E. 黄连炭

4. 黄连的炮制品中，能使其苦寒之性缓和，止呕作用增强的是
   A. 黄连　　　　　　　B. 酒黄连　　　　　　C. 姜黄连
   D. 炒黄连　　　　　　E. 萸黄连

5. 以养血和营，敛阴止汗为主的白芍炮制品是
   A. 酒白芍　　　　　　B. 醋白芍　　　　　　C. 土炒白芍
   D. 炒白芍　　　　　　E. 生白芍

6. 白芍醋炙后可
   A. 敛阴止汗
   B. 收敛止痛
   C. 增强养血和脾、止泻作用
   D. 增强敛血养血，疏肝解郁作用
   E. 调经止血，柔肝止痛

7. 川芎的炮制方法是
   A. 清炒　　　　　　　B. 复制　　　　　　　C. 酒炙
   D. 盐炙　　　　　　　E. 牛奶炙

8. 降低甘遂毒性的炮制方法是
   A. 甘草制法　　　　　B. 豆腐制法　　　　　C. 醋炙法
   D. 盐炙法　　　　　　E. 姜制法

9. 醋制延胡索时，延胡索与米醋的比例是
   A. 100∶10　　　　　　B. 100∶15　　　　　　C. 100∶20
   D. 100∶25　　　　　　E. 100∶30

10. 醋炙延胡索增强止痛作用的原理是
    A. 醋酸能杀死其中所含的酶，保存有效成分
    B. 醋酸使生物碱水解，使有效成分易于煎出
    C. 醋与其中的生物碱结合，防止有效成分破坏
    D. 醋与其中的生物碱结合，减少其副作用
    E. 醋与其中的生物碱结合生成盐，增加有效成分在水中的溶解度

11. 香附炮制品中，以行气解郁，散结消肿为主的是
    A. 醋香附　　　　　　B. 四制香附　　　　　C. 酒香附
    D. 香附炭　　　　　　E. 生香附

12. 炮制后能降低苦寒之性，免伤脾阳，清血分湿热的是
    A. 姜黄柏　　　　　　B. 酒黄柏　　　　　　C. 蜜黄柏
    D. 盐黄柏　　　　　　E. 黄柏炭

13. 药物盐炙后可以增强滋肾阴、泻相火、退虚热作用的是
    A. 橘核　　　　　　　B. 荔枝核　　　　　　C. 杜仲
    D. 黄柏　　　　　　　E. 砂仁

14. 盐炙时需先炒药后加盐水的是
    A. 杜仲　　　　　　　B. 车前子　　　　　　C. 黄柏
    D. 泽泻　　　　　　　E. 柴胡

15. 厚朴姜炙后可
    A. 消除刺激性，增强化痰的功效

B. 消除刺激性，增强宽中和胃的功效

C. 抑制寒性，缓和药性

D. 增强止呕功效

E. 增强止泻功效

16. 姜炙后能增强降逆止呕作用的药物是
    A. 黄芩　　　　B. 竹茹　　　　C. 知母
    D. 厚朴　　　　E. 泽泻

17. 麻黄蜜炙后可增强
    A. 平喘作用　　B. 解表作用　　C. 发汗作用
    D. 利水作用　　E. 消肿作用

18. 一般情况下，每100kg的药物，需要多少熟蜜
    A. 10kg　　　　B. 15kg　　　　C. 20kg
    D. 25kg　　　　E. 30kg

19. 下列药材中，不适合用蜜炙的是
    A. 黄芪　　　　B. 三七　　　　C. 甘草
    D. 枇杷叶　　　E. 马兜铃

20. 蜜炙法的炮制目的不包括
    A. 增强润肺止咳作用　　B. 抑制药物的寒性　　C. 缓和药性
    D. 增强补脾益气的作用　　E. 矫正异味

B型题（配伍选择题，备选答案在前，试题在后，每组若干题。每组均对应同一组备选答案）

[1～4]
    A. 酒　　　　　B. 醋　　　　　C. 盐水
    D. 蜜　　　　　E. 姜汁

1. 活血通络，祛风散寒的是
2. 强筋骨，软坚散结，清热凉血的是
3. 发表散寒，温中止呕的是
4. 甘缓益脾，润肺止咳的是

[5～7]
    A. 增强活血调经的作用
    B. 增强活血补气的作用
    C. 补血又不致滑肠的作用
    D. 增强润肠通便的作用
    E. 止血和血的作用

5. 当归酒炙能起到
6. 当归土炒能起到
7. 当归炒炭能起到

[8～11]
    A. 增强活血止痛作用　　B. 增强行气止痛作用　　C. 增强疏肝止痛作用
    D. 降低毒性　　　　　　E. 和解表里、疏肝、升阳

8. 醋炙甘遂的目的是
9. 醋炙延胡索的目的是
10. 醋炙乳香的目的是

11. 醋炙柴胡的目的是

[12～14]

　　A. 黄连　　　　　　B. 杜仲　　　　　　C. 甘遂
　　D. 厚朴　　　　　　E. 淫羊藿

12. 宜用盐炙
13. 宜用姜炙
14. 宜用油炙

[15～19]

　　A. 增强润肺止咳作用　　B. 增强补脾益气作用　　C. 缓和药性
　　D. 长于益气补中　　　　E. 矫味和消除副作用

15. 蜜炙枇杷叶
16. 蜜炙马兜铃
17. 蜜炙甘草
18. 蜜炙麻黄
19. 蜜炙黄芪

C 型题（综合分析选择题。每题的备选答案中只有一个最佳答案）

[1～3]

柴胡舒肝丸是由麸炒枳壳、酒白芍、醋香附、姜半夏、醋莪术等 25 味中药制成的大蜜丸。具有疏肝理气，消胀止痛的功效。用于肝气不舒，胸胁痞闷，食滞不清，呕吐酸水。

1. 下列关于麸炒枳壳说法正确的是
　　A. 麸炒后缓和其生品的峻烈之性
　　B. 每 100kg 枳壳片，用麦麸 20kg
　　C. 用文火加热
　　D. 偏于行气宽中除胀
　　E. 炒至深黄色

2. 下列关于姜半夏说法正确的是
　　A. 偏于祛寒痰
　　B. 一般不做内服
　　C. 炮制所用的材料是生姜、白矾
　　D. 炮制所用的材料是生姜
　　E. 长于燥湿化痰

3. 下列关于白芍说法正确的是
　　A. 具有泻肝火、平抑肝阳的功能的是土炒白芍
　　B. 寒性缓和，以养血和营、敛阴止汗为主的是醋白芍
　　C. 入血分，善于调经止血、柔肝止痛的是醋白芍
　　D. 具有增强养血和脾、止泻作用的是土白芍
　　E. 引药入肝，敛血养血、疏肝解郁的是酒白芍

X 型题（多项选择题。每题的备选答案中有 2 个或 2 个以上正确答案。少选或多选均不得分）

1. 大黄炮制常用的方法
　　A. 酒炙　　　　　　B. 醋炙　　　　　　C. 炒炭
　　D. 姜汁炙　　　　　E. 酒蒸

2. 酒炙蕲蛇的作用包括

A. 祛风通络 B. 矫臭 C. 便于粉碎
D. 防腐 E. 利于服用

3. 香附常见的炮制方法不包括
   A. 米炒 B. 蜜炙 C. 盐炙
   D. 醋炙 E. 炒炭

4. 宜用醋炙法炮制的中药有
   A. 甘遂 B. 乳香 C. 柴胡
   D. 五灵脂 E. 白术

5. 黄柏常见的炮制方法有
   A. 盐炙 B. 酒炙 C. 醋炙
   D. 炒炭 E. 蜜炙

6. 可用姜炙法炮制的药物有
   A. 厚朴 B. 车前子 C. 黄连
   D. 甘草 E. 竹茹

7. 盐炙法的炮制目的有
   A. 引药入肾，增强补肝肾作用
   B. 引药下行，增强疗疝止痛作用
   C. 缓和辛燥，增强补肾固精作用
   D. 升提药性，增强活血化瘀作用
   E. 引药下行，增强滋阴降火作用

8. 蛤蚧的炮制方法有
   A. 醋炙 B. 酒炙 C. 油炙
   D. 蜜炙 E. 盐炙

9. 油炙法的炮制目的有
   A. 便于制剂服用 B. 降低毒性 C. 增强疗效
   D. 缓和药性 E. 利于粉碎

10. 多用油炙法炮制的药物有
    A. 三七 B. 厚朴 C. 大黄
    D. 淫羊藿 E. 蛤蚧

三、煅法

A 型题（最佳选择题，每题的备选答案中只有一个最佳答案）

1. 下列用明煅法炮制的药物是
   A. 赭石 B. 炉甘石 C. 血余炭
   D. 棕榈炭 E. 白矾

2. 明矾煅制后的作用是
   A. 增强安神作用
   B. 增强清热解毒的作用
   C. 增强止咳化痰、解毒杀虫的作用
   D. 增强散瘀止痛的作用
   E. 增强收涩敛疮、止血化腐的作用

3. 牡蛎明煅后增强

A. 收敛固涩作用　　　B. 收湿敛疮作用　　　C. 收敛止血作用
D. 收湿止痒作用　　　E. 散瘀止痛作用

4. 煅后增强收敛固涩、明目作用的药物是
   A. 石决明　　　B. 牡蛎　　　C. 白矾
   D. 磁石　　　　E. 自然铜

5. 石膏煅后增强
   A. 清热泻火作用　　　B. 生津止渴作用　　　C. 收敛生肌作用
   D. 煎出有效成分　　　E. 安神收敛作用

6. 宜用煅淬法炮制的药材是
   A. 石决明　　　B. 赭石　　　C. 牡蛎
   D. 白矾　　　　E. 石膏

7. 煅淬后降低苦寒之性，增强平肝止血作用的中药是
   A. 自然铜　　　B. 磁石　　　C. 赭石
   D. 炉甘石　　　E. 石决明

8. 自然铜煅淬所用的辅料是
   A. 醋　　　　　B. 酒　　　　C. 盐水
   D. 黄连水　　　E. 米泔水

9. 自然铜醋煅淬后主要成分是
   A. 二硫化铁　　B. 硫化铁　　C. 醋酸铁
   D. 硫化镍　　　E. 氧化铜

10. 炉甘石用三黄汤煅淬后的作用是
    A. 增强利水渗湿作用
    B. 增强清肺润燥作用
    C. 增强活血化瘀，凉血止血作用
    D. 增强清热明目，收湿敛疮的作用
    E. 增强镇静安神，息风止痉的作用

B 型题（配伍选择题，备选答案在前，试题在后，每组若干题。每组均对应同一组备选答案）

[1～4]
   A. 蒸法　　　　B. 煮法　　　C. 明煅法
   D. 煅淬法　　　E. 扣锅煅

1. 白矾的炮制方法是
2. 石膏的炮制方法是
3. 自然铜的炮制方法是
4. 血余炭的炮制方法是

X 型题（多项选择题。每题的备选答案中有 2 个或 2 个以上正确答案。少选或多选均不得分）

1. 下列有关明煅法的叙述，正确的是
   A. 药物煅制时隔绝空气　　B. 药物煅制时应大小分档　　C. 有时需要防止爆溅
   D. 应反复几次　　　　　　E. 应一次煅透

2. 煅制白矾时应注意
   A. 煅制时煅锅不加盖
   B. 一次性煅透，中途不可停火
   C. 煅制时不要搅拌

D. 防止形成"僵块"
E. 药物大小分档

3. 经煅后失去结晶水的药材是
   A. 石决明   B. 明矾   C. 硼砂
   D. 赭石   E. 云母石

4. 煅后具有收敛、固涩或生肌作用的药物是
   A. 白矾   B. 牡蛎   C. 石决明
   D. 炉甘石   E. 赭石

5. 煅淬法炮制常用的淬液有
   A. 酒   B. 醋   C. 麻油
   D. 药汁   E. 蜜水

6. 判断扣锅煅法是否煅透的标准是
   A. 贴于锅盖上的白米变深黄色
   B. 贴于锅盖上的纸变深黄色
   C. 滴水即沸
   D. 时间 5 小时左右
   E. 湿泥变干

7. 扣锅煅的主要目的是
   A. 改变药性   B. 矫味矫臭   C. 减低毒性
   D. 调和药物   E. 去除杂质

四、蒸、煮、燀法

A 型题（最佳选择题，每题的备选答案中只有一个最佳答案）

1. 何首乌的炮制辅料是
   A. 醋蒸   B. 黑豆汁蒸   C. 蜜蒸
   D. 甘草汁蒸   E. 酒醋共蒸

2. 下列药物蒸后性味转甘温，增强补肝肾、益精血作用的是
   A. 桑螵蛸   B. 何首乌   C. 地黄
   D. 黄芩   E. 黄精

3. 黄芩酒炙后长于
   A. 活血化瘀   B. 补肝肾，强筋骨   C. 清热泻火
   D. 引药上行，清肺热   E. 清热止血，凉血

4. 地黄蒸制的主要目的是
   A. 补血止血   B. 清热凉血   C. 补血滋阴
   D. 活血止血   E. 凉血止血

5. 酒蒸后既可以消除刺激性，又能增强补脾润肺益肾作用的饮片是
   A. 地黄   B. 女贞子   C. 黄精
   D. 五味子   E. 肉苁蓉

6. 处方中，将附子加工为"黑顺片"时，所用的辅料是
   A. 草酸   B. 醋   C. 胆巴
   D. 豆腐   E. 麦麸

7. 淡附片长于

| A. 温中止呕 | B. 温肾暖脾 | C. 助阳化气 |
| D. 祛风散寒 | E. 回阳救逆 | |

B 型题（配伍选择题，备选答案在前，试题在后，每组若干题。每组均对应同一组备选答案）

[1～4]

| A. 鲜地黄 | B. 熟地黄 | C. 熟地炭 |
| D. 生地黄 | E. 生地炭 | |

1. 滋阴补血，益精填髓宜用
2. 清热凉血，养阴生津宜用
3. 补血止血宜用
4. 凉血止血宜用

[5～8]

| A. 川乌 | B. 白扁豆 | C. 藤黄 |
| D. 黄芩 | E. 黄精 | |

5. 蒸后可除去麻味，以免刺激咽喉的药物是
6. 煮后降低毒性，用于跌打损伤，金疮肿毒的药物是
7. 煮后毒性降低，用于风寒湿痹的药物是
8. 需用沸水焯的药物是

[9～12]

| A. 杀酶保苷，便于切片 | B. 增强补脾益气的功能 | C. 降低毒性，缓和燥性 |
| D. 大补元气，复脉固脱 | E. 除去非药用部位 | |

9. 人参蒸制的目的是
10. 吴茱萸煮制的目的是
11. 苦杏仁焯制的目的是
12. 天麻蒸制的目的是

C 型题（综合分析选择题。每题的备选答案中只有一个最佳答案）

[1～2]

六味地黄丸由地黄、山茱萸、山药、泽泻、牡丹皮、茯苓 6 味中药组成，具有滋阴补肾的功效，用于肾阴亏损、头晕耳鸣、腰膝酸软、骨蒸潮热、盗汗遗精、消渴证。

1. 六味地黄丸中所用的地黄应为

| A. 鲜地黄 | B. 生地黄 | C. 熟地黄 |
| D. 生地炭 | E. 熟地炭 | |

2. 六味地黄丸处方中山药的炮制方法是

| A. 麸炒 | B. 清炒 | C. 土炒 |
| D. 切制 | E. 蜜炙 | |

X 型题（多项选择题。每题的备选答案中有 2 个或 2 个以上正确答案。少选或多选均不得分）

1. 药物蒸后便于软化切制的是

| A. 木瓜 | B. 何首乌 | C. 半夏 |
| D. 天麻 | E. 地黄 | |

2. 蒸制的目的是

| A. 扩大用药范围 | B. 缓和药性 | C. 减少副作用 |
| D. 便于贮存 | E. 便于软化切制 | |

3. 黄芩常用的炮制品有

A. 黄芩炭　　　　　　B. 酒黄芩　　　　　　C. 醋黄芩
D. 姜黄芩　　　　　　E. 生黄芩

4. 藤黄有毒，为了降低毒性，藤黄的炮制方法有
A. 黑豆汁制　　　　　B. 荷叶制　　　　　　C. 山羊血制
D. 豆腐制　　　　　　E. 甘草制

5. 附子常有的炮制品有
A. 盐附子　　　　　　B. 黑顺片　　　　　　C. 白附片
D. 酒附子　　　　　　E. 淡附片

五、其他制法

A 型题（最佳选择题，每题的备选答案中只有一个最佳答案）

1. 炮制姜半夏的辅料应选用
A. 甘草、生姜　　　　B. 甘草、生石灰　　　C. 生姜、白矾
D. 甘草、金银花　　　E. 甘草、皂角

2. 炮制法半夏的辅料用量是
A. 每100kg 药物加白矾 20kg
B. 每100kg 药物加生姜 12.5kg，白矾 25kg
C. 每100kg 药物加甘草 15kg，生石灰 10kg
D. 每100kg 药物加生姜 15kg，生石灰 10kg
E. 每100kg 药物加甘草 20kg，白矾 12kg

3. 增强六神曲健脾悦胃功效的炮制方法是
A. 炒黄　　　　　　　B. 炒焦　　　　　　　C. 蛤粉炒
D. 砂炒　　　　　　　E. 米炒

4. 发芽法对发芽率的要求是
A. 65%以上　　　　　B. 75%以上　　　　　C. 85%以上
D. 95%以上　　　　　E. 90%以上

5. 炮制巴豆的常用方法是
A. 醋炙法　　　　　　B. 姜炙法　　　　　　C. 制霜法
D. 油炙法　　　　　　E. 酒炙法

6. 用于制备西瓜霜的药物除成熟的西瓜外还有
A. 磁石　　　　　　　B. 滑石　　　　　　　C. 白矾
D. 芒硝　　　　　　　E. 炉甘石

7. 芒硝提净时所用辅料为
A. 大豆　　　　　　　B. 西瓜　　　　　　　C. 石膏
D. 甘草　　　　　　　E. 萝卜

8. 为增强固肠止泻作用，宜用面裹煨的药材是
A. 黄芪　　　　　　　B. 肉豆蔻　　　　　　C. 槟榔
D. 葛根　　　　　　　E. 丹参

B 型题（配伍选择题，备选答案在前，试题在后，每组若干题。每组均对应同一组备选答案）

[1～4]
A. 降逆止呕　　　　　B. 消食和胃　　　　　C. 祛寒痰
D. 燥湿化痰　　　　　E. 外用于疮痈肿毒

1. 生半夏的功效长于
2. 清半夏的功效长于
3. 姜半夏的功效长于
4. 法半夏的功效长于

[5～8]
  A. 焯法   B. 煨法   C. 复制法
  D. 提净法   E. 水飞法
5. 将药物用湿面皮或湿纸包裹等进行加热处理的方法
6. 将药物加入一种或数种辅料，按规定的程序，反复炮制的方法
7. 将药物置沸水中浸煮短暂时间，取出，分离种皮的方法
8. 一些不溶于水的矿物药常用的炮制方法

[9～11]
  A. 半夏   B. 神曲   C. 麦芽
  D. 巴豆   E. 芒硝
9. 采用发酵法炮制的药材是
10. 采用制霜法炮制的药材是
11. 采用提净法炮制的药材是

[12～14]
  A. 雄黄   B. 附子   C. 天南星
  D. 柏子仁   E. 巴豆
12. 经制霜后降低毒性的药物是
13. 制霜后降低副作用的药物是
14. 复制后改变药性的药物是

[15～18]
  A. 煨肉豆蔻   B. 西瓜霜   C. 焦神曲
  D. 清宁片   E. 炒麦芽
15. 炮制后具有行气、消食、回乳功能的是
16. 炮制后具有清热泻火、消肿止痛功能的是
17. 炮制后可以除去部分油质，免于滑肠的是
18. 炮制后以治食积泄泻为主的是

[19～20]
  A. 复制法   B. 煨法   C. 煮法
  D. 制霜法   E. 水飞法
19. 木香的炮制方法是
20. 雄黄的炮制方法是

X型题（多项选择题。每题的备选答案中有2个或2个以上正确答案。少选或多选均不得分）
1. 复制法的目的是
  A. 增强疗效   B. 改变药性   C. 便于粉碎
  D. 降低或消除药物毒性   E. 清洁药物
2. 煨法的目的是
  A. 增强疗效   B. 缓和药性   C. 除去刺激性成分
  D. 除去挥发性成分   E. 降低副作用

3. 煨肉豆蔻常用的辅料有
   A. 麦麸　　　　　　B. 米粉　　　　　　C. 面粉
   D. 滑石粉　　　　　E. 纸

4. 六神曲原料组成中有
   A. 苦杏仁　　　　　B. 麦芽　　　　　　C. 青蒿
   D. 辣蓼　　　　　　E. 苍耳草

5. 水飞的目的是
   A. 纯净药物　　　　B. 改变药性　　　　C. 便于服用
   D. 调和诸药　　　　E. 防止污染环境

6. 芒硝提净后的作用是
   A. 除去杂质
   B. 降低毒性
   C. 缓和咸寒之性
   D. 增强润燥软坚，下气通便作用
   E. 用于脾虚泄泻，肠鸣腹痛

7. 水飞法的注意事项有
   A. 研磨时，水量宜少　　B. 研磨时，水量宜大　　C. 搅拌时，水量宜少
   D. 搅拌时，水量宜大　　E. 朱砂和雄黄粉碎要忌用铁器

8. 下列有关雄黄炮制的叙述正确的是
   A. 水飞法炮制　　　B. 便于制剂　　　　C. 粉碎时要忌铁器
   D. 降低毒性　　　　E. 适合高温快速烘干

9. 发酵的目的是
   A. 产生新的治疗作用　B. 缓和药性　　　　C. 保留有效成分
   D. 矫臭除味　　　　E. 增强疗效

10. 巴豆制霜的炮制目的是
    A. 增强疗效　　　　B. 降低毒性　　　　C. 改变药性
    D. 提高有效成分含量　E. 缓和泻下作用

第三章 中药化学成分与药理作用

第一节 生物碱

A 型题（最佳选择题，每题的备选答案中只有一个最佳答案）

1. 常温下为液态的生物碱是
   A. 小檗碱 B. 苦参碱 C. 烟碱
   D. 马钱子碱 E. 延胡索乙素

2. 亲水性生物碱最易溶的溶剂为
   A. 二氯甲烷 B. 氯仿 C. 乙醚
   D. 乙醇 E. 苯

3. 生物碱 pK_a 值表示的是
   A. 生物碱的熔点高低 B. 生物碱的溶解度大小 C. 生物碱的沸点高低
   D. 生物碱的碱性强弱 E. 生物碱的折光率大小

4. 下列化合物中，按碱性强弱排序正确的是
   A. 脂杂环类生物碱 > 季铵碱 > 酰胺 > 芳香胺
   B. 季铵碱 > 酰胺 > 脂杂环类生物碱 > 芳香胺
   C. 脂杂环类生物碱 > 季铵碱 > 芳香胺 > 酰胺
   D. 季铵碱 > 脂杂环类生物碱 > 芳香胺 > 酰胺
   E. 季铵碱 > 脂杂环类生物碱 > 酰胺 > 芳香胺

5. 属于两性生物碱的是
   A. 乌头碱 B. 苦参碱 C. 吗啡
   D. 莨菪碱 E. 小檗碱

6. 能溶于水的生物碱是
   A. 莨菪碱 B. 小檗碱 C. 乌头碱
   D. 长春碱 E. 长春地辛

7. 生物碱在不同植物的含量差别
   A. 极小 B. 较小 C. 很大
   D. 相近 E. 相同

8. 用硅钨酸溶液沉淀生物碱的反应条件是
   A. 碱性水溶液 B. 非极性溶液 C. 中性水溶液
   D. 95%乙醇溶液 E. 酸性水溶液

9. 溶剂法分离麻黄碱和伪麻黄碱依据的原理是
   A. 二者草酸盐溶解度的差别
   B. 二者硝酸盐溶解度的差别
   C. 二者旋光度的差别
   D. 二者晶型的差别

E. 二者极性的差别

10. 汉防己甲素和汉防己乙素区别在于
   A. 氮原子的杂化方式不同
   B. 在碳酸氢钠溶液中的溶解度不同
   C. 极性的大小不同
   D. 盐酸盐的溶解度不同
   E. 分子内氢键的不同

11. 附子在炮制过程中，乌头碱发生的主要化学反应是
   A. 氧化反应　　B. 还原反应　　C. 水解反应
   D. 加成反应　　E. 环合反应

12. 阿托品的结构类型是
   A. 喹啉类　　　B. 异喹啉类　　C. 莨菪烷类
   D. 苄基异喹啉类　E. 双苄基异喹啉类

13. 天仙子含有的主要生物碱是
   A. 东莨菪碱　　B. 汉防己碱　　C. 乌头碱
   D. 巴马亭红碱　E. 药根碱

14. 《中国药典》中，以士的宁为质量控制成分之一的中药是
   A. 苦参　　　　B. 麻黄　　　　C. 马钱子
   D. 连翘　　　　E. 地骨皮

B型题（配伍选择题，备选答案在前，试题在后，每组若干题。每组均对应同一组备选答案）

[1～2]

（结构式图）

1. 属于生物碱的结构是
2. 属于醌类化合物的结构是

[3～4]
   A. 喜树碱　　　B. 蛇根碱　　　C. 咖啡因
   D. 长春碱　　　E. 毒芹碱

3. 具有升华性的生物碱是
4. 呈黄颜色的生物碱是

[5～6]
　　A. 喜树碱　　　　　　B. 蛇根碱　　　　　　C. 咖啡因
　　D. 长春碱　　　　　　E. 利血平
5. 紫外灯下显荧光的生物碱是
6. 可见光下呈红色的生物碱是
[7～8]
　　A. 简单吡啶类　　　　B. 简单莨菪碱类　　　C. 简单嘧啶类
　　D. 简单异喹啉类　　　E. 简单吲哚类
7. 槟榔碱的结构类型是
8. 烟碱的结构类型是
[9～10]
　　A. 季胺生物碱　　　　B. 伯胺生物碱　　　　C. 仲胺生物碱
　　D. 叔胺生物碱　　　　E. 酰胺生物碱
9. 碱性最强的生物碱是
10. 碱性最弱的生物碱是
[11～12]
　　A. 碘化铋钾反应　　　B. 三氯化铁反应　　　C. 异羟肟酸铁反应
　　D. 盐酸-镁粉反应　　 E. 乙酰化反应
11. 可鉴定苦参碱的反应是
12. 可鉴定小檗碱的反应是
[13～15]
　　A. 生物碱　　　　　　B. 蒽醌　　　　　　　C. 苷类
　　D. 二萜内酯　　　　　E. 香豆素
13. 穿心莲的有效成分
14. 益母草有效成分
15. 麻黄有效成分
[16～19]
　　A. 镇静、麻醉作用　　B. 抗菌、抗病毒　　　C. 降压作用
　　D. 收缩血管、兴奋中枢神经
　　E. 消肿利尿、抗肿瘤作用
16. 东莨菪碱具有
17. 苦参碱具有
18. 小檗碱具有
19. 麻黄碱具有
[20～21]
　　A. 小檗碱　　　　　　B. 麻黄碱　　　　　　C. 伪麻黄碱
　　D. 东莨菪碱　　　　　E. 山莨菪碱
20. 其草酸盐易溶于水的是
21. 其草酸盐难溶于水的是
[22～25]
　　A. 麻黄碱　　　　　　B. 小檗碱　　　　　　C. 氧化苦参碱
　　D. 乌头碱　　　　　　E. 士的宁

22. 黄连含有的生物碱是
23. 《中国药典》中，苦参的质量控制成分是
24. 川乌中含有的生物碱是
25. 《中国药典》中，马钱子的质量控制成分是

［26～28］
　　A. 吲哚类　　　　　　B. 二萜类　　　　　　C. 莨菪烷类
　　D. 喹喏里西啶类　　　E. 有机胺类
26. 苦参中的生物碱的结构类型主要是
27. 乌头中的生物碱的结构类型主要是
28. 麻黄中的生物碱的结构类型主要是

［29～32］
　　A. 麻黄碱　　　　　　B. 槲皮素　　　　　　C. 小檗碱
　　D. 东莨菪碱　　　　　E. 青蒿素
29. 属于异喹啉类的生物碱是
30. 属于莨菪烷类的生物碱是
31. 结构中氮原子不在环状结构内的生物碱是
32. 属于季铵型的生物碱是

［33～34］
　　A. 分子内氢键　　　　B. N 为酰胺型　　　　C. 氮原子杂化方式不同
　　D. 氮阳离子和 OH 以离子键形式结合　　　　E. 空间效应
33. 伪麻黄碱碱性大于麻黄碱是由于
34. 莨菪碱碱性大于东莨菪碱是由于

［35～37］
　　A. 莨菪碱　　　　　　B. 苦参碱　　　　　　C. 麻黄碱
　　D. 去甲乌药碱　　　　E. 汉防己碱
35. 具有中枢兴奋作用的有机胺类生物碱是
36. 具有抗肿瘤作用的双稠哌啶类生物碱是
37. 具有解痉镇痛、解有机磷中毒和散瞳作用的生物碱是

［38～39］
　　A. 山豆根　　　　　　B. 黄连　　　　　　　C. 洋金花
　　D. 千里光　　　　　　E. 决明子
38. 《中国药典》以小檗碱为质量控制成分的中药
39. 《中国药典》以苦参碱为质量控制成分的中药

［40～41］
　　A. 士的宁　　　　　　B. 小檗碱　　　　　　C. 氧化苦参碱
　　D. 莨菪碱　　　　　　E. 麻黄碱
40. 马钱子中所含的生物碱是
41. 洋金花中所含的生物碱是

C 型题（综合分析选择题。每题的备选答案中只有一个最佳答案）

［1～3］
　　洋金花，别名闹洋花、凤茄花、风茄花、曼陀罗花，是白花曼陀罗属植物。1 年生草本植物，全株近于无毛。茎直立，圆柱形，高 30～100cm，基部木质化，上部呈义状分枝。叶互生，上部的叶近于对生；

叶柄长2～6cm，表面被疏短毛；叶片卵形、长卵形或心形，长8～14cm，宽6～9cm，先端渐尖或锐尖，基部不对称，全缘或具三角状短齿，两面无毛；叶脉背面隆起。花单生于叶腋或上部分枝间；花梗短，直立或斜伸，被白色短柔毛；花萼筒状，长4～6cm，淡黄绿色，5裂，裂片三角形，先端尖。花冠管漏斗状，下部直径渐小，向上扩呈喇叭，白色，三角形，先端长尖。洋金花为茄科植物毛曼陀罗和白曼陀罗的花，为常用中药。生物碱为其主要有效成分。具有平喘止咳，镇痛止痉功效。

1. 洋金花中的生物碱的类型属于
   A. 简单吡啶类　　　　B. 双稠哌啶类　　　　C. 莨菪烷类
   D. 喹喏里西啶类　　　E. 简单吲哚类
2. 洋金花的生物碱中碱性最强的是
   A. 莨菪碱　　　　　　B. 樟柳碱　　　　　　C. 山莨菪碱
   D. 东莨菪碱　　　　　E. 氧化苦参碱
3. 不可用于鉴别洋金花中的生物碱的反应是
   A. 雷氏铵盐显色反应　B. 漂白粉显色反应　　C. 氯化汞沉淀反应
   D. Vitali 反应　　　　E. 碘化铋钾沉淀反应

X 型题（多项选择题。每题的备选答案中有 2 个或 2 个以上正确答案。少选或多选均不得分）

1. 生物碱的沉淀试剂有
   A. 碘化铋钾　　　　　B. 碘化汞钾　　　　　C. 硅钨酸
   D. 浓硫酸　　　　　　E. 浓盐酸
2. 对于生物碱的描述正确的有
   A. 大多显碱性　　　　B. 大多具有酸性　　　C. 多显黄色
   D. 结构中都含有氮原子　E. 多为结晶性固体
3. 关于生物碱的说法，正确的有
   A. 大多具有碱性　　　B. 大多具有酸性　　　C. 大多具有生物活性
   D. 结构中都含有氮原子　E. 结构中含有金属原子
4. 影响生物碱碱性强弱的因素包括
   A. 氮原子的杂化方式　B. 氮原子的电子云密度　C. 分子量的大小
   D. 空间效应　　　　　E. 氢键效应
5. 能用碘化铋钾检识的生物碱有
   A. 乌头碱　　　　　　B. 吗啡　　　　　　　C. 次乌头碱
   D. 小檗碱　　　　　　E. 莨菪碱
6. 苦参碱的描述正确的是
   A. 有两个 N 原子　　　B. 有喹喏里西啶结构　C. 可溶于水
   D. 可溶于三氯甲烷　　E. 消肿利尿、抗肿瘤
7. 麻黄碱的鉴别方法有
   A. 铜络盐反应
   B. 盐酸 - 镁粉反应
   C. 二硫化碳 - 硫酸铜反应
   D. K - K 反应
   E. 雷氏铵盐沉淀反应
8. 含有莨菪碱的药材有
   A. 洋金花　　　　　　B. 天仙子　　　　　　C. 雷公藤
   D. 乌头　　　　　　　E. 马钱子

9. 质量控制为生物碱的药材是
   A. 川乌　　　　　　　B. 厚朴　　　　　　　C. 麻黄
   D. 苦参　　　　　　　E. 黄连

第二节　糖和苷

A 型题（最佳选择题，每题的备选答案中只有一个最佳答案）

1. 属于五碳醛糖的是
   A. D-葡萄糖　　　　B. D-果糖　　　　　C. L-阿拉伯糖
   D. L-鼠李糖　　　　E. D-半乳糖
2. 低聚糖含有的糖基个数的范围是
   A. 2～9个　　　　　　B. 20～70个　　　　　C. 20～80个
   D. 20～90个　　　　　E. 20～100个
3. 多糖结构中含有单糖分子的个数是
   A. 7～9个　　　　　　B. 10个以上　　　　　C. 5～6个
   D. 3～4个　　　　　　E. 1～2个
4. 苷类又称配糖体，是
   A. 单糖与二糖的结合体　B. 单糖与三糖的结合体　C. 糖与非糖的结合体
   D. 糖与糖衍生物的结合体　E. 糖与糖醛酸的结合体
5. 苷的分类中，苦杏仁苷属于
   A. 氰苷　　　　　　　B. 酯苷　　　　　　　C. 碳苷
   D. 酚苷　　　　　　　E. 硫苷
6. 根据形成苷键的原子分类，属于S-苷的是
   A. 山慈菇苷　　　　　B. 芥子苷　　　　　　C. 苦杏仁苷
   D. 天麻苷　　　　　　E. 毛茛苷
7. 下列属于碳苷的苷类化合物是
   A. 苦杏仁苷　　　　　B. 萝卜苷　　　　　　C. 芥子苷
   D. 芦荟苷　　　　　　E. 腺苷
8. 最容易发生酸水解反应的苷类化合物是
   A. 硫苷　　　　　　　B. 氰苷　　　　　　　C. 醇苷
   D. 碳苷　　　　　　　E. 酚苷
9. 苷型酸催化水解的易难顺序是
   A. N-苷＞O-苷＞S-苷＞C-苷
   B. N-苷＞O-苷＞C-苷＞S-苷
   C. N-苷＞C-苷＞S-苷＞O-苷
   D. O-苷＞N-苷＞S-苷＞C-苷
   E. O-苷＞N-苷＞C-苷＞S-苷
10. 下列吡喃糖苷中最难被水解的是
    A. 七碳糖苷　　　　　B. 五碳糖苷　　　　　C. 甲基五碳糖苷
    D. 六碳糖苷　　　　　E. 糖上连接-COOH的糖苷
11. 既能被酸水解，又能被碱水解的苷是
    A. 氮苷　　　　　　　B. 酯苷　　　　　　　C. 氰苷

D. 硫苷　　　　　　　　E. 碳苷
12. 能被碱催化水解的苷是
　　A. 胡萝卜苷　　　　B. 藏红花苦苷　　　　C. 苦杏仁苷
　　D. 芦荟苷　　　　　E. 芥子苷
13. 可用 Molish 反应鉴别的化合物是
　　A. 麻黄碱　　　　　B. 伪麻黄碱　　　　　C. 五味子醇甲
　　D. 葡萄糖　　　　　E. 五味子醇乙
14. 组成 Molish 反应的试剂是
　　A. α-萘酚和浓硫酸　B. 无色亚甲蓝　　　　C. 醋酐/浓硫酸
　　D. 金属离子络合物　E. 三氯化铁

B 型题（配伍选择题，备选答案在前，试题在后，每组若干题。每组均对应同一组备选答案）

[1～3]
　　A. 红景天苷　　　　B. 苦杏仁苷　　　　　C. 果糖
　　D. 蔗糖　　　　　　E. 洋地黄毒糖
1. 属于 2,6-二去氧糖的是
2. 属于二糖的是
3. 水解可形成氢氰酸的是

[4～6]
　　A. 天麻苷　　　　　B. 鸟苷　　　　　　　C. 牡荆素
　　D. 水杨苷　　　　　E. 萝卜苷
4. 属于氮苷类化合物的是
5. 属于硫苷类化合物的是
6. 属于碳苷类化合物的是

[7～9]
　　A. 氧苷　　　　　　B. 硫苷　　　　　　　C. 氮苷
　　D. 三糖苷　　　　　E. 二糖苷
7. 醇羟基与糖端基羟基脱水形成的苷是
8. 巯基与糖端基羟基脱水形成的苷是
9. 苷元上的氮与麦芽糖端基羟基脱水形成的苷是

C 型题（综合分析选择题。每题的备选答案中只有一个最佳答案）

[1～3]
　　苦杏仁为蔷薇科植物山杏，夏季采收成熟果实，除去果肉及核壳，取出种子，晒干。功能降气止咳平喘，润肠通便。用于咳嗽气喘，胸满痰多，血虚津枯，肠燥便秘。但有小毒。
1. 苦杏仁苷属于
　　A. 碳苷　　　　　　B. 酯苷　　　　　　　C. 氰苷
　　D. 吲哚苷　　　　　E. 酚苷
2. 用于鉴别苦杏仁苷存在的反应是
　　A. Molish 反应　　　B. Kesting - Craven 反应　　C. K - K 反应
　　D. Feigl 反应　　　 E. Vitali 反应
3. 鉴定苦杏仁时所依据的香气来自
　　A. 氢氰酸　　　　　B. 香草酸　　　　　　C. 苯甲醛
　　D. 苯羟乙腈　　　　E. 苦杏仁苷

X型题（多项选择题。每题的备选答案中有2个或2个以上正确答案。少选或多选均不得分）

1. 具有六碳醛糖结构的糖有
   A. 鼠李糖　　　　B. 甘露糖　　　　C. 木糖
   D. 果糖　　　　　E. 葡萄糖

2. 按苷元不同，氧苷可分为
   A. 酯苷　　　　　B. 吲哚苷　　　　C. 醇苷
   D. 氰苷　　　　　E. 酚苷

3. 关于苷类化合物的说法，正确的有
   A. 结构中均有糖基　　B. 可发生酶水解反应　　C. 大多具有挥发性
   D. 可发生酸水解反应　E. 大多具有升华性

4. 《中国药典》以苦杏仁苷的为质量控制成分的是
   A. 山豆根　　　　B. 苦杏仁　　　　C. 桃仁
   D. 防己　　　　　E. 郁李仁

第三节　醌类化合物

A型题（最佳选择题，每题的备选答案中只有一个最佳答案）

1. 结构母核属于二蒽酮类的化合物是
   A. 大黄素甲醚　　B. 羟基茜草素　　C. 山扁豆双醌
   D. 番泻苷　　　　E. 芦荟苷

2. 关于蒽醌类衍生物酸性强弱的说法，正确的是
   A. 酚羟基越多，酸性越强　B. 氨基越多，酸性越强　C. 芳基越多，酸性越强
   D. 甲基越多，酸性越强　　E. 甲氧基越多，酸性越强

3. 对蒽醌类衍生物酸性影响最大的基团是
   A. 羰基　　　　　B. 蒽环　　　　　C. β-羟基
   D. 羧基　　　　　E. α-羟基

4. 蒽醌类化合物能溶于碳酸氢钠水溶液的原因之一是
   A. 羧基　　　　　B. 1个α、β-羟基　　C. 1个β-羟基
   D. 2个α-羟基　　 E. 氨基

5. 下列能提取含1个-COOH的蒽醌的溶剂是
   A. 5% Na_2CO_3 溶液　B. 5% $NaHCO_3$ 溶液　C. 5% NaOH 溶液
   D. 1% NaOH 溶液　　　E. 1% $NaHCO_3$ 溶液

6. Bornträger 反应呈阳性的是
   A. 酚羟基蒽醌　　B. 苯胺　　　　　C. 苯酚
   D. 苯　　　　　　E. 萘

7. Bornträger 反应用于检识
   A. 苯醌　　　　　B. 萘醌　　　　　C. 蒽醌
   D. 所有醌类化合物　E. 羟基蒽醌

8. 《中国药典》中，以大黄素和大黄素甲醚为质量控制成分的中药是
   A. 雷公藤　　　　B. 肉桂　　　　　C. 细辛
   D. 何首乌　　　　E. 秦皮

9. 主要含有醌类化合物的中药是

A. 丹参　　　　　　　B. 莪术　　　　　　　C. 龙胆
D. 蟾酥　　　　　　　E. 麝香

B 型题（配伍选择题，备选答案在前，试题在后，每组若干题。每组均对应同一组备选答案）

[1～2]
A. Bornträger 反应　　B. 醋酸镁反应　　　　C. 无色亚甲蓝显色试验
D. 升华试验　　　　　E. Feigl 反应

1. 区别 1，8 - 二羟基蒽醌和 1，8 - 二羟基蒽酚选用
2. 区别蒽醌和萘醌选用

[3～5]
A. Feigl 反应　　　　　B. 无色亚甲蓝显色试验　　C. K - K 反应
D. Bornträger 反应　　E. 与金属离子的络合反应

3. 羟基蒽醌类化合物遇碱颜色改变或加深的反应称为
4. 能与茜草素反应显蓝色的是
5. 用于区别苯醌和蒽醌的反应是

[6～7]
A. Bornträger 反应　　B. 羟基化反应　　　　C. 去甲基化反应
D. 氢化反应　　　　　E. 脱羧反应

6. 与 α - 酚羟基蒽醌类化合物呈阳性反应的是
7. 与 β - 酚羟基蒽醌类化合物呈阳性反应的是

[8～10]
A. 5% Na_2CO_3 溶液　　B. 热 5% $NaHCO_3$ 溶液　　C. 5% NaOH 溶液
D. 5% $NaHCO_3$ 溶液　　E. 1% NaOH 溶液

8. 从总蒽醌中分出含一个 β - OH 的蒽醌，可选用
9. 从总蒽醌中分出含两个 α - OH 的蒽醌，可选用
10. 从总蒽醌中分出含一个 α - OH 的蒽醌，可选用

[11～12]
A. 汉黄芩素　　　　　B. 紫草素　　　　　　C. 葛根素
D. 黄芩苷　　　　　　E. 大黄素

11. 属于萘醌类化合物的是
12. 属于蒽醌类化合物的是

[13～14]
A. 蒽醌　　　　　　　B. 木脂素　　　　　　C. 黄酮
D. 萘醌　　　　　　　E. 苯醌

13. 虎杖中含有的主要化学成分
14. 五味子中含有的主要化学成分

[15～17]
A. 苯醌　　　　　　　B. 萘醌　　　　　　　C. 菲醌
D. 蒽醌　　　　　　　E. 三萜

15. 紫草素属于
16. 丹参醌属于
17. 羟基茜草素属于

C型题（综合分析选择题。每题的备选答案中只有一个最佳答案）

[1～2]

丹参又名赤参、紫丹参、红根等，为唇形科植物丹参的干燥根和根茎。春、秋二季采挖，除去泥沙，干燥。具有活血祛瘀，通经止痛，清心除烦，凉血消痈的功效。用于胸痹心痛，脘腹胁痛，癥瘕积聚，热痹疼痛，心烦不眠，月经不调，痛经经闭，疮疡肿痛。

1. 丹参中的醌类化合物主要为
   A. 苯醌　　　　　B. 萘醌　　　　　C. 蒽醌
   D. 菲醌　　　　　E. 双蒽酮

2. 《中国药典》中，丹参的质量控制成分除了丹参酮 II_A，还有
   A. 丹参素　　　　B. 丹参酮 I　　　C. 丹酚酸 B
   D. 隐丹参酮　　　E. 丹参醌

X型题（多项选择题。每题的备选答案中有2个或2个以上正确答案。少选或多选均不得分）

1. 苯醌和萘醌共有的反应是
   A. Feigl 反应　　　B. Bornträger 反应　　C. 醋酸镁反应
   D. Kesting-Craven 反应　　E. 无色亚甲蓝显色试验

2. 关于大黄化学成分的说法，正确的有
   A. 主要含醌类化合物
   B. 大黄酸是其质量控制成分之一
   C. 主要含生物碱类化合物
   D. 大多具有碱性
   E. 大多具有酸性

3. 虎杖中主要蒽醌类化学成分
   A. 大黄素　　　　B. 大黄酚　　　　C. 大黄素葡萄糖苷
   D. 大黄酸　　　　E. 氧化苦参碱

4. 《中国药典》规定决明子鉴别和含量测定的指标成分是
   A. 丹参酮　　　　B. 大黄酚　　　　C. 橙黄决明素
   D. 紫草素　　　　E. 芦荟苷

第四节　苯丙素类化合物

A型题（最佳选择题，每题的备选答案中只有一个最佳答案）

1. 具有挥发性的香豆素是
   A. 小分子的香豆素　　B. 异香豆素　　　C. 呋喃香豆素
   D. 吡喃香豆素　　　　E. 双香豆素

2. 香豆类化合物具有荧光的原因是结构中的7位连有
   A. 酚羟基　　　　B. 苯环　　　　　C. 烷基
   D. 甲氧基　　　　E. 羧基

3. 具有内酯结构的化合物是
   A. 和厚朴酚　　　B. 厚朴酚　　　　C. 白花前胡素
   D. 五味子酯甲　　E. 细辛脂素

4. 与碱作用发生开环的化合物是
   A. 厚朴酚　　　　B. 麻黄素　　　　C. 大黄素

D. 紫草素　　　　　　　　E. 紫花前胡素
5. 香豆素可发生异羟肟酸铁反应呈红色，是因为其结构中有
   A. 酚羟基　　　　　　　B. 羧基　　　　　　　　C. 内酯环结构
   D. 甲氧基　　　　　　　E. 氮原子杂环
6. Gibb 反应可用于区别香豆素母核上
   A. 游离的酯碱
   B. 游离的酚羟基对位有无取代基
   C. 内酯环是否开裂
   D. 苯环上的羧基
   E. 酚羟基对位的羟基是否成苷
7. 具有光化学毒性的中药含有的化学成分是
   A. 多糖　　　　　　　　B. 无机酸　　　　　　　C. 鞣质
   D. 呋喃香豆素　　　　　E. 五环三萜
8. 厚朴酚的结构类型是
   A. 黄酮类　　　　　　　B. 香豆素类　　　　　　C. 蒽醌类
   D. 木脂素类　　　　　　E. 生物碱类

B 型题（配伍选择题，备选答案在前，试题在后，每组若干题。每组均对应同一组备选答案）

[1～2]
   A. 简单香豆素类　　　　B. 黄酮类　　　　　　　C. 吡喃香豆素类
   D. 二氢黄酮类　　　　　E. 呋喃香豆素类
1. 伞形花内酯是
2. 补骨脂内酯是

[3～4]
   A. 香豆素　　　　　　　B. 强心苷　　　　　　　C. 新木脂素
   D. 简单木脂素　　　　　E. 黄酮苷
3. 秦皮中主要成分的类型是
4. 银杏中主要成分的类型是

[5～6]
   A. 黄酮　　　　　　　　B. 香豆素　　　　　　　C. 蒽醌
   D. 二萜　　　　　　　　E. 木脂素
5. 《中国药典》中，前胡质量控制成分的结构类型是
6. 《中国药典》中，厚朴质量控制成分的结构类型是

[7～8]
   A. 蒽醌类　　　　　　　B. 木脂素　　　　　　　C. 二萜类
   D. 香豆素类　　　　　　E. 二氢黄酮类
7. 白花前胡甲素的结构类型是
8. 基本结构母核可发生异羟肟酸铁反应的化合物类型是

[9～11]
   A. 蒽醌类　　　　　　　B. 皂苷类　　　　　　　C. 生物碱类
   D. 黄酮类　　　　　　　E. 木脂素类
9. 柴胡中主要化学成分的结构类型是
10. 虎杖中主要化学成分的结构类型是

11. 五味子中主要化学成分的结构类型是

X 型题（多项选择题。每题的备选答案中有 2 个或 2 个以上正确答案。少选或多选均不得分）

1. 香豆素的结构类型有
   A. 简单香豆素　　　B. 复杂香豆素　　　C. 呋喃香豆素
   D. 异香豆素　　　　E. 吡啶香豆素

2. 秦皮中的主要化学成分有
   A. 七叶内酯　　　　B. 五味子酯甲　　　C. 七叶苷
   D. 麝香酮　　　　　E. 厚朴酚

3. 中国药典中质量控制成分为香豆素类
   A. 秦皮　　　　　　B. 大黄　　　　　　C. 前胡
   D. 马兜铃　　　　　E. 补骨脂

4. 《中国药典》中，补骨脂的质量控制成分是
   A. 五味子酯甲　　　B. 厚朴酚　　　　　C. 紫花前胡苷
   D. 补骨脂素　　　　E. 异补骨脂素

5. 常见的含有木脂素类化合物的中药有
   A. 五味子　　　　　B. 补骨脂　　　　　C. 厚朴
   D. 连翘　　　　　　E. 细辛

第五节　黄酮类化合物

A 型题（最佳选择题，每题的备选答案中只有一个最佳答案）

1. 游离的黄酮苷元难溶或不溶于
   A. 甲醇　　　　　　B. 丙酮　　　　　　C. 苯
   D. 乙酸乙酯　　　　E. 水

2. 具有旋光性的化合物是
   A. 二氢黄酮　　　　B. 异黄酮　　　　　C. 黄酮醇
   D. 查耳酮　　　　　E. 橙酮

3. 黄酮类化合物的显色反应
   A. 碘-碘化钾反应　　B. 甲基化反应　　　C. 酶解反应
   D. 乙酰化反应　　　E. 盐酸-镁粉反应

4. 与四氢硼钠试剂反应呈阳性的是
   A. 二糖　　　　　　B. 三糖　　　　　　C. 二氢黄酮
   D. 单糖　　　　　　E. 多糖

5. 区别 5-羟基黄酮和 7-羟基黄酮的反应是
   A. 四氢硼钠反应　　B. 盐酸-镁粉反应　　C. 硼酸显色反应
   D. 三氯化铁反应　　E. 锆盐显色反应

6. 鉴别黄酮类化合物分子中是否存在游离的 3 或 5-羟基的试剂是
   A. 氯化锶　　　　　B. 二氯氧锆　　　　C. 三氯化铁
   D. 四氢硼钠　　　　E. 醋酸铅溶液

7. 因保存或炮制不当，有效成分水解、氧化，变为绿色的药材是
   A. 黄芩　　　　　　B. 黄连　　　　　　C. 姜黄
   D. 黄柏　　　　　　E. 黄芪

8. 满山红的质量控制成分
   A. 芦丁　　　　　　B. 杜鹃素　　　　　　C. 麻黄碱
   D. 大黄素甲醚　　　E. 人参皂苷 Rh
9. 《中国药典》规定黄芩鉴别和含量测定的治疗成分是
   A. 黄芩苷　　　　　B. 黄芩素　　　　　　C. 芦丁
   D. 汉黄芩苷　　　　E. 汉黄芩素

B 型题（配伍选择题，备选答案在前，试题在后，每组若干题。每组均对应同一组备选答案）

[1~2]
   A. 橙酮　　　　　　B. 异黄酮　　　　　　C. 黄酮醇
   D. 二氢黄酮　　　　E. 黄烷
1. 含有 3-OH 的是
2. B 环在 3 位的是

[3~4]
   A. 5-羟基黄酮　　　B. 6-羟基黄酮　　　　C. 7-羟基黄酮
   D. 4′-羟基黄酮　　　E. 7,4′-羟基黄酮
3. 化合物中酸性最强的是
4. 化合物中酸性最弱的是

[5~8]
   A. 7-羟基黄酮　　　B. 七叶内酯　　　　　C. 大黄酸
   D. 苦参碱　　　　　E. 葡萄糖醛酸
5. 与盐酸-镁粉反应呈阳性的化合物是
6. 虎杖中含有的蒽醌类化合物是
7. 秦皮中含有香豆素化合物是
8. 能与碘化铋钾试剂反应生成沉淀的化合物是

[9~11]
   A. 紫杉　　　　　　B. 葛根　　　　　　　C. 陈皮
   D. 麻黄　　　　　　E. 满山红
9. 含有大豆素的药材是
10. 含有橙皮苷的药材是
11. 含有 8-去甲基杜鹃素的药材是

[12~13]
   A. 槐花　　　　　　B. 银杏叶　　　　　　C. 黄芪
   D. 黄芩　　　　　　E. 葛根
12. 主要有效成分为异黄酮类化合物的中药是
13. 有效成分为芦丁的中药是

C 型题（综合分析选择题。每题的备选答案中只有一个最佳答案）

[1~3]
槐花出自《名医别录》。《本草图经》写道："槐，今处处有之，其木有极高大者。谨按《尔雅》，槐有数种，昼开夜闭者名守宫槐，叶细而青绿者但谓之槐，其功用不言有别。四月、五月开花，六月、七月结实，七月采嫩实捣取汁作煎，十月采老实入药，皮根采不时。今医家用槐者最多"。
1. 槐米中治疗出血症的有效成分是
   A. 槲皮素　　　　　B. 芦丁　　　　　　　C. 槐米甲素

D. 杜鹃素　　　　　　　　E. 白桦脂醇
2. 芦丁的化学结构类型为
   A. 黄酮　　　　　　　　B. 黄烷醇　　　　　　　C. 异黄酮
   D. 二氢黄酮　　　　　　E. 查耳酮
3. 槐米的芦丁分子中因含有什么基团，性质不太稳定，暴露在空气中能缓缓变为暗褐色
   A. 邻二酚羟基　　　　　B. 羰基　　　　　　　　C. 亚甲基
   D. 对羟基　　　　　　　E. 甲氧基

X型题（多项选择题。每题的备选答案中有2个或2个以上正确答案。少选或多选均不得分）
1. 黄酮类化合物主要的结构类型有
   A. 二氢查耳酮类　　　　B. 二萜类　　　　　　　C. 二氢黄酮类
   D. 高异黄酮类　　　　　E. 查耳酮类
2. 银杏叶中含有的主要化学成分
   A. 槲皮素　　　　　　　B. 山柰酚　　　　　　　C. 银杏叶内酯
   D. 葛根素　　　　　　　E. 汉黄芩素
3. 葛根中含有的异黄酮类成分有哪些
   A. 槲皮素　　　　　　　B. 芦丁　　　　　　　　C. 大豆素
   D. 大豆苷　　　　　　　E. 葛根素
4. 对杜鹃素的描述正确的有
   A. 杜鹃素为陈皮的主要有效成分
   B. 杜鹃素为满山红的主要有效成分
   C. 有轻度降压作用
   D. 可与无色亚甲蓝反应
   E. 可与盐酸-镁粉反应显色
5. 主要含有黄酮类化合物的中药有
   A. 槐米　　　　　　　　B. 香加皮　　　　　　　C. 五味子
   D. 黄芩　　　　　　　　E. 银杏叶

第六节　萜类和挥发油

A型题（最佳选择题，每题的备选答案中只有一个最佳答案）
1. 倍半萜有
   A. 2个异戊二烯单位
   B. 3个异戊二烯单位
   C. 4个异戊二烯单位
   D. 5个异戊二烯单位
   E. 6个异戊二烯单位
2. 某植物提取物与皮肤接触后变成蓝色，可能含有
   A. 蒽醌　　　　　　　　B. 鞣质　　　　　　　　C. 黄酮
   D. 环烯醚萜　　　　　　E. 蛋白质
3. 高沸点的馏分中有时可见蓝色或绿色的馏分，说明有什么成分存在
   A. 二萜类　　　　　　　B. 环烯醚萜　　　　　　C. 薁类
   D. 萜类　　　　　　　　E. 黄酮类

4. 薄荷挥发油中含有的主要化学成分的结构类型
    A. 黄酮类 B. 有机酸类 C. 萜类
    D. 甾体类 E. 有机胺类
5. 《中国药典》中,以挥发油作为质量控制指标的中药是
    A. 龙胆 B. 穿心莲 C. 黄芪
    D. 薄荷 E. 黄柏

B 型题(配伍选择题,备选答案在前,试题在后,每组若干题。每组均对应同一组备选答案)

[1～4]
    A. 二萜类 B. 二倍半萜类 C. 三萜类
    D. 环烯醚萜类 E. 倍半萜
1. 穿心莲内酯
2. 甜菊苷
3. 梓醇
4. 莪术醇

[5～7]
    A. 薄荷醇 B. 龙脑 C. 香叶醇
    D. 龙胆苦苷 E. 桃叶珊瑚苷
5. 属于裂环环烯醚萜的是
6. 属于单环单萜的是
7. 属于双环单萜的是

[8～9]
    A. 酸值 B. 碱值 C. 皂化值
    D. 酯值 E. 电化值
8. 中和1g挥发油中游离酸性成分所需要的氢氧化钾的毫克数表示
9. 水解1g挥发油中酯类成分所需要的氢氧化钾的毫克数表示

[10～12]
    A. 青蒿素 B. 厚朴酚 C. 甘草酸
    D. 原白头翁素 E. 桂皮醛
10. 属于倍半萜
11. 属于木脂素
12. 三萜类化合物

[13～15]
    A. 穿心莲内酯 B. 莪术油 C. 紫杉醇
    D. 薄荷脑 E. 京尼平苷
13. 具有抗炎作用,治疗急性菌痢、胃肠炎的是
14. 服用过量可引起中枢麻痹的是
15. 有抗菌、抗癌活性的是

X 型题(多项选择题。每题的备选答案中有2个或2个以上正确答案。少选或多选均不得分)

1. 结构为二萜类化合物的是
    A. 紫杉醇 B. 穿心莲内酯 C. 苯丙酸
    D. 苯乙酸 E. 苯甲酸
2. 挥发油的主要成分

A. 二萜类　　　　　　B. 三萜类　　　　　　C. 单萜类
D. 小分子脂肪族类化合物　E. 倍半萜类

3. 环烯醚萜的结构特点
   A. 半缩醛结构　　　　B. 环戊烷结构　　　　C. 蒽酚结构
   D. 蒽酮结构　　　　　E. 活性亚甲基

4. 下列关于环烯醚萜类化合物的描述正确的有
   A. 可分为环烯醚萜苷和裂环环烯醚萜苷
   B. 栀子苷属于环烯醚萜类
   C. 苷元溶于冰醋酸溶液中，加少量铜离子，加热显蓝色
   D. 易溶于水和甲醇
   E. 易溶于乙醚

5. 下列属于环烯醚萜类化合物的有
   A. 薄荷醇　　　　　　B. 鸡屎藤苷　　　　　C. 龙脑
   D. 龙胆苦苷　　　　　E. 栀子苷

6. 中药挥发油中萜类化合物的结构类型主要有
   A. 单萜　　　　　　　B. 倍半萜　　　　　　C. 二倍半萜
   D. 三萜　　　　　　　E. 四萜

7. 用于衡量挥发油的主要化学常数
   A. 酸值　　　　　　　B. 酯值　　　　　　　C. 相对密度
   D. 折光率　　　　　　E. 皂化值

8. 评价挥发油质量的物理常数有
   A. 比旋度　　　　　　B. 折光率　　　　　　C. 相对密度
   D. 熔点　　　　　　　E. 闪点

9. 青蒿素结构中含有
   A. 羧基　　　　　　　B. 羟基　　　　　　　C. 过氧基团
   D. 内酯环　　　　　　E. 羟甲基

10. 下列对于龙胆苦苷的叙述，不正确的是
    A. 属于环烯醚萜类成分　B. 属于蒽醌类成分　　C. 味极苦
    D. 具有挥发性　　　　E. 为倍半萜类化合物

11. 下列具有挥发性成分的是
    A. 青蒿素　　　　　　B. 穿心莲内酯　　　　C. 薄荷醇
    D. 莪术醇　　　　　　E. 大黄素

12. 下列有关萜类正确的说法是
    A. 可按异戊二烯数目分类
    B. 多具有环状结构
    C. 碳原子数一般为5的倍数
    D. 多为含氧衍生物
    E. 由甲戊二羟酸衍生而成

第七节 三萜与甾体化合物

A 型题（最佳选择题，每题的备选答案中只有一个最佳答案）

1. 三萜皂苷的酸碱性多为
   A. 酸性　　　　　　B. 碱性　　　　　　C. 中性
   D. 两性　　　　　　E. 强碱性

2. 关于皂苷溶解性的描述正确的是
   A. 难溶于水　　　　B. 难溶于乙醇　　　C. 易溶于丙酮
   D. 易溶于乙醚　　　E. 易溶于正丁醇

3. 皂苷易溶于
   A. 热甲醇　　　　　B. 丙酮　　　　　　C. 乙醚
   D. 乙酸乙酯　　　　E. 二氯甲烷

4. 具有溶血作用的是
   A. 香豆素类　　　　B. 蒽醌　　　　　　C. 黄酮类
   D. 皂苷类　　　　　E. 木脂素

5. 苷元为三萜皂苷类化合物的是
   A. 大豆苷　　　　　B. 栀子苷　　　　　C. 甘草皂苷
   D. 甜菊苷　　　　　E. 金丝桃苷

6. 黄芪甲苷的构型是
   A. 甾体皂苷　　　　B. 三萜皂苷　　　　C. 强心苷
   D. 环烯迷萜　　　　E. 黄酮苷

7. 《中国药典》中，柴胡质量控制成分的结构类型是
   A. 三萜皂苷　　　　B. 黄酮苷　　　　　C. 木脂素
   D. 甾体皂苷　　　　E. 二萜

8. 质量控制成分为甾体皂苷的中药是
   A. 知母　　　　　　B. 丹参　　　　　　C. 熊胆
   D. 黄连　　　　　　E. 莪术

9. 人参皂苷中具有抗溶血作用的成分是
   A. 人参皂苷二醇型　B. 人参皂苷三醇型　C. 齐墩果酸型
   D. C 型人参皂苷元　E. B 型人参皂苷元

10. 柴胡皂苷元属于皂苷中的哪种构型
    A. 羊毛甾烷　　　　B. 齐墩果烷　　　　C. 达玛烷
    D. 乌苏烷　　　　　E. 羽扇豆烷

11. 临床上用作抗炎药使用，用于治疗胃溃疡的活性成分为
    A. 人参皂苷　　　　B. 甘草皂苷　　　　C. 薯蓣皂苷元
    D. 羽扇豆烷醇　　　E. 齐墩果酸

12. 甲型强心苷 C-17 是
    A. 四元不饱和内酯环　B. 五元不饱和内酯环　C. 六元不饱和内酯环
    D. 七元不饱和内酯环　E. 八元不饱和内酯环

13. 甲型和乙型强心苷结构主要区别点是
    A. 内酯环的构型不同　B. 糖链连接位置不同　C. B/C 环稠合方式不同

D. 不饱和内酯环不同　　E. 内酯环的位置不同

14. 洋地黄毒糖的类型属于
   A. 6-去氧糖　　B. α-去氧糖　　C. 6-去氧糖甲醚
   D. α-氨基糖　　E. α-羟基糖

15. 结构中同含有α-去氧糖的苷类化合物是
   A. 环烯醚萜苷　　B. 蒽醌苷　　C. 二萜苷
   D. 黄酮苷　　E. 强心苷

16. 可用K-K反应鉴别的是
   A. α-去氧糖　　B. 葡萄糖　　C. L-鼠李糖
   D. 芸香糖　　E. 麦芽糖

17. 区别甲型和乙型强心苷可用以下哪种反应
   A. 三氯化铁　　B. 三氯乙酸-氯胺T反应　　C. 亚硝酰铁氰化钠反应
   D. Keller-Kiliani反应　　E. 无色亚甲蓝反应

18. 强心苷能发生温和酸水解的原因是
   A. 分子中含有α-去氧糖　B. 分子中含有α-羟基糖　C. 分子中含有蔗糖
   D. 分子中含有棉籽糖　　E. 分子中含有芸香糖

19. 只对游离α-去氧糖呈阳性反应的是
   A. 三氯化铁
   B. 三氯乙酸-氯胺T反应
   C. 亚硝酰铁氰化钠反应
   D. Keller-Kiliani反应
   E. 无色亚甲蓝反应

20. 含有强心苷的中药是
   A. 知母　　B. 香加皮　　C. 白术
   D. 淫羊藿　　E. 合欢皮

21. 洋地黄毒苷是
   A. 强心苷　　B. 腺苷　　C. 吲哚苷
   D. 鸟苷　　E. 三萜皂苷

22. 清开灵注射液处方中胆酸的化学结构
   A. 二萜　　B. 黄酮　　C. 蒽醌
   D. 香豆素　　E. 甾体

23. 牛黄的主要活性成分是
   A. 去氧胆酸　　B. 强心苷　　C. 黄酮
   D. 萜类化合物　　E. 无机盐

24. 主要成分具有强心作用的中药是
   A. 龙胆　　B. 蟾酥　　C. 牛黄
   D. 大黄　　E. 薄荷

25. 下列反应中可用于胆酸含量测定的是
   A. Gregory Pascoe反应　　B. Pettenkofer反应　　C. Hammarsten反应
   D. David反应　　E. Dansvl反应

26. 含有蜕皮激素的常用中药有
   A. 草乌　　B. 黄连　　C. 牛膝

D. 栀子　　　　　　　　E. 延胡索

B 型题（配伍选择题，备选答案在前，试题在后，每组若干题。每组均对应同一组备选答案）

[1～2]
　A. 乌苏烷型　　　　　B. 羊毛甾烷型　　　　C. 齐墩果酸型
　D. 达玛烷型　　　　　E. 羽扇豆烷型
1. 熊果酸的结构类型是
2. 柴胡皂苷 a 的结构类型是

[3～6]
　A. 四环三萜　　　　　B. 五环三萜　　　　　C. 四环四萜
　D. 五环四萜　　　　　E. 六环三萜
3. 人参二醇的皂苷元属于
4. 人参三醇的皂苷元属于
5. 齐墩果酸的皂苷元属于
6. 羽扇豆烷的皂苷元属于

[7～9]
　A. 四环三萜皂苷　　　B. 五环三萜皂苷　　　C. 甾体皂苷
　D. 强心苷　　　　　　E. 氰苷
7. 甘草酸属于
8. 知母皂苷属于
9. 人参皂苷 Rb_1 属于

[10～13]
　A. 羽扇豆烷型　　　　B. 达玛烷型　　　　　C. 齐墩果烷型
　D. 羊毛甾烷型　　　　E. 甾体皂苷
10. 人参二醇是
11. 猪苓酸 A 是
12. 薯蓣皂苷元为
13. 剑麻皂苷元是

[14～15]
　A. 醌环　　　　　　　B. 蟾蜍甾二烯　　　　C. 环烯醚萜
　D. 强心甾烯　　　　　E. 甲戊二羟酸
14. 甲型强心苷元结构的基本母核为
15. 乙型强心苷元的结构的基本母核为

[16～17]
　A. 甲型强心苷　　　　B. 乙型强心苷　　　　C. 丙型强心苷
　D. 丁型强心苷　　　　E. 戊型强心苷
16. 与亚硝酰铁氰化钠反应
17. 与 3，5 - 二硝基苯甲酸反应

[18～20]
　A. 苷元 - (D - 葡萄糖)$_y$
　B. 苷元 - (6 - 去氧糖甲醚)$_x$ - (D - 葡萄糖)$_y$
　C. 苷元 - (2，6 - 去氧糖)$_x$ - (D - 葡萄糖)$_y$
　D. 苷元 - (6 - 去氧糖)$_x$ - (D - 葡萄糖)$_y$

E. 苷元 - (D - 葡萄糖)$_y$ - (2, 6 - 二去氧糖)$_x$

18. Ⅰ型强心苷是
19. Ⅱ型强心苷是
20. Ⅲ型强心苷是

[21～23]

A. Ⅰ型强心苷 B. Ⅱ型强心苷 C. Ⅲ型强心苷
D. Ⅳ型强心苷 E. Ⅴ型强心苷

21. 紫花洋地黄苷 A 是
22. 绿海葱苷是
23. 黄夹苷甲是

[24～25]

A. 熊去氧胆酸 B. 去氧胆酸 C. 麝香酮
D. 强心甾烯蟾毒类 E. 雄甾烷类

24. 熊胆的解痉活性成分为
25. 蟾酥的强心成分为

C 型题（综合分析选择题。每题的备选答案中只有一个最佳答案）

[1～2]

香加皮，中药名。为萝藦科植物杠柳的干燥根皮。春、秋二季采挖，剥取根皮，晒干。具有祛风湿，强筋骨的作用。用于风寒湿痹、腰膝酸软、心悸气短、下肢浮肿。

1. 香加皮毒性成分结构类型属于
   A. 三萜皂苷 B. 甾体皂苷 C. 甲型强心苷
   D. 乙型强心苷 E. 黄酮

2. 香加皮的主要毒性来源为
   A. 杠柳毒苷 B. 杠柳次苷 C. 加拿大麻苷
   D. 毒毛旋花子苷 E. 紫花洋地黄苷

X 型题（多项选择题。每题的备选答案中有 2 个或 2 个以上正确答案。少选或多选均不得分）

1. 甾体皂苷的结构类型有
   A. 螺旋甾烷醇 B. 呋甾烷醇 C. 变形螺旋甾烷醇
   D. 异螺旋甾烷醇 E. 变形呋甾烷醇

2. 常见的三萜皂苷类型有
   A. 羊毛甾烷型 B. 螺旋甾烷型 C. 乌苏烷型
   D. 齐墩果烷型 E. 羽扇豆烷型

3. 下列化合物中，具有发泡性质的有
   A. 柴胡皂苷 B. 芦丁 C. 人参总皂苷
   D. 绿原酸 E. 咖啡酸

4. 对皂苷的理化性质描述正确的有
   A. 多为白色粉末 B. 吸湿性 C. 可水解
   D. 多苦而辛辣 E. 极性较小

5. Liebermann - Burchard 反应呈阳性的苷类有
   A. 五环三萜皂苷 B. 黄酮苷 C. 甾体皂苷
   D. 环烯醚萜苷 E. 四环三萜皂苷

6. 皂苷的理化性质

A. 荧光性 B. 水溶性 C. 发泡性
D. 溶血性 E. 水解性

7. 甘草皂苷的性质是
   A. 溶血性 B. 发泡性 C. 有甜味
   D. 有苦味 E. 有抗炎作用

8. 人参中化学成分的结构类型主要有
   A. 人参二醇型 B. 人参三醇型 C. 莨菪烷型
   D. 黄烷型 E. 齐墩果酸型

9. 含有齐墩果烷类皂苷的中药有
   A. 银杏叶 B. 合欢皮 C. 柴胡
   D. 人参 E. 麦冬

10. 麦冬皂苷及皂苷元的生物活性有
    A. 增强免疫作用 B. 降低内热作用 C. 抗心肌缺血作用
    D. 抗炎作用 E. 降血糖作用

11. 强心苷的结构特点
    A. 甾体母核结构
    B. C-3位常有羟基取代
    C. C-3位常有硝基取代
    D. C-3位常有苯基取代
    E. C-3位常有环戊烷基取代

12. 强心苷甾体母核C-10位常见的取代基有
    A. 甲基 B. 醛基 C. 羟甲基
    D. 羧基 E. 氨基

13. 下列属于α-去氧糖有
    A. D-葡萄糖 B. D-洋地黄毒糖 C. L-夹竹桃糖
    D. L-木糖 E. D-加拿大麻糖

14. 能够发生甾体母核显色反应的结构类型有
    A. 生物碱类 B. 甲型强心苷类 C. 乙型强心苷类
    D. 香豆素类 E. 木脂素类

15. 甲型强心苷不饱和内酯环反应有
    A. 亚硝酰铁氰化钠反应（Legal反应）
    B. 间二硝基苯反应（Raymond反应）
    C. 3,5-二硝基苯甲酸反应（Kedde反应）
    D. 碱性苦味酸反应（Baljet反应）
    E. 三氯化锑反应

16. 罗布麻中的强心苷类成分有
    A. 毒毛旋花子苷元 B. 黄夹苷 C. 紫花洋地黄苷
    D. 加拿大麻苷 E. 杠柳次苷

17. 以胆汁酸为主要有效成分的中药有
    A. 麻黄 B. 洋地黄 C. 牛黄
    D. 熊胆 E. 五味子

18. 熊胆中主要化学成分

A. 鹅去氧胆酸 B. 丁醇衍生物 C. 乙醇衍生物
D. 胆甾醇 E. 胆红素

第八节 其他化学成分

A 型题（最佳选择题，每题的备选答案中只有一个最佳答案）

1. 绿原酸分子结构中含有的结构单元是
   A. 一分子大黄酸 B. 一分子胆酸 C. 一分子咖啡酸
   D. 一分子甲酸 E. 一分子乙酸

2. 马兜铃酸的毒性反应为
   A. 肾毒性 B. 心脏毒性 C. 脾毒性
   D. 肺脏毒性 E. 胃毒性

3. 组成缩合鞣质的基本单元是
   A. 黄烷-3-醇 B. 环己烷 C. 烷甾醇
   D. 甲戊二羟酸 E. 酚羟基

4. 与明胶作用后形成水不溶性沉淀的是
   A. 木脂素 B. 香豆素 C. 黄酮
   D. 皂苷 E. 鞣质

5. 麝香的主要化学成分
   A. 查耳酮 B. 强心苷 C. 二萜类
   D. 生物碱 E. L-3-甲基十五环酮

6. 麝香的雄性激素样作用的活性成分为
   A. 熊去氧胆酸 B. 雄甾烷类 C. 麝香酮
   D. 降麝香酮 E. 去氧胆酸

7. 斑蝥素的药理活性有
   A. 强心作用 B. 解痉作用 C. 雄性激素样作用
   D. 安神作用 E. 抗癌作用

B 型题（配伍选择题，备选答案在前，试题在后，每组若干题。每组均对应同一组备选答案）

[1~2]
   A. 白桦酸 B. 大黄酸 C. 马兜铃酸
   D. 绿原酸 E. 没食子酸

1. 细辛中的毒性成分
2. 金银花的主要有效成分

X 型题（多项选择题。每题的备选答案中有 2 个或 2 个以上正确答案。少选或多选均不得分）

1. 按结构特点，有机酸的类型有
   A. 芳香族有机酸 B. 脂肪族有机酸 C. 醌类有机酸
   D. 萜类有机酸 E. 苷类酸

2. 含有马兜铃酸的中药有
   A. 甘草 B. 薄荷 C. 马兜铃
   D. 细辛 E. 人参叶

3. 因含马兜铃酸而被国家药品监督管理部门取消药品标准的中药有
   A. 黄芩 B. 葛根 C. 关木通

D. 青木香 E. 广防己
4. 绿原酸具有如下哪些性质
   A. 酸性
   B. 碱性
   C. 易溶于热水、乙醇、丙酮
   D. 易溶于乙醚，三氯甲烷等
   E. 结构中有酯键，易被碱水解
5. 金银花的抗菌活性成分为
   A. 咖啡酸 B. 异绿原酸 C. 阿魏酸
   D. 绿原酸 E. 芥子酸
6. 除去中药提取物中的鞣质的主要方法有
   A. 浸出法 B. 加热回流法 C. 明胶法
   D. 聚酰胺吸附法 E. 石灰法
7. 下列是鞣质理化性质的是
   A. 可溶于水
   B. 具还原性
   C. 与生物碱作用
   D. 与铁氰化钾的氨溶液作用
   E. 与蛋白质作用
8. 水蛭素的药理作用有
   A. 抗凝血作用 B. 抗血栓作用 C. 抗炎作用
   D. 改善血液流变性 E. 抗脑缺血

第四章 常用中药的鉴别

第一节 常用植物类中药的鉴别

一、根及根茎类中药

A 型题（最佳选择题，每题的备选答案中只有一个最佳答案）

1. 双子叶植物根类药材横切面上通常可见的环纹是
   A. 内皮层　　　　B. 髓　　　　　　C. 木栓层
   D. 形成层　　　　E. 韧皮层

2. 单子叶植物根茎类药材横切面上通常可见的环纹是
   A. 内皮层　　　　B. 髓　　　　　　C. 木栓层
   D. 形成层　　　　E. 韧皮层

3. 狗脊的科属为
   A. 鳞毛蕨科　　　B. 蚌壳蕨科　　　C. 毛茛科
   D. 苋科　　　　　E. 蓼科

4. 狗脊的入药部位是
   A. 块根　　　　　B. 根茎　　　　　C. 藤茎
   D. 块茎　　　　　E. 鳞茎

5. 表面黄棕色至黑褐色,密被排列整齐的叶柄残基及鳞叶,叶柄残基断面有黄白色维管束 5～13 个环列的药材是
   A. 绵马贯众　　　B. 南沙参　　　　C. 胡黄连
   D. 北沙参　　　　E. 川牛膝

6. 绵马贯众的入药部位是
   A. 块根　　　　　B. 根茎　　　　　C. 根茎和叶柄残基
   D. 块茎　　　　　E. 鳞茎

7. 下列对细辛的描述错误的是
   A. 为马兜铃科植物
   B. 分为北细辛、汉城细辛和华细辛
   C. 根细长,密生于节上
   D. 常卷曲成团
   E. 气辛香,味甜

8. 大黄根茎断面的性状特征有
   A. 云锦状花纹　　B. 星点　　　　　C. 罗盘纹
   D. 菊花心　　　　E. 车轮纹

9. 髓部呈空洞状或分隔的药材是
   A. 虎杖　　　　　B. 大黄　　　　　C. 何首乌

D. 细辛　　　　　　　E. 银柴胡

10. 根头部略膨大，有密集的呈疣状突起的芽苞、茎或根茎的残基，习称"珍珠盘"的药材是
    A. 银柴胡　　　　　B. 大黄　　　　　　C. 何首乌
    D. 威灵仙　　　　　E. 商陆

11. 断面散有多数黄白色点状维管束，断续排列成2~4轮的饮片是
    A. 牛膝　　　　　　B. 柴胡　　　　　　C. 党参
    D. 银柴胡　　　　　E. 何首乌

12. 切面有多数淡黄色小点（维管束）排列成数轮同心环的饮片是
    A. 防己　　　　　　B. 柴胡　　　　　　C. 龙胆
    D. 川牛膝　　　　　E. 知母

13. 味咸的威灵仙来自
    A. 威灵仙　　　　　B. 铁线莲　　　　　C. 东北铁线莲
    D. 棉团铁线莲　　　E. 以上均不是

14. 药材横切面上形成数个突起的同心性环轮，俗称"罗盘纹"的药材是
    A. 太子参　　　　　B. 赤芍　　　　　　C. 川乌
    D. 威灵仙　　　　　E. 商陆

15. 表面具有"砂眼"，根头具有"珍珠盘"的药材是
    A. 地榆　　　　　　B. 银柴胡　　　　　C. 南沙参
    D. 桔梗　　　　　　E. 续断

16. 太子参原植物所属的科是
    A. 蓼科　　　　　　B. 毛茛科　　　　　C. 豆科
    D. 石竹科　　　　　E. 五加科

17. 以下来源于石竹科植物的是
    A. 银柴胡　　　　　B. 葛根　　　　　　C. 苦参
    D. 山豆根　　　　　E. 黄芪

18. 威灵仙原植物所属的科是
    A. 蓼科　　　　　　B. 毛茛科　　　　　C. 豆科
    D. 石竹科　　　　　E. 五加科

19. 川乌断面形成层环纹的形状是
    A. 波形　　　　　　B. 多角形　　　　　C. 方形
    D. 三角形　　　　　E. 条形

20. 草乌的特征性状为
    A. 钉角　　　　　　B. 狮子头　　　　　C. 过桥
    D. 鹦哥嘴　　　　　E. 珍珠盘

21. 附子的药用部位为
    A. 乌头的母根　　　B. 乌头的子根　　　C. 北乌头的母根
    D. 北乌头的子根　　E. 北乌头的块根

22. 赤芍的形状和表面颜色是
    A. 圆锥形，表面棕褐色
    B. 圆柱形，表面浅红棕色或类白色
    C. 圆柱形，表面棕褐色
    D. 纺锤形，表面棕褐色

E. 圆锥形，表面灰黄色

23. 雅连的原植物为
    A. 黄连　　　　　　B. 雅连　　　　　　C. 云南黄连
    D. 峨眉野连　　　　E. 三角叶黄连

24. 哪项不是味连的性状特征
    A. 弯曲呈钩状，多为单枝
    B. 有不规则结节状隆起
    C. 髓部有的中空
    D. 断面不整齐，皮部橙红色或暗棕色
    E. 气微，味极苦

25. 呈不规则扁球形，直径0.5～1.5cm，表面黄色或黄褐色，有不规则网状皱纹，顶端有略凹陷的茎痕，底部常有疙瘩状突起的药材是
    A. 石菖蒲　　　　　B. 姜形黄精　　　　C. 姜黄
    D. 鸡头黄精　　　　E. 延胡索

26. 延胡索来源于
    A. 蓼科　　　　　　B. 豆科　　　　　　C. 罂粟科
    D. 防己科　　　　　E. 茜草科

27. 药材呈圆柱形，稍扭曲，表面淡灰黄色或淡棕黄色，根头略膨大，可见暗绿色或暗棕色轮状排列的叶柄残基和密集的疣状突起的药材是
    A. 防己　　　　　　B. 地榆　　　　　　C. 北豆根
    D. 苦参　　　　　　E. 板蓝根

28. 断面黄棕色或红棕色，皮部有多数黄白色或黄棕色绵状纤维，木部淡黄色，放射状纹理不明显的药材是
    A. 元胡　　　　　　B. 苦参　　　　　　C. 板蓝根
    D. 葛根　　　　　　E. 地榆

29. 苦参属于
    A. 蔷薇科　　　　　B. 防己科　　　　　C. 豆科
    D. 十字花科　　　　E. 五加科

30. 山豆根的气味特征是
    A. 气微，味微甜而后苦涩
    B. 气微，味苦、微辛，嚼之有刺喉感
    C. 味极苦，有豆腥气
    D. 气微，味微甜，嚼之微有豆腥气
    E. 气特异，味微甘

31. 远志的形状特征为
    A. 圆柱形　　　　　B. 纺锤形　　　　　C. 结节状
    D. 卵圆形　　　　　E. 圆锥形

32. 圆柱形，有的有分枝，老根中心偶呈枯朽状，黑褐色或呈空洞的中药材
    A. 人参　　　　　　B. 白芷　　　　　　C. 白芍
    D. 甘草　　　　　　E. 黄芪

33. 人工栽培的人参是
    A. 园参　　　　　　B. 籽海　　　　　　C. 野参

D. 种参　　　　　　　E. 山参
34. 人参的气味是
    A. 气微，味微甜
    B. 气特异似焦糖，味甘、微苦
    C. 气微，味甜而特殊
    D. 香气特异，味微苦、甘
    E. 气芳香，味微甜后苦涩
35. 下列来源不属于伞形科的药材是
    A. 防风　　　　　　B. 柴胡　　　　　　C. 人参
    D. 藁本　　　　　　E. 川芎
36. 人参"芦碗"的含义是
    A. 人参圆柱形主根　B. 凹窝状茎痕　　　C. 人参细长的须根
    D. 人参的不定根　　E. 人参须根上明显的疣状突起
37. 西洋参的原主产地为
    A. 英国　　　　　　B. 朝鲜和韩国　　　C. 葡萄牙
    D. 阿拉伯地区　　　E. 美国和加拿大
38. 三七加工时剪下的主根称为
    A. 三七　　　　　　B. 筋条　　　　　　C. 剪口
    D. 戎根　　　　　　E. 根头
39. 长圆锥形，头粗尾细，根头部钝四棱形或近圆形，有多数纵皱纹、支根痕及皮孔样横向突起，习称"疙瘩丁"的药材是
    A. 三七　　　　　　B. 白芷　　　　　　C. 前胡
    D. 当归　　　　　　E. 羌活
40. 以下对白芷性状特征描述正确的是
    A. 纺锤形　　　　　B. 表面白色或黄白色　C. 有"钉头"的特征
    D. 有"疙瘩丁"　　　E. 气芳香，味苦
41. 前胡外表的颜色特征是
    A. 黄白色至淡黄棕色　B. 棕红色　　　　　C. 黑褐色至灰黄色
    D. 灰白色　　　　　E. 棕红色或暗棕红色
42. 川芎的气味为
    A. 有浓郁的香气，味甘、辛、微苦
    B. 有浓郁的香气，味苦，麻舌
    C. 气浓香，味苦、辛，稍有麻舌感、后微甜
    D. 气微，味甘、辛、微苦
    E. 气微，味苦，麻舌
43. 以下有关川芎性状特征的描述正确的是
    A. 根茎呈长条状，稍扭曲
    B. 表面深褐色，光滑
    C. 断面棕色或黄褐色，可见星点环纹
    D. 饮片呈蝴蝶状
    E. 质脆，易折断
44. 防风的形状为

A. 长圆锥形或长圆柱形　B. 结节状拳形团块　C. 长条形

D. 扁圆形　E. 纺锤形

45. 同时具有"蚯蚓头"和"菊花心"的中药材是

A. 柴胡　B. 沙参　C. 黄芪

D. 甘草　E. 防风

46. 具有败油气的柴胡是

A. 北柴胡　B. 南柴胡　C. 醋北柴胡

D. 宽叶柴胡　E. 醋南柴胡

47. 根茎呈不规则块状，根圆柱形，断面略平坦，皮部黄白色或淡黄棕色，木部色较浅，呈点状环列的药材是

A. 葛根　B. 龙胆　C. 赤芍

D. 南沙参　E. 北沙参

48. 秦艽的产地加工方法为

A. 去尾　B. 煮　C. 发汗

D. 刮皮　E. 低温干燥

49. 徐长卿根茎表面的颜色是

A. 棕红色或暗棕红色　B. 黄绿色或金黄色　C. 黑褐色至灰黄色

D. 灰白色　E. 淡黄白色至淡棕黄色

50. 白薇来源于

A. 紫草科　B. 萝藦科　C. 唇形科

D. 毛茛科　E. 伞形科

51. 紫草的药用部位为

A. 根及根茎　B. 根　C. 根茎

D. 块根　E. 块茎

52. 丹参表面颜色为

A. 红色　B. 棕红色或暗棕红色　C. 黄棕色或者灰棕色

D. 紫红色　E. 赤红色

53. 断面黄色，老根中心枯朽状或中空，味苦的药材是

A. 白薇　B. 黄芪　C. 紫草

D. 地黄　E. 黄芩

54. 下列选项中属于黄芩特征的是

A. 根呈不规则团块状

B. 表面紫红色或暗紫色，皮部紧凑，不易剥落

C. 表面棕黄色或深黄色，有稀疏的疣状细根痕

D. 断面粗糙，颗粒性，木部黄白色

E. 质坚实，不易折断

55. 以下呈纺锤形或条状的药材是

A. 鲜地黄　B. 何首乌　C. 黄连

D. 白芷　E. 大黄

56. 地黄的科属是

A. 苋科　B. 唇形科　C. 伞形科

D. 玄参科　E. 百合科

57. 地黄的断面颜色为
    A. 棕色　　　　　　　B. 黑色　　　　　　　C. 白色
    D. 黄色　　　　　　　E. 红色

58. 断面略平坦，淡棕色至暗棕色，木部有4～10个类白色点状维管束排列成环的中药材为
    A. 胡黄连　　　　　　B. 巴戟天　　　　　　C. 茜草
    D. 续断　　　　　　　E. 紫菀

59. 巴戟天原植物所属的科是
    A. 玄参科　　　　　　B. 唇形科　　　　　　C. 伞形科
    D. 天南星科　　　　　E. 茜草科

60. 茜草根茎的形状是
    A. 纺锤形　　　　　　B. 结节状　　　　　　C. 圆柱形
    D. 类球形　　　　　　E. 橘瓣形

61. 断面不平坦，皮部墨绿色或棕色，横切面外缘褐色或淡褐色，木部黄褐色的中药材是
    A. 紫草　　　　　　　B. 续断　　　　　　　C. 白薇
    D. 黄芩　　　　　　　E. 丹参

62. 天花粉原植物所属的科是
    A. 玄参科　　　　　　B. 唇形科　　　　　　C. 葫芦科
    D. 天南星科　　　　　E. 茜草科

63. 桔梗的气味为
    A. 气微，味苦、麻舌　　B. 气清香，为甘、微辛　C. 有浓郁的香气，味苦
    D. 气微，味微甜后苦　　E. 气香特异，味微甜

64. 下列关于党参的性状特征正确的是
    A. 呈不规则肥厚团块
    B. 表面黄白色或红棕色
    C. 根头部有多数疣状突起的茎痕及芽
    D. 断面不平坦，富粉性
    E. 气微，味苦

65. 表面黄白色或浅棕黄色，质松泡，易折断，味微甘的药材是
    A. 玉竹　　　　　　　B. 山药　　　　　　　C. 桔梗
    D. 地黄　　　　　　　E. 南沙参

66. 断面不平坦，黄白色或淡棕色，有棕黄色的点状油室散在的药材是
    A. 南沙参　　　　　　B. 香附　　　　　　　C. 木香
    D. 紫菀　　　　　　　E. 白术

67. 断面黄白色或灰白色，散有多数橙黄色或棕红色油室，有时可析出白色结晶的药材为
    A. 南沙参　　　　　　B. 白术　　　　　　　C. 茅苍术
    D. 北苍术　　　　　　E. 木香

68. 根茎簇生多数细根，多编成辫状的药材
    A. 土茯苓　　　　　　B. 紫菀　　　　　　　C. 黄精
    D. 泽泻　　　　　　　E. 白前

69. 药材呈圆锥形，略扁，表面黄白色或灰黄色，有刀削痕，体重，质坚实，气微，味淡，嚼之微有麻辣感的药材是
    A. 巴戟天　　　　　　B. 黄芩　　　　　　　C. 续断

D. 丹参　　　　　　　E. 三棱

70. 三棱的药材形状为
    A. 圆锥形　　　　　B. 纺锤形　　　　　C. 圆柱形
    D. 结节状　　　　　E. 团块状

71. 下列哪一种药材不是来源于菊科
    A. 木香　　　　　　B. 白术　　　　　　C. 紫菀
    D. 泽泻　　　　　　E. 苍术

72. 呈纺锤形，经蒸煮者断面黄棕色或红棕色，角质样；生晒者断面色白而显粉性，内皮层环纹明显，中柱色较深的药材是
    A. 羌活　　　　　　B. 延胡索　　　　　C. 石菖蒲
    D. 黄精　　　　　　E. 香附

73. 表面棕褐色或黑褐色，有纵皱纹，并有6～10个略隆起的环节的药材是
    A. 射干　　　　　　B. 莪术　　　　　　C. 白及
    D. 泽泻　　　　　　E. 香附

74. 天南星的断面颜色是
    A. 紫红色　　　　　B. 黄棕色　　　　　C. 金黄色
    D. 灰褐色　　　　　E. 白色

75. 呈扁球形，表面类白色或淡棕色，断面不平坦，色白，粉性的中药材是
    A. 紫菀　　　　　　B. 天麻　　　　　　C. 天南星
    D. 石菖蒲　　　　　E. 百部

76. 半夏的科属为
    A. 菊科　　　　　　B. 百合科　　　　　C. 泽泻科
    D. 天南星科　　　　E. 玄参科

77. 以下对半夏的描述正确的是
    A. 呈类球形
    B. 表面淡黄色或淡黄棕色
    C. 断面不平坦，色黄
    D. 有细小突起的瘤状结节
    E. 断面有多数细孔

78. 以下药材中以鳞茎入药的是
    A. 狗脊　　　　　　B. 徐长卿　　　　　C. 浙贝母
    D. 泽泻　　　　　　E. 天冬

79. 下列对松贝的性状特征描述正确的是
    A. 外层鳞叶2瓣，大小悬殊，大瓣紧抱小瓣，未抱部分呈新月形
    B. 外层鳞叶2瓣，大小相近，相对抱合，顶端开裂
    C. 外层鳞叶2瓣，大小相近，相对抱合，顶端开裂而略尖
    D. 外层鳞叶2瓣，肥厚，略呈肾形，互相抱合
    E. 为鳞茎外层单瓣鳞叶，略呈新月形

80. 为鳞茎外层单瓣鳞叶，略呈新月形的中药材是
    A. 松贝　　　　　　B. 青贝　　　　　　C. 炉贝
    D. 大贝　　　　　　E. 珠贝

81. 呈结节状扁圆柱形，略弯曲，表面黄棕色或灰棕色，外皮脱落处呈白色的药材是

A. 重楼 B. 石菖蒲 C. 玉竹
D. 土茯苓 E. 黄精

82. 重楼原植物所属的科
A. 百合科 B. 姜科 C. 百部科
D. 兰科 E. 茜草科

83. 土茯苓来源于
A. 百合科 B. 薯蓣科 C. 鸢尾科
D. 兰科 E. 兰科

84. 呈圆形或椭圆形厚片，切面黄白色至淡黄色，粉性，气微，味微苦的饮片是
A. 熟地黄 B. 酒萸肉 C. 泽泻
D. 山药 E. 牡丹皮

85. 呈长纺锤形，略弯曲，表面黄白色至淡黄棕色，半透明，光滑或具深浅不等的纵皱纹，质硬或柔润，有黏性，断面角质样，中柱黄白色的药材是
A. 天冬 B. 山麦冬 C. 麦冬
D. 百部 E. 射干

86. 麦冬的药用部位为
A. 根 B. 根茎 C. 根及根茎
D. 块根 E. 块茎

87. 射干的科属是
A. 姜科 B. 鸢尾科 C. 兰科
D. 百合科 E. 百部科

88. 药材射干的性状特征为
A. 纺锤形，表面灰黄色 B. 有稀疏的纵纹 C. 体轻，质软
D. 断面黄色，颗粒性 E. 皮层与中柱易分离，内皮层环纹棕褐色

89. 姜黄与黄丝郁金的区别是
A. 同科不同种植物，不同的用药部位
B. 同科同种植物，炮制方法不同
C. 同科同种植物，药用部位不同
D. 不同科同名植物，不同的用药部位
E. 不同科不同种植物，相同的用药部位

90. 下列关于姜黄的描述不正确的是
A. 用药部位为干燥块根
B. 呈不规则卵圆形、圆柱形或纺锤形
C. 表面深黄色，粗糙，有皱缩纹理和明显环节
D. 断面棕黄色至金黄色，有蜡样光泽
E. 内皮层环纹明显，维管束呈点状散在

91. 顶端有红棕色至深棕色鹦嘴状的芽苞或残留茎基的药材为
A. 郁金 B. 姜黄 C. 莪术
D. 天麻 E. 射干

92. 天麻的断面颜色是
A. 红棕色 B. 淡紫色 C. 蓝褐色
D. 黄白色 E. 黄色

93. 呈不规则扁球形，多有2～3个爪状分枝的药材是
    A. 郁金　　　　　B. 麦冬　　　　　C. 白及
    D. 知母　　　　　E. 重楼

B型题（配伍选择题，备选答案在前，试题在后，每组若干题。每组均对应同一组备选答案）

[1～2]
    A. 气微，味微苦、涩
    B. 无臭，味淡、微涩
    C. 气微，味微甜而稍苦涩
    D. 气特殊，味初微涩，渐苦而辛
    E. 气香，味微甘而苦涩
1. 绵马贯众的气味是
2. 狗脊的气味是

[3～4]
    A. 炮附片　　　　B. 绵马贯众　　　C. 地榆
    D. 狗脊　　　　　E. 白芷
3. 呈不规则长条形或圆形，切面近边缘1～4mm处有1条棕黄色隆起的木质部环纹或条纹的饮片是
4. 呈不规则的类圆形片或斜切片，切面木部有放射状纹理，或皮部有众多黄棕色绵状纤维的饮片是

[5～7]
    A. 川牛膝　　　　B. 胡黄连　　　　C. 大黄
    D. 苍术　　　　　E. 紫菀
5. 断面有时可"起霜"的药材是
6. 断面有淡黄色小点排成数轮同心环的药材是
7. 断面有"星点"的药材是

[8～10]
    A. 短萼黄连　　　B. 峨眉野连　　　C. 雅连
    D. 味连　　　　　E. 云连
8. 黄连中多单枝，细小弯曲如钩的是
9. 黄连中多单枝，长而较直，过桥长的是
10. 黄连中根茎多分枝，集聚成簇，形似鸡爪，呈放射状的是

[11～13]
    A. 赤芍　　　　　B. 山豆根　　　　C. 白芷
    D. 板蓝根　　　　E. 细辛
11. 切面白色或灰白色，具粉性，皮部散有多数棕色油点，气芳香的饮片是
12. 切面粉白色或粉红色，皮部窄，木部放射状纹理明显，有的有裂隙，气微香，味微苦、酸涩的饮片是
13. 切面黄白色，质脆，气辛香，味辛辣、麻舌的饮片是

[14～15]
    A. 十字花科　　　B. 大戟科　　　　C. 毛茛科
    D. 防己科　　　　E. 石竹科
14. 北豆根原植物的科名是
15. 板蓝根原植物的科名是

[16～18]
    A. 野葛　　　　　B. 山豆根　　　　C. 北豆根

D. 苦参　　　　　　　　E. 地榆
16. 为豆科植物越南槐的干燥根及根茎，有豆腥气，味极苦的是
17. 为防己科植物蝙蝠葛的干燥根茎，断面不整齐，木部淡黄色，呈放射状排列，中心有髓的药材是
18. 为豆科植物，呈长圆柱形，断面纤维性，具放射状纹理及裂隙，有的具异型维管束呈同心性环列或不规则散在的是

[19～20]
A. 葛根　　　　　　　　B. 粉葛　　　　　　　　C. 密花豆
D. 党参　　　　　　　　E. 山豆根
19. 外皮粗糙，纤维性强，切面黄白色，纹理不明显的是
20. 表面黄白色或淡棕色，体重质硬，富粉性，横切面可见有纤维形成的浅棕色同心性环纹的是

[21～22]
A. 气微，味苦、微辛，嚼之有刺喉感
B. 气微，味微甜，嚼之微有豆腥气
C. 气辛香，味辛辣、麻舌
D. 气微，味微苦而酸
E. 香气浓郁，味苦、辛，稍麻舌，微回甜
21. 黄芪的气味特征是
22. 远志的气味特征是

[23～25]
A. 不定根　　　　　　　B. 茎痕　　　　　　　　C. 断根
D. 须根　　　　　　　　E. 根茎
23. 芦头是人参的
24. 艼是人参的
25. 芦碗是人参的

[26～28]
A. 星点　　　　　　　　B. 云锦状花纹　　　　　C. 朱砂点
D. 车轮纹　　　　　　　E. 菊花心
26. 甘草药材横切面显
27. 防己药材横切面显
28. 何首乌药材横切面显

[29～31]
A. 主根　　　　　　　　B. 支根　　　　　　　　C. 根茎
D. 须根　　　　　　　　E. 根
29. 筋条为三七的
30. 剪口为三七的
31. 绒根为三七的

[32～33]
A. 白蔹　　　　　　　　B. 秦艽　　　　　　　　C. 黄精
D. 射干　　　　　　　　E. 天冬
32. 类圆柱形，上粗下细，表面黄棕色或灰黄色，有纵向或扭曲的纵皱纹，切断面略显油性的是
33. 呈肥厚肉质的结节块状，结节长可达 10cm 以上，表面淡黄色至黄棕色，具环节，有皱纹及须根痕的是

[34～35]
　　A. 龙胆科　　　　　　B. 葡萄科　　　　　　C. 蔷薇科
　　D. 豆科　　　　　　　E. 伞形科
34. 北沙参的原植物属于
35. 秦艽的原植物属于

[36～38]
　　A. 葛根　　　　　　　B. 柴胡　　　　　　　C. 南沙参
　　D. 玄参　　　　　　　E. 北沙参
36. 细长圆柱形，表面淡黄白色，略粗糙，质脆，断面皮部浅黄白色，木部黄色，气特异的药材是
37. 圆柱形或长圆锥形，表面黑褐色或浅棕色，断面呈片状纤维性，气微香的药材是
38. 圆锥形或圆柱形，表面黄白色或淡棕黄色，质松泡，断面不平坦，多裂隙，气微的药材是

[39～40]
　　A. 龙胆　　　　　　　B. 坚龙胆　　　　　　C. 草龙胆
　　D. 飞龙胆　　　　　　E. 水龙胆
39. 根表面淡黄色或黄棕色，上部多有显著的横皱纹；木部色较浅，呈点状环列的龙胆品种是
40. 表面无横皱纹，外皮膜质，易脱落；木部黄白色，易与皮部分离的龙胆品种是

[41～43]
　　A. 石菖蒲　　　　　　B. 百部　　　　　　　C. 鲜地黄
　　D. 玉竹　　　　　　　E. 木香
41. 断面可见橘红色油点的是
42. 断面可见褐色点状油室的是
43. 断面可见棕色油点的是

[44～46]
　　A. 木香　　　　　　　B. 川木香　　　　　　C. 防己
　　D. 远志　　　　　　　E. 川贝母
44. 呈圆柱形或半圆柱形，断面灰褐色至暗褐色，周边灰黄色或浅棕黄色，形成层环棕色，有放射状纹理及散在的褐色点状油室，气香特异的是
45. 表面淡灰黄色，在弯曲处常有深陷横沟而成结节状的瘤块样，断面平坦，灰白色，富粉性，有排列较稀疏的放射状纹理的是
46. 呈圆柱形，质硬而脆，易折断，断面皮部棕黄色，木部黄白色，皮部易与木部剥离，嚼之有刺喉感的药材是

[47～48]
　　A. 木香　　　　　　　B. 虎杖　　　　　　　C. 苦参
　　D. 胡黄连　　　　　　E. 当归
47. 根头具环纹，根下部有支根，多扭曲，质柔韧，有浓郁香气的中药材是
48. 断面中间有4～10个类白色点状维管束排列成环，味极苦的中药材是

[49～51]
　　A. 玄参　　　　　　　B. 苦参　　　　　　　C. 当归
　　D. 丹参　　　　　　　E. 瓜蒌
49. 类球形或宽椭圆形，表面橙红色或橙黄色，内表面黄白色，有红黄色丝络，果瓤橙黄色，黏稠，与多数种子黏结成团，具焦糖气的是
50. 圆柱形表面黄棕色至棕褐色，根头具环纹，主根表面凹凸不平，断面黄白色或淡黄棕色，皮部

厚，有裂隙及多数棕色点状分泌腔，有浓郁香气的是
51. 类圆柱形，表面灰黄色或灰褐色，质坚实，不易折断，断面黑色，微有光泽，气特异似焦糖的药材是

[52～54]
    A. 南沙参   B. 狗脊   C. 赤芍
    D. 川芎   E. 百部

52. 切面粉白色或粉红色，皮部窄，木部放射状纹理明显的饮片是
53. 切面近边缘有一条棕黄色隆起的木质部环纹或条纹，外表偶有金黄色绒毛残留的饮片是
54. 纵切片呈蝴蝶状，切面灰白色或黄白色，散有黄棕色小油点的饮片是

[55～57]
    A. 狗脊   B. 姜黄   C. 石菖蒲
    D. 浙贝母   E. 天麻

55. 切面微红，有明显环纹的是
56. 切面白色，质脆，有粉性
57. 切面黄白，角质样的是

[58～60]
    A. 狗脊   B. 姜黄   C. 石菖蒲
    D. 白芷   E. 桑白皮

58. 表面灰黄色至黄棕色，有多数纵皱纹、支根痕及皮孔样横向突起，习称"疙瘩丁"的药材是
59. 表面棕褐色或灰棕色，粗糙，有疏密不均的环节，叶痕呈三角形，左右交互排列的药材是
60. 主根茎呈不规则卵圆形或纺锤形，表面深黄色，有明显环节的药材是

[61～62]
    A. 根茎   B. 鳞茎   C. 块茎
    D. 块根   E. 根及根茎

61. 白术的药用部位为
62. 百部的药用部位为

[63～64]
    A. 苍术   B. 前胡   C. 桔梗
    D. 百部   E. 天花粉

63. 断面角质样的药材是
64. 断面富粉性的药材是

[65～66]
    A. 商陆   B. 防风   C. 川木香
    D. 松贝   E. 天南星

65. 具有"怀中抱月"性状特征的药材是
66. 具有"蚯蚓头"性状特征的药材是

[67～70]
    A. 知母   B. 地榆   C. 玉竹
    D. 百部   E. 天冬

67. 块根呈纺锤形，表面黄白色或淡棕黄色，质脆，易折断，断面平坦，角质样，中柱扁缩的药材是
68. 呈长纺锤形，表面黄白色至淡黄棕色，质硬或柔润，有黏性，断面角质样，中柱黄白色的是
69. 呈长条状，表面黄棕色至棕色，上面有一凹沟，具紧密排列的环状节，节上密生黄棕色的残存叶

基，质硬，易折断，断面黄白色的是

70. 长圆柱形，表面黄白色或淡黄棕色，半透明，具纵皱纹和微隆起的环节，易折断，断面角质样或显颗粒性的是

[71～73]

  A. 葛根   B. 羌活   C. 白芷

  D. 白蔹   E. 知母

71. 外表面灰棕或黄棕色，切面白色或灰白色且粉性，形成层环棕色，皮部有油点的饮片是

72. 外表皮棕褐色至黑褐色，切面外侧棕褐色，木部黄白色，有的可见放射状纹理的饮片是

73. 外表皮黄棕色或棕色，可见少量残存的黄棕色叶基纤维或凹陷的点状根痕的饮片是

[74～76]

  A. 法半夏   B. 水半夏   C. 生半夏

  D. 清半夏   E. 姜半夏

74. 切面淡灰色至灰白色，可见灰白色点状或短线状维管束迹，质脆，断面略呈角质样，气微，味微涩，微有麻舌感的药材是

75. 质硬脆，断面淡黄棕色，常具角质光泽，气微香，味淡，微有麻舌感，嚼之略黏牙的药材是

76. 质较松脆或硬脆，断面黄色或淡黄色，颗粒者质稍硬脆，气微，味淡略甘，微有麻舌感的药材是

[77～80]

  A. 外层鳞叶2瓣，肥厚，略呈肾形，互相抱合

  B. 为鳞茎外层单瓣鳞叶，略呈新月形

  C. 外层鳞叶2瓣，大小悬殊，大瓣紧抱小瓣，未抱部分呈新月形，习称"怀中抱月"

  D. 外层鳞叶2瓣，大小相近，相对抱合，顶端开裂

  E. 外层鳞叶2瓣，大小相近，相对抱合，顶端开裂而略尖

77. 大贝的性状特征是

78. 珠贝的性状特征是

79. 青贝的性状特征是

80. 炉贝的性状特征是

[81～83]

  A. 远志   B. 山豆根   C. 白及

  D. 麦冬   E. 北豆根

81. 纺锤状，表淡黄色或灰黄色，质柔韧，断面黄白色，半透明，中柱细小的药材是

82. 圆柱形，表面灰黄色至灰棕色，有较密而深陷的横皱纹，嚼之有刺喉感的药材是

83. 不规则扁球形，多有2～3个爪状分枝，切面类白色，角质样，气微，味苦，嚼之有黏性的药材是

[84～87]

  A. 郁金   B. 姜黄   C. 温郁金

  D. 莪术   E. 黄丝郁金

84. 姜科姜黄、温郁金、广西莪术或蓬莪术的块根

85. 姜科姜黄的根茎

86. 姜科蓬莪术、温郁金、广西莪术的根茎

87. 姜科姜黄的块根

C型题（综合分析选择题。每题的备选答案中只有一个最佳答案）

[1～2]

某药材，切断面浅黄棕色或浅红棕色，显粉性，皮部有4～11个类圆形异型维管束环列，形成云锦

状花纹，中央木部较大，有的呈木心。

1. 该药材来源于
   A. 五加科　　　　B. 伞形科　　　　C. 百合科
   D. 蓼科　　　　　E. 龙胆科
2. 该药材表面颜色为
   A. 棕黄色或深黄色　　B. 红棕色或红褐色　　C. 灰褐色或灰白色
   D. 黄白色或淡黄棕色　E. 淡紫色

[3～4]

某药材，呈细长圆柱形，挺直或稍弯曲，长15～70cm，直径0.4～1cm。表面灰黄色或淡棕色，有微扭曲的细纵皱纹、排列稀疏的侧根痕和横长皮孔样突起。质硬脆，易折断，受潮后变软，断面平坦，淡棕色，略呈角质样而油润，中心维管束木质部较大，黄白色，其外周散有多数黄白色点状维管束，断续排列成2～4轮。

3. 该药材是
   A. 大黄　　　　　B. 川乌　　　　　C. 黄芩
   D. 何首乌　　　　E. 牛膝
4. 该药材的气味是
   A. 气微，味甜　　B. 气微，味稍甜，久嚼麻舌　C. 气微，味辛辣、麻舌
   D. 气微，味微甜而稍苦涩　E. 气微，味咸而麻，刺舌

[5～6]

某药材，来源于十字花科植物菘蓝的根。功能清热解毒，凉血利咽。用于温毒发斑，舌绛紫暗，痄腮，喉痹，烂喉丹痧，大头瘟疫，丹毒，痈肿。

5. 该药材是
   A. 川牛膝　　　　B. 秦艽　　　　　C. 大青叶
   D. 党参　　　　　E. 板蓝根
6. 该药材的性状是
   A. 圆柱形　　　　B. 圆锥形　　　　C. 纺锤形
   D. 团块形　　　　E. 结节状

[7～8]

某药材，饮片呈圆形或类圆形薄片。外表皮灰黄色。切面淡黄白色或类白色，显粉性，形成层环纹棕黄色，皮部有黄棕色点状树脂道及放射状裂隙。体轻，质脆或稍韧，略显粉质。香气特异，味微苦、甘。

7. 该药材是
   A. 熟地黄　　　　B. 甘草　　　　　C. 川芎
   D. 人参　　　　　E. 玄参
8. 该药材具有的特征性状称为
   A. 云锦纹　　　　B. 车轮纹　　　　C. 星点
   D. 菊花心　　　　E. 珍珠头

[9～10]

某药材，为圆柱状略弯曲的根茎，长4～13cm，直径0.6～2.5cm。顶端具茎痕。表面棕褐色至黑褐色，外皮脱落处呈黄色。节间缩短，呈紧密隆起的环状，形似蚕；或节间延长，形如竹节状。

9. 该药材是
   A. 白芷　　　　　B. 川芎　　　　　C. 羌活
   D. 藁本　　　　　E. 独活

10. 该药材有的根茎粗大，不规则结节状，顶部具数个茎基，根较细，习称
   A. 竹节羌   B. 蚕羌   C. 芦羌
   D. 条羌   E. 大头羌

[11～13]
某药材，饮片习称"蝴蝶片"。具有活血行气，祛风止痛的功效。用于月经不调，经闭痛经，癥瘕腹痛，胸胁刺痛，跌扑肿痛，头痛，风湿痹痛等疾病。

11. 该药材是
   A. 吴茱萸   B. 川芎   C. 补骨脂
   D. 郁金   E. 延胡索

12. 该药材主要的性状鉴别特征为
   A. 纺锤形   B. 表面黄白色，光滑   C. 有三角形凹陷根痕
   D. 散有黄棕色小油点   E. 气香浓郁，味甜辣

13. 该药材断面形成层的形状是
   A. 波状环纹   B. 多角形   C. 散点状
   D. 圆形   E. 方形

[14～15]
某药材，呈圆柱形或长圆锥形，长6～15cm，直径0.3～0.8cm，根头膨大，顶端有3～15个残留的茎基或短纤维状的叶基，下部分枝。表面黑褐色或浅棕色，具纵皱纹，支根痕及皮孔。质硬而韧，不易折断，断面呈片状纤维性，皮部浅棕色，木部黄白色。

14. 该药材是
   A. 防风   B. 北沙参   C. 龙胆
   D. 柴胡   E. 秦艽

15. 该药材来源于
   A. 桔梗科   B. 菊科   C. 姜科
   D. 龙胆科   E. 伞形科

[16～17]
某药材，饮片呈不规则类圆形或条形厚片，外表皮灰棕色至黄棕色，有皱纹，有时可见根痕。切面黄白色或灰白色，散有多数橙黄色或棕红色的油室，有的可析出白色细针状结晶，习称"起霜"。

16. 该药材科属来源是
   A. 毛茛科   B. 伞形科   C. 豆科
   D. 唇形科   E. 菊科

17. 该药材的形状是
   A. 连珠状或结节状圆柱形   B. 纺锤形或条形   C. 细长圆柱形
   D. 不规则的肥厚团块   E. 扁球形或类球形

[18～19]
某药材，根茎呈不规则块状，大小不一，顶端有茎、叶的残基；质稍硬。根茎簇生多数细根，长3～15cm，直径0.1～0.3cm，多编成辫状；表面紫红色或灰红色，有纵皱纹。

18. 该药材是
   A. 南沙参   B. 三棱   C. 绵马贯众
   D. 紫菀   E. 狗脊

19. 该药材的入药部位为是
   A. 块茎   B. 根   C. 根茎

D. 根及根茎　　　　　E. 块根

[20～21]

某药材，多呈纺锤形，质硬，经蒸煮者断面黄棕色或红棕色，角质样；生晒者断面色白而显粉性，内皮层环纹明显，中柱色较深，点状维管束散在。

20. 该药材是
   A. 香附　　　　　　B. 葛根　　　　　　C. 天花粉
   D. 茯苓　　　　　　E. 泽泻

21. 该药材的表面颜色是
   A. 粉红色或暗红色　　B. 棕褐色或黑褐色　　C. 紫红色或暗紫色
   D. 青绿色或者绿色　　E. 类白色

[22～23]

某药材，呈扁球形，高1～2cm，直径1.5～6.5cm。表面类白色或淡棕色，较光滑，顶端有凹陷的茎痕，周围有麻点状根痕，有的块茎周边具小扁球状侧芽。气微辛，味麻辣。

22. 该药材是
   A. 天南星　　　　　B. 秦艽　　　　　　C. 天花粉
   D. 徐长卿　　　　　E. 浙贝母

23. 该药材的断面特征为
   A. 断面不平坦，色白，粉性
   B. 断面纤维性，类白色或微红色，内皮层环纹明显
   C. 断面黄棕色或红棕色，角质样
   D. 断面平坦，角质样，淡黄棕色或黄白色
   E. 断面角质样或显颗粒性

[24～25]

某药材，顶端有红棕色至深棕色鹦嘴状的芽苞或残留茎基；底部有圆脐形瘢痕。

24. 该药材科属是
   A. 百部科　　　　　B. 鸢尾科　　　　　C. 兰科
   D. 姜科　　　　　　E. 百合科

25. 该药材的断面特征为
   A. 断面白色，粉性
   B. 断面黄色，颗粒性
   C. 断面灰棕色，角质样，内皮层环明显
   D. 断面较平坦，黄白色至淡棕色，角质样
   E. 断面纤维性，类白色或微红色，内皮层环纹明显

[26～28]

某药材，略呈圆柱形，弯曲而稍扁，长15～30cm，直径1.5～6cm。表面黄白色或淡黄色，有纵沟、纵皱纹及须根痕，偶有浅棕色的外皮残留。体重，质坚实，不易折断，断面白色，粉性。

26. 该药材是
   A. 百部　　　　　　B. 石菖蒲　　　　　C. 射干
   D. 黄精　　　　　　E. 山药

27. 该药材入药部位为
   A. 根茎　　　　　　B. 根　　　　　　　C. 块根
   D. 根及根茎　　　　E. 鳞茎

28. 该药材的气味特征为
   A. 气微，味辛、辣
   B. 气芳香，味辛、辣
   C. 气微，味淡，微酸，嚼之发黏
   D. 气微，味苦
   E. 气微，味淡

X型题（多项选择题。每题的备选答案中有2个或2个以上正确答案。少选或多选均不得分）

1. 药用部位为根或根茎的中药材是
   A. 大黄   B. 防风   C. 厚朴
   D. 续断   E. 柴胡

2. 单子叶植物根的横切面特征有
   A. 自中心向外为非放射状结构
   B. 内皮层环较明显
   C. 皮部窄
   D. 中央有髓
   E. 最外常为栓皮

3. 来源于双子叶植物根的药材，横切面特征
   A. 自中心向外的放射状结构
   B. 形成层环多明显
   C. 皮部占横切面的绝大部分
   D. 中心常无髓
   E. 最外层常为表皮

4. 药材的根是圆形的是
   A. 何首乌   B. 甘草   C. 麦冬
   D. 黄芪   E. 牛膝

5. 狗脊药材的鉴别特征有
   A. 不规则的长块状   B. 表面深棕色   C. 残留金黄色绒毛
   D. 质脆，易折断   E. 有数个红棕色的木质叶柄

6. 绵马贯众的性状鉴别特征有
   A. 长倒卵形，略弯曲
   B. 表面灰棕色，粗糙，有环形的节
   C. 断面略平坦，棕色
   D. 有黄白色维管束5～13个，环列
   E. 气特异，味初淡而微涩，后渐苦、辛

7. 下列药材来源于蓼科的有
   A. 川牛膝   B. 大黄   C. 虎杖
   D. 何首乌   E. 商陆

8. 何首乌的性状特征有
   A. 呈圆柱形、纺锤形或半圆柱形
   B. 表面红棕色或红褐色
   C. 皮部有4～11个类圆形异型维管束环列
   D. 中央木部较大，有的呈木心

    E. 气微，味微甜
9. 银柴胡的性状特征是
    A. 呈类圆柱形，少有分枝　B. 表面浅棕黄色至浅棕色　C. "砂眼"
    D. "珍珠盘"　　　　　　　E. "狮子头"
10. 川乌的性状特征为
    A. 不规则圆锥形，稍弯曲
    B. 中部多向一侧膨大
    C. 表面棕褐色或灰棕色，皱缩
    D. 形成层环纹呈多角形
    E. 气微，味辛辣、麻舌
11. 来源于毛茛科的植物有
    A. 白芍　　　　　　B. 附子　　　　　　C. 黄连
    D. 乌头　　　　　　E. 威灵仙
12. 白芍的性状特征有
    A. 呈圆柱形，平直或稍弯曲
    B. 表面类白色或浅红棕色，光洁
    C. 质硬而脆，易折断
    D. 断面较平坦，类白色或略带棕红色
    E. 气微香，味微苦、酸涩
13. 板蓝根的药材性状特征主要有
    A. 呈圆柱形，稍弯曲
    B. 根头略膨大，可见暗绿色或暗棕色轮状排列的叶柄残基
    C. 表面淡灰黄色或淡棕黄色，有纵皱纹
    D. 质坚硬，断面强纤维性
    E. 气微，味微甜后苦涩
14. 药用部位为干燥块根的药材有
    A. 白及　　　　　　B. 何首乌　　　　　C. 天冬
    D. 麦冬　　　　　　E. 太子参
15. 药用部分为根和根茎的药材
    A. 绵马贯众　　　　B. 细辛　　　　　　C. 威灵仙
    D. 党参　　　　　　E. 白薇
16. 远志的性状特征有
    A. 呈纺锤形、圆柱形或扁方柱形
    B. 表面灰黄色至灰棕色
    C. 老根的横皱纹更密更深陷，略呈结节状
    D. 质坚实，不易折断
    E. 皮部易与木部剥离
17. 来源于五加科的药材有
    A. 人参　　　　　　B. 三七　　　　　　C. 红参
    D. 丹参　　　　　　E. 西洋参
18. 西洋参的性状鉴别特征是
    A. 纺锤形、圆柱形或圆锥形

B. 主根中下部有一至数条侧根，多已折断

C. 茎痕（芦碗）圆形或半圆形

D. 质硬而脆，断面平坦，角质样

E. 表面灰黄色，上部或全体有稀疏断续的粗横纹

19. 根据产地不同，白芷的品种有
    A. 杭白芷   B. 禹白芷   C. 川白芷
    D. 祁白芷   E. 广白芷

20. 川芎的性状特征是
    A. 不规则结节状拳形团块
    B. 表面黄白色或淡黄棕色
    C. 下侧及轮节上有多数小瘤状根痕
    D. 断面可见波状形成层环纹
    E. 气特异，味微甘

21. 下列来源于伞形科的药材有
    A. 川芎   B. 白芷   C. 防风
    D. 当归   E. 柴胡

22. 下列关于防风的说法正确的是
    A. 习称"关防风"
    B. 根头部有明显密集的环纹，习称"蚯蚓头"
    C. 断面不平坦，散生黄棕色油点
    D. 具有"菊花心"
    E. 气特异，味极苦

23. 柳叶白前的性状特征有
    A. 根茎较短小或略呈块状
    B. 表面灰绿色或灰黄色
    C. 质脆，断面中空，习称"鹅管白前"
    D. 根有多次分枝呈毛须状，常盘曲成团
    E. 少分枝

24. 软紫草的性状特征为
    A. 呈圆锥形或圆柱形
    B. 表面紫红色或暗紫色
    C. 皮部疏松，呈条形片状，常10余层重叠，易剥落
    D. 体轻，质松软，易折断
    E. 气特异，味微苦、涩

25. 来源于萝藦科植物的药材有
    A. 徐长卿   B. 白前   C. 紫草
    D. 白薇   E. 黄芩

26. 丹参的性状特征是
    A. 根茎短粗，顶端有时残留茎基
    B. 根单一，无分枝
    C. 表面黄棕色或深棕色
    D. 断面疏松，有裂隙或略平整而致密

E. 皮部棕红色，木部灰黄色或紫褐色，导管束黄白色
27. 野生黄芩的鉴别特征是
    A. 呈长纺锤形，略弯曲
    B. 表面黄白色或淡黄色
    C. 有稀疏的疣状细根痕，上部较粗糙
    D. 老根中心呈枯朽状或中空，暗棕色或棕黑色
    E. 断面黄色，中心红棕色
28. 生地黄的性状特征是
    A. 纺锤形或条状
    B. 表面浅红黄色，具弯曲的纵皱纹
    C. 体重，质较软而韧
    D. 断面棕黑色或乌黑色
    E. 断面有光泽，具黏性
29. 茜草的鉴别特征是
    A. 根茎呈结节状
    B. 根呈圆柱形略弯曲或扭曲
    C. 表面红棕色或暗棕色
    D. 皮部易剥落，露出白色木部
    E. 久嚼刺舌
30. 续断的性状特征为
    A. 呈圆锥形，略扁
    B. 表面黄白色或灰黄色，有刀削痕
    C. 断面不平坦，皮部墨绿色或棕色
    D. 质软，久置后变硬，易折断
    E. 气微香，味苦、微甜而后涩
31. 来源于葫芦科的中药材有
    A. 土茯苓   B. 党参   C. 天花粉
    D. 瓜蒌   E. 茜草
32. 下列为桔梗科的中药材有
    A. 木香   B. 桔梗   C. 白术
    D. 南沙参   E. 党参
33. 下列对白术的描述正确的是
    A. 来源于菊科植物
    B. 外表皮黄白色或类白色，有时可见根痕
    C. 烘干者断面角质样，色较深或有裂隙
    D. 有的可析出白色细针状结晶
    E. 有棕黄色的点状油室散在
34. 泽泻的性状特征是
    A. 呈类球形，椭圆形或卵圆形
    B. 表面淡黄色或淡黄棕色
    C. 底部有的有瘤状芽痕
    D. 断面黄白色，角质样

E. 气微，味淡，嚼之微有麻辣感

35. 以下关于香附的说法正确的是
   A. 原植物为莎草
   B. 呈纺锤形，有的略弯曲
   C. 表面有6～10个略隆起的环节
   D. 经蒸煮者断面黄棕色或红棕色，角质样
   E. 生晒者断面色白而显粉性，内皮层环纹明显

36. 半夏的主要特征是
   A. 呈扁球形
   B. 表面类白色或淡棕色
   C. 周围密布麻点状根痕
   D. 质坚实，断面洁白，富粉性
   E. 气微，味辛辣、麻舌而刺喉

37. 来源于天南星科的植物有
   A. 知母   B. 半夏   C. 浙贝母
   D. 天南星   E. 石菖蒲

38. 下列药用部位为块茎的药材有
   A. 紫菀   B. 泽泻   C. 天南星
   D. 川贝母   E. 半夏

39. 玉竹的性状特征为
   A. 长圆柱形，略扁，少有分枝
   B. 表面黄白色或淡黄棕色
   C. 具纵皱纹和微隆起的环节
   D. 断面角质样或显颗粒性
   E. 臭气微，嚼之发黏

40. 珠贝的性状特征有
   A. 为鳞茎外层单瓣鳞叶，新月形
   B. 表面类白色
   C. 外层鳞叶肥厚，略呈肾形
   D. 内有小鳞叶2～3枚及干缩的残茎
   E. 外层鳞叶大小相近，相对抱合，顶端开裂而略尖

41. 入药部位为鳞茎的中药材是
   A. 狗脊   B. 浙贝母   C. 川贝母
   D. 百合   E. 天麻

42. 大黄精的性状特征为
   A. 长条结节块状
   B. 表面淡黄色至黄棕色，具环节
   C. 断面角质，淡黄色至黄棕色
   D. 结节上侧茎痕呈圆盘状，周围凹入，中部突出
   E. 气微，味稍甜，久嚼麻舌

43. 按形状不同，黄精的品种有
   A. 小黄精   B. 大黄精   C. 姜形黄精

D. 鸡头黄精　　　　　E. 球形黄精
44. 药材重楼来源于下列哪些植物
   A. 云南重楼　　　　B. 莎草　　　　　　C. 珊瑚菜
   D. 光叶菝葜　　　　E. 七叶一枝花
45. 药用部位是纺锤形的药材是
   A. 附子　　　　　　B. 秦艽　　　　　　C. 香附
   D. 麦冬　　　　　　E. 太子参
46. 根据采收加工方法的不同，知母的品种有
   A. 毛知母　　　　　B. 光知母　　　　　C. 汗知母
   D. 知母肉　　　　　E. 知皮
47. 射干的鉴别特征是
   A. 不规则的结节状
   B. 表面黄褐色、棕褐色或黑褐色
   C. 皱缩，有稀疏的环纹
   D. 有数个圆盘状凹陷的茎痕
   E. 断面黄色，颗粒性
48. 下列哪些药材来源于鸢尾科植物
   A. 前胡　　　　　　B. 天麻　　　　　　C. 射干
   D. 西红花　　　　　E. 藁本
49. 莪术的来源有
   A. 姜黄　　　　　　B. 薯蓣　　　　　　C. 蓬莪术
   D. 广西莪术　　　　E. 温郁金
50. 姜黄的性状特征有
   A. 圆柱形而扁
   B. 表面深黄色，粗糙，有皱缩纹理和明显环节
   C. 质脆，易折断
   D. 断面棕黄色至金黄色，角质样，有蜡样光泽
   E. 内皮层环纹明显
51. 下列对天麻描述正确的有
   A. 兰科植物的块茎
   B. 需低温干燥
   C. 有纵皱纹及由点状突起排列而成的横环纹多轮
   D. 底部有圆脐形瘢痕
   E. 质软，易折断，断面颗粒感
52. 断面呈角质样的中药材有
   A. 天麻　　　　　　B. 玉竹　　　　　　C. 牛膝
   D. 太子参　　　　　E. 重楼

二、茎木类中药

A 型题（最佳选择题，每题的备选答案中只有一个最佳答案）

1. 药用部位是藤茎的中药材是
   A. 通草　　　　　　B. 木通　　　　　　C. 钩藤

D. 槲寄生　　　　　E. 沉香

2. 桑寄生的入药部位是
   A. 木材　　　　　B. 心材　　　　　C. 藤茎
   D. 茎枝　　　　　E. 根

3. 大血藤的科属是
   A. 豆科　　　　　B. 木通科　　　　C. 五加科
   D. 兰科　　　　　E. 茜草科

4. 下列哪项不是大血藤的性状特征
   A. 藤茎圆柱形　　B. 外皮常呈鳞片状剥落　　C. 木部黄白色
   D. 断面皮部白色　E. 气微，味微涩

5. 断面皮部红棕色，有数处向内嵌入黄白色木部的中药材是
   A. 鸡血藤　　　　B. 大血藤　　　　C. 木通
   D. 石斛　　　　　E. 桑寄生

6. 药用部位为带叶茎枝的药材是
   A. 鱼腥草　　　　B. 荆芥　　　　　C. 槲寄生
   D. 蒲公英　　　　E. 半枝莲

7. 切面韧皮部有红棕色至黑棕色分泌物，与木质部相间排列，呈数个同心性椭圆形环或偏心性半圆形环的药材是
   A. 鸡血藤　　　　B. 大血藤　　　　C. 降香
   D. 苏木　　　　　E. 川木通

8. 表面紫红色，切面纹理致密，气微香的药材
   A. 沉香　　　　　B. 降香　　　　　C. 苏木
   D. 鸡血藤　　　　E. 木通

9. 粉末呈淡棕色，燃烧时有油渗出，并有浓烟的药材是
   A. 苏木　　　　　B. 鸡血藤　　　　C. 降香
   D. 沉香　　　　　E. 通草

10. 沉香科属为
    A. 瑞香科　　　　B. 木通科　　　　C. 茜草科
    D. 毛茛科　　　　E. 豆科

11. 降香的药用部位为
    A. 茎髓　　　　　B. 茎刺　　　　　C. 茎枝
    D. 边材　　　　　E. 心材

12. 通草的入药部位为
    A. 藤茎　　　　　B. 茎髓　　　　　C. 心材
    D. 茎枝　　　　　E. 钩刺

13. 加工过程中常扭成螺旋形或弹簧状的是
    A. 钩藤　　　　　B. 鸡血藤　　　　C. 环草石斛
    D. 铁皮石斛　　　E. 通草

B 型题（配伍选择题，备选答案在前，试题在后，每组若干题。每组均对应同一组备选答案）

[1～3]
A. 呈方柱形
B. 呈长圆柱形或对剖半圆柱形

C. 呈椭圆形、长矩圆形或不规则形的斜切片

D. 呈圆柱形

E. 呈不规则块状

1. 通草的形状为
2. 鸡血藤的形状为
3. 苏木的形状为

[4～5]

A. 木通科　　　　B. 茜草科　　　　C. 豆科
D. 五加科　　　　E. 瑞香科

4. 沉香的原植物属于
5. 鸡血藤的原植物属于

[6～7]

A. 苏木　　　　　B. 降香　　　　　C. 沉香
D. 大血藤　　　　E. 鸡血藤

6. 可见黑褐色树脂与黄白色木部相间的斑纹、孔洞及凹窝的中药材是
7. 表面紫红色，切面纹理致密，气微香的药材是

[8～10]

A. 有的可见暗棕色、质松、带亮星的髓部

B. 髓部黄白色或中空

C. 刺状

D. 断面平坦，显银白色光泽

E. 断面不平坦，髓部常偏向一边

8. 苏木断面
9. 钩藤断面
10. 通草断面

[11～12]

A. 木通　　　　　B. 通草　　　　　C. 大血藤
D. 鸡血藤　　　　E. 钩藤

11. 属于茜草科的是
12. 属于五加科的是

[13～15]

A. 紫红色或红褐色

B. 白色或淡黄色，有浅纵沟纹

C. 可见黑褐色树脂与黄白色木部相间的斑纹

D. 外皮常呈鳞片状剥落，剥落处显暗红棕色

E. 黄绿色或略带金黄色

13. 降香表面
14. 大血藤表面
15. 铁皮石斛表面

[16～17]

A. 流苏石斛　　　B. 铁皮石斛　　　C. 鼓槌石斛
D. 金钗石斛　　　E. 马鞭石斛

16. 表面黄色至暗黄色，有深纵槽，质疏松，断面平坦或呈纤维性，味淡或微苦，嚼之有黏性的是
17. 表面光滑，金黄色，有明显凸起的棱，质轻而松脆，断面海绵状，嚼之有黏性的是

C 型题（综合分析选择题。每题的备选答案中只有一个最佳答案）

[1～2]

某药材的原植物是密花豆，入药部位为藤；秋、冬二季采收。具有活血补血，调经止痛，舒筋活络之功效。用于月经不调，痛经，经闭，风湿痹痛，麻木瘫痪，血虚萎黄。

1. 该药材的科属是
   A. 木通科　　　　　　B. 豆科　　　　　　C. 茜草科
   D. 瑞香科　　　　　　E. 五加科
2. 不属于该药材的主要性状鉴别特征是
   A. 药材呈椭圆形、长矩圆形或不规则的斜切片
   B. 栓皮灰棕色，有的可见灰白色的斑，栓皮脱落处显红棕色
   C. 质坚硬
   D. 切面木部红棕色或棕色
   E. 有多数细孔状导管，射线呈放射状排列

[3～4]

某药材呈圆柱形，常稍扭曲。表面灰棕色，外皮粗糙，具突起皮孔。节膨大。体轻，质坚实，断面不整齐，皮部黄棕色，木部黄白色，射线呈放射状排列，髓小或有时中空，黄白色。气微，味微苦而涩。

3. 该药材是
   A. 桑寄生　　　　　　B. 鸡血藤　　　　　　C. 槲寄生
   D. 大血藤　　　　　　E. 木通
4. 该药材的入药部位是
   A. 藤茎　　　　　　　B. 木材　　　　　　　C. 茎枝
   D. 茎髓　　　　　　　E. 茎刺

X 型题（多项选择题。每题的备选答案中有 2 个或 2 个以上正确答案。少选或多选均不得分）

1. 木通的性状特征有
   A. 呈螺旋形或弹簧形
   B. 灰棕色至灰褐色，具突起的皮孔
   C. 节部膨大或不明显，具侧枝断痕
   D. 质坚实，不易折断
   E. 髓小或有时中空，黄白色或黄棕色
2. 桑寄生的性状特征为
   A. 呈圆柱形，常稍扭曲
   B. 表面红褐色或灰褐色
   C. 断面整齐，射线呈放射状排列
   D. 皮部红棕色，木部色较浅
   E. 叶多卷曲，具短柄
3. 来源于桑寄生科的中药材有
   A. 桑寄生　　　　　　B. 紫花地丁　　　　　C. 槲寄生
   D. 桑叶　　　　　　　E. 白鲜皮
4. 来源于豆科的中药材有
   A. 大血藤　　　　　　B. 降香　　　　　　　C. 通草

D. 苏木　　　　　　　E. 鸡血藤
5. 下列属于沉香的性状特征是
   A. 呈长圆柱形或对剖半圆柱形
   B. 表面凹凸不平，有刀削痕
   C. 可见黑褐色树脂与黄白色木部相间的斑纹
   D. 表面多呈朽木状
   E. 燃烧时有油渗出，并有浓烟
6. 降香和苏木的共同之处在于
   A. 药用部位属于心材
   B. 为豆科植物
   C. 饮片呈不规则的薄片、小碎块或细粉
   D. 气微，味微涩
   E. 气微香，味微苦
7. 苏木的性状特征是
   A. 呈长圆柱形或对剖半圆柱形
   B. 表面黄红色至棕红色，具刀削痕
   C. 横切面略具光泽，年轮明显
   D. 多数可见质松、带亮星的髓部
   E. 气芳香，味微涩
8. 通草的性状特征为
   A. 圆柱形，表面白色或淡黄色
   B. 质松软，稍有弹性，易折断
   C. 断面平坦，显银白色光泽
   D. 纵剖面薄膜呈梯状排列
   E. 气微，味淡
9. 钩藤的原植物是
   A. 钩藤　　　　　　B. 大叶钩藤　　　　　C. 毛钩藤
   D. 无柄果钩藤　　　E. 华钩藤
10. 钩藤的性状特征有
    A. 茎枝呈圆柱形或类方柱形
    B. 表面红棕色至紫红色，或黄绿色至灰褐色
    C. 多数枝节上对生两个向下弯曲的钩
    D. 质软，断面黄白色
    E. 髓部偏向一侧
11. 《中国药典》一部收载的石斛品种有
    A. 鼓槌石斛　　　　B. 细叶石仙桃　　　　C. 流苏金石斛
    D. 流苏石斛　　　　E. 金钗石斛
12. 铁皮枫斗的性状特征是
    A. 螺旋形或弹簧状
    B. 一般2～6个旋纹
    C. 表面灰棕色或灰褐色
    D. 节明显，节上有时可见残留的灰白色叶鞘

E. 断面平坦，略角质状

三、皮类中药

A 型题（最佳选择题，每题的备选答案中只有一个最佳答案）

1. 外表面有残留橙黄色或棕黄色鳞片状粗皮，纤维性强，难折断，易纵向撕裂的药材是
   A. 黄柏 B. 桑白皮 C. 白鲜皮
   D. 香加皮 E. 地骨皮

2. 原植物属于木兰科的药材是
   A. 肉桂 B. 秦皮 C. 厚朴
   D. 杜仲 E. 黄柏

3. 气香浓烈，味甜、辣的饮片是
   A. 黄柏 B. 牡丹皮 C. 秦皮
   D. 香加皮 E. 肉桂

4. 肉桂的断面特征是
   A. 断面较平坦，淡粉红色，粉性
   B. 断面有细密、银白色、富弹性的橡胶丝相连
   C. 断面黄白色而油润
   D. 断面不平坦，两层中间有 1 条黄棕色的线纹
   E. 断面颗粒性，有的可见多数小亮星

5. 不属于盐杜仲性状特征的是
   A. 断面有细密、银白色、富弹性的橡胶丝相连
   B. 表面黑褐色，内表面褐色
   C. 折断时胶丝弹性较差
   D. 呈小方块或丝状
   E. 味微咸

6. 来源于豆科的药材是
   A. 地骨皮 B. 牡丹皮 C. 合欢皮
   D. 香加皮 E. 桑白皮

7. 断面纤维性，呈裂片状分层，味极苦，嚼之有黏性的中药材是
   A. 黄芩 B. 黄柏 C. 地骨皮
   D. 厚朴 E. 秦皮

8. 原植物属于芸香科的是
   A. 地骨皮 B. 香加皮 C. 杜仲
   D. 黄柏 E. 合欢皮

9. 外表面粗糙，易成鳞片状剥落，体轻，质脆，易折断，断面不平坦，外层黄棕色，内层灰白色的药材是
   A. 桑白皮 B. 秦皮 C. 地骨皮
   D. 黄柏 E. 杜仲

10. 来源于茄科植物的药材是
    A. 厚朴 B. 桑白皮 C. 地骨皮
    D. 肉桂 E. 香加皮

B 型题（配伍选择题，备选答案在前，试题在后，每组若干题。每组均对应同一组备选答案）

[1～3]
- A. 丹皮
- B. 桑白皮
- C. 杜仲
- D. 苦楝皮
- E. 肉桂

1. 折断面呈层片状
2. 折断面呈平坦状
3. 折断面呈颗粒状

[4～6]
- A. 黄柏
- B. 牡丹皮
- C. 白鲜皮
- D. 肉桂
- E. 杜仲

4. 断面较平坦，淡粉红色，粉性的中药材是
5. 断面不平坦，内外两层中间有 1 条黄棕色的线纹的中药材是
6. 断面不平坦，略呈层片状，剥去外层，迎光可见有闪烁的小亮点的中药材是

[7～8]
- A. 杜仲科
- B. 木樨科
- C. 芸香科
- D. 萝藦科
- E. 木兰科

7. 黄柏的科属
8. 厚朴的科属

[9～11]
- A. 紫棕色
- B. 黄色
- C. 暗紫色
- D. 红棕色
- E. 棕褐色

9. 厚朴内表面颜色是
10. 杜仲内表面颜色是
11. 关黄柏内表面颜色是

[12～13]
- A. 单卷状
- B. 管状
- C. 为长条状块片
- D. 双卷筒状
- E. 反曲状

12. 药材肉桂的形状为
13. 药材厚朴的形状为

[14～16]
- A. 合欢皮
- B. 秦皮
- C. 白鲜皮
- D. 杜仲
- E. 地骨皮

14. 外表面淡灰棕色或灰褐色，断面有细密、银白色、富弹性的橡胶丝相连，气微的药材是
15. 外表面灰白色，有羊膻气的药材是
16. 外表面灰棕色至灰褐色，密生棕色或棕红色皮孔，气微香的药材是

[17～18]
- A. 桑白皮
- B. 白鲜皮
- C. 合欢皮
- D. 海桐皮
- E. 地骨皮

17. 质脆，易折断，折断时有粉尘飞扬，有羊膻气，味微苦的药材是
18. 质韧，难折断，易纵向撕裂，撕裂时粉尘飞扬，气微，味微甘的药材是

[19～20]
- A. 肉桂
- B. 杜仲
- C. 黄柏

D. 白鲜皮　　　　　　　E. 合欢皮
19. 内表面呈淡黄棕色或黄白色的中药材为
20. 内表面呈类白色的中药材为

[21～23]
A. 牡丹皮　　　　　　　B. 地骨皮　　　　　　　C. 杜仲
D. 秦皮　　　　　　　　E. 桑白皮
21. 呈筒状或半筒状，折断面较平坦的药材是
22. 呈槽状，外层黄棕色，内层灰白色的是
23. 呈板片状，胶丝相连的是

C型题（综合分析选择题。每题的备选答案中只有一个最佳答案）

[1～2]
某药材为木犀科植物苦枥白蜡树、白蜡树、尖叶白蜡树或宿柱白蜡树的干燥枝皮或干皮。生长于山坡、疏林、沟旁。分布于辽宁、吉林、河北、河南、内蒙古、陕西、山西、四川等地。味苦、涩，性寒。功能清热燥湿，收涩止痢，止带，明目。

1. 该药材是
   A. 牡丹皮　　　　　　　B. 秦皮　　　　　　　　C. 白鲜皮
   D. 黄柏　　　　　　　　E. 合欢皮
2. 该药材干皮皮孔的特征为
   A. 红棕色圆形或横长的皮孔
   B. 黑色圆点状皮孔
   C. 褐色斜方形皮孔
   D. 灰棕色纵向大圆的皮孔
   E. 灰白色横长的皮孔

X型题（多项选择题。每题的备选答案中有2个或2个以上正确答案。少选或多选均不得分）

1. 牡丹皮的性状特征是
   A. 呈卷筒状或双卷筒状
   B. 有明显的椭圆形皮孔和纵皱纹
   C. 内表面紫棕色或深紫褐色
   D. 内表面常见发亮的结晶
   E. 断面较平坦，淡粉红色，粉性
2. 牡丹皮根据产地加工方法不同，可分为
   A. 连丹皮　　　　　　　B. 刮丹皮　　　　　　　C. 白丹皮
   D. 凤丹皮　　　　　　　E. 晒丹皮
3. 厚朴的用药部位是
   A. 干皮　　　　　　　　B. 根皮　　　　　　　　C. 枝皮
   D. 嫩皮　　　　　　　　E. 老皮
4. 肉桂的加工品有
   A. 桂枝　　　　　　　　B. 企边桂　　　　　　　C. 板桂
   D. 桂通　　　　　　　　E. 桂碎
5. 肉桂的性状特征是
   A. 呈板片状或两边稍向内卷
   B. 外表面灰棕色，有不规则的细皱纹及横向突起的皮孔

C. 内表面红棕色，较平坦，有细纵纹，划之显油痕

D. 断面颗粒性，有的可见多数小亮星

E. 气香浓烈，味甜、辣

6. 下列关于杜仲的性状特征叙述正确的是

 A. 呈板片状或两边稍向内卷

 B. 药材断面有细密、银白色、富弹性的橡胶丝相连

 C. 可见明显的斜方形皮孔

 D. 呈卷曲筒状或半筒状

 E. 内表面暗紫色或紫褐色

7. 下列关于黄柏的描述正确的是

 A. 特指关黄柏

 B. 呈板片状或浅槽状

 C. 内表面暗黄色或淡棕色

 D. 断面纤维性，呈裂片状分层

 E. 味极苦，嚼之有黏性

8. 下列关于白鲜皮的描述正确的

 A. 属芸香科

 B. 折断时有粉尘飞扬

 C. 外表面灰白色或淡灰黄色

 D. 断面不平坦，剥去外层，迎光可见有闪烁的小亮点

 E. 有羊膻气

9. 下列关于秦皮性状特征的描述正确的是

 A. 枝皮呈卷筒状或槽状

 B. 干皮为长条状块片

 C. 有灰白色圆点状皮孔及细斜皱纹

 D. 内表面黄白色或棕色

 E. 有特异的香气，味苦

10. 下列关于地骨皮的性状特征叙述正确的是

 A. 呈反曲状

 B. 外表面有不规则纵裂纹，易成鳞片状剥落

 C. 外表面灰黄色至棕黄色

 D. 内表面黄白色至灰黄色

 E. 断面不平坦，外层黄棕色，内层灰白色

四、叶类中药

A 型题（最佳选择题，每题的备选答案中只有一个最佳答案）

1. 大青叶原植物所属的科是

 A. 龙骨科   B. 小檗科   C. 十字花科

 D. 蔷薇科   E. 豆科

2. 多皱缩、破碎，完整叶片展平后，上表面灰绿色，有稀疏柔毛和腺点，下表面密生灰白色绒毛，质柔软，气清香，味苦的药材是

 A. 罗布麻叶   B. 艾叶   C. 枇杷叶

D. 大青叶 E. 番泻叶
3. 来源于蔷薇科的中药材是
   A. 侧柏叶 B. 石韦 C. 罗布麻叶
   D. 枇杷叶 E. 紫苏叶

B 型题（配伍选择题，备选答案在前，试题在后，每组若干题。每组均对应同一组备选答案）

[1～2]
   A. 枇杷叶 B. 大青叶 C. 番泻叶
   D. 罗布麻叶 E. 侧柏叶
1. 叶细小鳞片状，交互对生，贴伏于枝上，深绿色或黄绿色的药材是
2. 完整叶展平后呈椭圆状披针形，淡绿色或灰绿色，先端有小芒尖，边缘具细齿的药材是

[3～6]
   A. 淫羊藿 B. 侧柏叶 C. 枇杷叶
   D. 番泻叶 E. 紫苏叶
3. 三出复叶，叶边缘具黄色刺毛状细锯齿的是
4. 叶细小鳞片状，交互对生的是
5. 叶展开后呈卵圆形，基部圆形或宽楔形，边缘有圆锯齿的是
6. 叶缘上部有疏锯齿，近基部全缘的是

[7～8]
   A. 罗布麻 B. 艾叶 C. 蓼大青叶
   D. 枇杷叶 E. 大青叶
7. 叶表面蓝绿色或蓝黑色，偶带膜质托叶鞘的药材是
8. 叶上表面暗灰绿色，基部狭窄下延至叶柄呈翼状的药材是

[9～11]
   A. 豆科 B. 小檗科 C. 蓼科
   D. 菊科 E. 夹竹桃科
9. 番泻叶的原植物属于
10. 艾叶的原植物属于
11. 淫羊藿的原植物属于

[12～13]
   A. 紫苏叶 B. 枇杷叶 C. 大青叶
   D. 蓼大青叶 E. 番泻叶
12. 两面紫色或上表面绿色，下表面紫色，疏生灰白色毛，下表面有多数凹点状腺鳞的是
13. 呈长卵形或卵状披针形，叶基稍不对称的中药材是

C 型题（综合分析选择题。每题的备选答案中只有一个最佳答案）

[1～2]
大青叶主治热毒发斑、丹毒、咽喉肿痛、口舌生疮、疮痈肿毒等症。近年来此药在临床上广泛应用，除可用治上述诸症外，还可用于痰热郁肺、咯痰黄稠；尤常用于流行性乙型脑炎，既可单味应用于预防，又可配合柴胡、金银花、连翘、板蓝根、玄参、生地黄等，能清解气分、营分的热毒，可用治各种乙脑，而以偏热型较为合适。
1. 大青叶来源于
   A. 蓼科 B. 十字花科 C. 马鞭草科
   D. 爵床科 E. 唇形科

2. 大青叶的性状特征为
   A. 常带有嫩枝　　　　　B. 细小鳞片状　　　　　C. 革质而脆
   D. 上表面暗灰绿色　　　E. 边缘有刺毛状细锯齿

[3～4]

某药材呈长椭圆形或倒卵形，长 12～30cm，宽 4～9cm。先端尖，基部楔形，边缘上部有疏锯齿，近基部全缘。上表面灰绿色、黄棕色或红棕色，较光滑；下表面密被黄色绒毛，主脉于下表面显著突起，侧脉羽状。叶柄极短，被棕黄色绒毛。革质而脆，易折断。无臭，味微苦。

3. 该药材的名称为
   A. 枇杷叶　　　　　　　B. 罗布麻叶　　　　　　C. 侧柏叶
   D. 艾叶　　　　　　　　E. 淫羊藿

4. 该药材来源于
   A. 蔷薇科　　　　　　　B. 夹竹桃科　　　　　　C. 小檗科
   D. 柏科　　　　　　　　E. 伞形科

[5～6]

某药材来源于豆科植物。药材呈长卵形或卵状披针形，叶端急尖，叶基不对称，全缘。上表面黄绿色，下表面浅黄绿色，无毛或近无毛，叶脉稍隆起。革质。

5. 该药材的名称为
   A. 侧柏叶　　　　　　　B. 淫羊藿　　　　　　　C. 番泻叶
   D. 大青叶　　　　　　　E. 枇杷叶

6. 该药材的主要产地有
   A. 辽宁　　　　　　　　B. 新疆　　　　　　　　C. 台湾
   D. 埃及　　　　　　　　E. 西藏

X 型题（多项选择题。每题的备选答案中有 2 个或 2 个以上正确答案。少选或多选均不得分）

1. 入药部位带枝的叶类中药材有
   A. 侧柏叶　　　　　　　B. 淫羊藿　　　　　　　C. 罗布麻叶
   D. 紫苏叶　　　　　　　E. 艾叶

2. 叶片不是革质的是
   A. 淫羊藿　　　　　　　B. 大青叶　　　　　　　C. 番泻叶
   D. 艾叶　　　　　　　　E. 罗布麻叶

3. 关于大青叶的描述正确的是
   A. 为蓼科植物蓼蓝的干燥叶
   B. 完整的叶片展平后呈长椭圆形至长圆状倒披针形
   C. 上表面暗灰绿色，有的可见色较深稍突起的小点
   D. 基部狭窄下延至叶柄呈翼状
   E. 蓝绿或蓝黑色

4. 艾叶的性状鉴别特征是
   A. 皱缩、破碎，有短柄
   B. 完整叶片展平后呈卵状椭圆形
   C. 羽状深裂，裂片椭圆状披针形
   D. 下表面密生灰白色绒毛
   E. 质柔软，气清香

5. 番泻叶的性状鉴别特征主要有

A. 长卵形或卵状披针形
B. 边缘具细密锯齿
C. 上下表面均为红棕色
D. 气微弱而特异
E. 味微苦，稍有黏性

五、花类中药

A型题（最佳选择题，每题的备选答案中只有一个最佳答案）

1. 入药部位为带花果穗的中药材是
   A. 望春花　　　　B. 菊花　　　　C. 洋金花
   D. 槐花　　　　　E. 夏枯草

2. 玉米须的入药部位是
   A. 柱头　　　　　B. 雄蕊　　　　C. 雌蕊
   D. 花柱　　　　　E. 花粉

3. 丁香的科属是
   A. 茄科　　　　　B. 唇形科　　　C. 忍冬科
   D. 桃金娘科　　　E. 菊科

4. 洋金花花冠颜色为
   A. 黄白色　　　　B. 鲜红色　　　C. 淡黄色
   D. 紫红色　　　　E. 紫色

5. 常单生或2～3个基部连生，苞片外表面紫红色，内表面密被白色絮状茸毛的药材是
   A. 丁香　　　　　B. 红花　　　　C. 槐花
   D. 款冬花　　　　E. 金银花

6. 入水可见橙黄色呈直线下降，并逐渐扩散，水被染成黄色的是
   A. 红花　　　　　B. 西红花　　　C. 菊花
   D. 洋金花　　　　E. 款冬花

7. 以干燥柱头为入药部位的中药材是
   A. 款冬花　　　　B. 红花　　　　C. 辛夷
   D. 槐花　　　　　E. 西红花

8. 药材呈线性，三分枝的是
   A. 洋金花　　　　B. 山银花　　　C. 金银花
   D. 西红花　　　　E. 菊花

B型题（配伍选择题，备选答案在前，试题在后，每组若干题。每组均对应同一组备选答案）

[1～2]
   A. 花蕾　　　　　B. 花粉粒　　　C. 柱头
   D. 雄蕊　　　　　E. 花柱

1. 莲须的药用部位是
2. 丁香的药用部位是

[3～4]
   A. 筒状　　　　　B. 钟状　　　　C. 喇叭状
   D. 蝶形　　　　　E. 圆球形

3. 洋金花的花冠形状为

4. 金银花的花冠形状为

[5～6]

　　A. 红花　　　　　　B. 西红花　　　　　　C. 槐花
　　D. 蒲黄　　　　　　E. 款冬花

5. 药用部位是干燥柱头的药材是
6. 药用部位是干燥花粉的药材是

[7～8]

　　A. 豆科　　　　　　B. 菊科　　　　　　　C. 茄科
　　D. 鸢尾科　　　　　E. 木兰科

7. 辛夷的科属是
8. 红花的科属是

[9～11]

　　A. 花被片15，内外轮同型
　　B. 花被片9，外轮花被片3，内两轮花被片6，每轮3
　　C. 花被片9，内外轮同型
　　D. 花被片10～12，内外轮无显著差异
　　E. 花被片12，内轮花被片6，外轮花被片6

9. 望春花的花蕾特征是
10. 玉兰的花蕾特征是
11. 武当玉兰的花蕾特征是

[12～13]

　　A. 菊花　　　　　　B. 款冬花　　　　　　C. 槐花
　　D. 金银花　　　　　E. 辛夷

12. 呈棒状，上粗下细，表面黄白色，密被短柔毛的药材是
13. 呈长卵形，似毛笔头，表面密被灰白色或灰绿色有光泽长茸毛的药材是

[14～15]

　　A. 茄科　　　　　　B. 豆科　　　　　　　C. 忍冬科
　　D. 鸢尾科　　　　　E. 菊科

14. 槐花的科属是
15. 山银花的科属是

[16～18]

　　A. 花蕾　　　　　　B. 花柱　　　　　　　C. 雄蕊
　　D. 花粉　　　　　　E. 花序

16. 槐花的入药部位是
17. 菊花的药用部位是
18. 丁香的入药部位是

C型题（综合分析选择题。每题的备选答案中只有一个最佳答案）

[1～2]

　　某药材来源于桃金娘科植物的干燥花蕾。当花蕾由绿色转红时采摘，晒干。能够温中降逆，补肾助阳。用于脾胃虚寒，呃逆呕吐，食少吐泻，心腹冷痛，肾虚阳痿。

1. 该药材是

　　A. 款冬花　　　　　B. 辛夷　　　　　　　C. 槐花

D. 金银花　　　　　　　E. 丁香
2. 下列选项中属于该药材的性状特征是
   A. 呈研棒状　　　　　　B. 呈线形，三分枝　　　　C. 呈倒圆锥形或圆筒形
   D. 呈棒状而稍弯曲　　　E. 呈长圆棒状

[3～4]

金银花性寒、味甘，具有清热解毒、凉血化瘀之功效，主治外感风热、瘟病初起、疮疡疔毒、红肿热痛、便脓血。

3. 金银花的原植物是
   A. 灰毡毛忍冬　　　　　B. 红腺忍冬　　　　　　　C. 忍冬
   D. 华南忍冬　　　　　　E. 黄褐毛忍冬
4. 金银花的外观是
   A. 呈研棒状　　　　　　B. 呈线形，三分枝　　　　C. 呈倒圆锥形或圆筒形
   D. 呈棒状，上粗下细　　E. 呈长圆棒状

X型题（多项选择题。每题的备选答案中有2个或2个以上正确答案。少选或多选均不得分）

1. 辛夷的原植物有
   A. 望春花　　　　　　　B. 华山玉兰　　　　　　　C. 玉兰
   D. 白花曼陀罗　　　　　E. 武当玉兰
2. 槐花的描述正确的是
   A. 为豆科植物槐的干燥花及花蕾
   B. 完整者花萼钟状，黄绿色，先端5浅裂
   C. 槐花多皱缩而卷曲，花瓣多散落
   D. 槐米呈棒状而稍弯曲
   E. 花瓣5，黄色或黄白色，1片较大
3. 下列属于丁香的性状鉴别特征的是
   A. 呈研棒状
   B. 花冠圆球形
   C. 花冠呈喇叭状，淡黄色或黄棕色，顶端5浅裂
   D. 质坚实，富油性
   E. 气芳香浓烈，味辛辣，有麻舌感
4. 菊花按产地和加工方法不同分为
   A. 亳菊　　　　　　　　B. 滁菊　　　　　　　　　C. 贡菊
   D. 杭菊　　　　　　　　E. 野菊
5. 下列关于款冬花的药材及饮片描述正确的是
   A. 款冬花呈线形，三分枝
   B. 常单生或2～3个基部连生
   C. 苞片外表面紫红色或淡红色
   D. 苞片内表面密被白色絮状茸毛
   E. 气微香，味微苦
6. 红花药材的鉴别特征有
   A. 不带子房的管状花　　B. 花冠筒细长，先端5裂　　C. 表面黄色或红色
   D. 浸水中，水溶液呈红色　E. 质硬，刺手
7. 主产于外国的药材有

A. 西红花 B. 款冬花 C. 金银花
D. 洋金花 E. 丁香
8. 西红花的性状鉴别特征有
   A. 药材呈线形，三分枝，表面暗红色
   B. 柱头顶端边缘显不整齐的齿状，内侧有一条短缝
   C. 体重，有绢丝样光泽
   D. 气特异，微有刺激性，味微苦
   E. 浸水中，水被染成红色，有沉淀
9. 来源于菊科的药材有
   A. 红花 B. 丁香 C. 菊花
   D. 款冬花 E. 西红花
10. 花冠5裂的中药材是
    A. 槐花 B. 洋金花 C. 丁香
    D. 红花 E. 款冬花

六、果实及种子类中药

A型题（最佳选择题，每题的备选答案中只有一个最佳答案）

1. 种子水浸后种皮显黏性
   A. 沙苑子 B. 葶苈子 C. 决明子
   D. 酸枣仁 E. 薏苡仁
2. 表面红黄色或棕红色，具6条翅状纵棱，棱间常有1条明显的纵脉纹的药材是
   A. 蛇床子 B. 地肤子 C. 枸杞子
   D. 栀子 E. 女贞子
3. 饮片呈类月牙形薄片。外表面紫红色或红棕色，有不规则的深皱纹。切面棕红色。气微清香，味酸的中药材是
   A. 肉桂 B. 地肤子 C. 巴豆
   D. 木瓜 E. 桃仁
4. 木瓜的道地产区是
   A. 广东 B. 广西 C. 安徽
   D. 新疆 E. 辽宁
5. 呈扁长卵形，长1.2～1.8cm，表面黄棕色至红棕色，密布颗粒状突起的药材是
   A. 金樱子 B. 木瓜 C. 桃仁
   D. 山楂 E. 酸枣仁
6. 药用部位为干燥成熟种子的药材是
   A. 鹤虱 B. 酸枣仁 C. 金樱子
   D. 肉豆蔻 E. 桑椹
7. 酸枣仁的科属是
   A. 香科 B. 十字花科 C. 唇形科
   D. 鼠李科 E. 茜草科
8. 来源于芸香科植物干燥未成熟果实的中药材是
   A. 枳壳 B. 巴豆 C. 决明子
   D. 吴茱萸 E. 补骨脂

9. 巴豆来源于
   A. 芸香科　　　　　B. 大戟科　　　　　C. 豆科
   D. 姜科　　　　　　E. 鼠李科

10. 小茴香的科属是
    A. 伞形科　　　　　B. 茄科　　　　　　C. 木犀科
    D. 葫芦科　　　　　E. 旋花科

11. 果实为圆柱形双悬果，分果有纵横5条的药材是
    A. 金樱子　　　　　B. 益智　　　　　　C. 草果
    D. 砂仁　　　　　　E. 小茴香

12. 金樱子的入药部位为
    A. 外层果皮　　　　B. 近成熟种子　　　C. 成熟种子
    D. 未成熟果实　　　E. 成熟果实

13. 呈卵圆形，一般具三棱，表面灰棕色或稍深，粗糙，有纵线6条，顶端平截，基部有果梗痕，破开果壳，可见3室，每室含种子1粒的中药材是
    A. 菟丝子　　　　　B. 砂仁　　　　　　C. 栀子
    D. 牵牛子　　　　　E. 巴豆

14. 略呈菱状方形或短圆柱形，种皮薄，子叶黄色，呈"S"形折曲并重叠，气微，味微苦的中药材是
    A. 枳壳　　　　　　B. 小茴香　　　　　C. 决明子
    D. 山茱萸　　　　　E. 北葶苈子

15. 呈纽扣圆板状，表面密被灰棕色或灰绿色绢状茸毛，自中间向四周呈辐射状排列的药材是
    A. 马钱子　　　　　B. 栀子　　　　　　C. 牛蒡子
    D. 沙苑子　　　　　E. 金樱子

16. 种子水浸后，种皮呈龟裂状的药材是
    A. 牵牛子　　　　　B. 决明子　　　　　C. 沙苑子
    D. 苦杏仁　　　　　E. 酸枣仁

17. 呈椭圆形，表面棕色或灰棕色，有13～20条纵向突起棱线的药材是
    A. 豆蔻　　　　　　B. 木瓜　　　　　　C. 益智
    D. 砂仁　　　　　　E. 小茴香

18. 果实表面灰褐色，带紫黑色斑点，有数条纵棱，通常中间1～2条较明显的中药材是
    A. 女贞子　　　　　B. 牛蒡子　　　　　C. 五味子
    D. 决明子　　　　　E. 吴茱萸

19. 呈类球形，表面黄白色至淡黄棕色，内分3室，每室含种子约10粒的药材是
    A. 豆蔻　　　　　　B. 沙苑子　　　　　C. 益智仁
    D. 菟丝子　　　　　E. 蛇床子

B型题（配伍选择题，备选答案在前，试题在后，每组若干题。每组均对应同一组备选答案）

[1～3]
    A. 槟榔　　　　　　B. 龙眼肉　　　　　C. 肉豆蔻
    D. 莲子心　　　　　E. 牛蒡子

1. 药用部位为种仁
2. 药用部位为假种皮
3. 药用部位为胚

[4～5]
　　A. 果皮　　　　　　B. 果柄　　　　　　C. 种仁
　　D. 果实　　　　　　E. 种子
4. 丝瓜络的药用部位是
5. 五味子的药用部位是
[6～10]
　　A. 大豆黄卷　　　　B. 橘络　　　　　　C. 甜瓜蒂
　　D. 龙眼肉　　　　　E. 柿蒂
6. 以果柄入药的是
7. 以中果皮部分的维管组织入药的是
8. 以宿萼入药的是
9. 以假种皮入药的是
10. 以发芽的种子入药的是
[11～13]
　　A. 地肤子　　　　　B. 菟丝子　　　　　C. 决明子
　　D. 牛蒡子　　　　　E. 枳壳
11. 略呈菱状方形或短圆柱形的药材是
12. 呈扁球状五角星形，外被宿存花被的药材是
13. 呈半球形，外果皮有颗粒状突起的药材是
[14～16]
　　A. 地肤子　　　　　B. 山茱萸　　　　　C. 马钱子
　　D. 肉豆蔻　　　　　E. 枳实
14. 药用部位是干燥成熟果实的是
15. 药用部位是干燥成熟果肉的是
16. 药用部位是干燥幼果的是
[17～20]
　　A. 五味子　　　　　B. 木瓜　　　　　　C. 金樱子
　　D. 栀子　　　　　　E. 山楂
17. 呈长圆形，外表面紫红色或红棕色，有不规则的深皱纹的中药材是
18. 有的表面呈黑红色或出现"白霜"，呈不规则球形或扁球形的中药材是
19. 中部横切片具5粒浅黄色果核，但核多脱落而中空的中药材是
20. 为花托发育而成的假果，呈倒卵形的中药材是
[21～24]
　　A. 桃仁　　　　　　B. 苦杏仁　　　　　C. 酸枣仁
　　D. 益智　　　　　　E. 豆蔻
21. 呈扁心形，表面黄棕色至深棕色，左右不对称的药材是
22. 呈扁长卵形，表面黄棕色至红棕色，密布颗粒状突起的药材是
23. 呈扁圆形或扁椭圆形，表面紫红色或紫褐色，平滑有光泽的药材是
24. 呈椭圆形，两端略尖，表面棕色或灰棕色的药材是
[25～28]
　　A. 桃仁　　　　　　B. 金樱子　　　　　C. 瓜蒌
　　D. 女贞子　　　　　E. 巴豆

25. 药材呈扁长卵形的是
26. 药材呈卵圆形，具三棱的是
27. 药材呈卵形、椭圆形或肾形的是
28. 药材呈倒卵形的是

[29～30]
    A. 地肤子   B. 酸枣仁   C. 沙苑子
    D. 豆蔻   E. 枳壳

29. 属豆科的药材是
30. 属藜科的药材是

[31～33]
    A. 蛇床子   B. 砂仁   C. 薏苡仁
    D. 牵牛子   E. 地肤子

31. 双悬果，呈椭圆形，分果背面有5条突起纵棱的药是
32. 呈橘瓣状，背面有一条线纵沟的药
33. 呈扁球状五角星状，被宿有花被的是

[34～35]
    A. 决明子   B. 补骨脂   C. 山茱萸
    D. 金樱子   E. 菟丝子

34. 呈不规则的片状或囊状，表面紫红色或紫黑色，果皮破裂皱缩的药材为
35. 呈类球形，直径1～2mm，表面灰棕色或黄棕色，种脐线形或扁圆形的药材为

[36～37]
    A. 山楂   B. 苦杏仁   C. 山茱萸
    D. 薏苡仁   E. 枸杞

36. 药用部位为干燥成熟果肉的药材是
37. 药用部位为干燥成熟种子的是

[38～39]
    A. 决明子   B. 乌梅   C. 草果
    D. 沙苑子   E. 枸杞子

38. 类纺锤形或椭圆形，表面红色或暗红色，气微，味甜
39. 长椭圆形，具三钝棱，表面灰棕色至红棕色，特异香气，味辛、微苦

[40～41]
    A. 豆蔻   B. 瓜蒌   C. 薏苡仁
    D. 草果   E. 枸杞子

40. 内表面黄白色，有红黄色丝络，果瓤橙黄色，黏稠，与多数种子黏结成团的中药材是
41. 呈宽卵形或长椭圆形，表面乳白色，光滑，偶有残存的黄褐色种皮的中药材是

[42～43]
    A. 山茱萸   B. 马钱子   C. 女贞子
    D. 牵牛子   E. 牛蒡子

42. 来源于菊科的中药材
43. 来源于旋花科的中药材

[44～45]
    A. 槟榔   B. 瓜蒌   C. 牛蒡子

D. 薏苡仁　　　　　　E. 砂仁
44. 来源于棕榈科的植物是
45. 来源于姜科的植物是
[46～48]
　　A. 薏苡仁　　　　　　B. 豆蔻　　　　　　C. 金樱子
　　D. 马钱子　　　　　　E. 桑椹
46. 药用部位为干燥成熟种子的药材是
47. 药用部位为干燥果穗的药材是
48. 药用部位为干燥成熟种仁的药材是

C 型题（综合分析选择题。每题的备选答案中只有一个最佳答案）
[1～2]
　　某药材是木兰科植物的干燥成熟果实。呈不规则的球形或扁球形，直径 5～8mm。表面红色、紫红色或暗红色，皱缩，显油润；有的表面呈黑红色或出现"白霜"。
1. 该药材是
　　A. 五味子　　　　　　B. 苦杏仁　　　　　　C. 老翘
　　D. 青翘　　　　　　　E. 地肤子
2. 该药材的种子的形状是
　　A. 球形　　　　　　　B. 椭圆形　　　　　　C. 五角星形
　　D. 扁卵形　　　　　　E. 肾形
[3～4]
　　某药材呈类纺锤形或椭圆形，长 6～20mm，直径 3～10mm。表面红色或暗红色，顶端有小突起状的花柱痕，基部有白色的果梗痕。果皮柔韧，皱缩；果肉肉质，柔润。
3. 该药材是
　　A. 瓜蒌　　　　　　　B. 苦杏仁　　　　　　C. 酸枣仁
　　D. 枸杞子　　　　　　E. 草果
4. 该药材的科属是
　　A. 木犀科　　　　　　B. 禾本科　　　　　　C. 菊科
　　D. 茄科　　　　　　　E. 茜草科

X 型题（多项选择题。每题的备选答案中有 2 个或 2 个以上正确答案。少选或多选均不得分）
1. 以假种皮入药的种子类中药材是
　　A. 绿豆衣　　　　　　B. 肉豆蔻衣　　　　　C. 巴豆衣
　　D. 陈皮　　　　　　　E. 龙眼肉
2. 下列关于五味子性状特征的描述正确的是
　　A. 不规则的球形或扁球形
　　B. 表面红色、紫红色或暗红色
　　C. 有"白霜"现象
　　D. 种子肾形，有光泽
　　E. 果肉气微，味酸
3. 来源于蔷薇科的中药材有
　　A. 木瓜　　　　　　　B. 桃仁　　　　　　　C. 山楂
　　D. 乌梅　　　　　　　E. 苦杏仁
4. 来源于伞形科植物的果实类中药材有

A. 枳壳 B. 巴豆 C. 蛇床子
D. 小茴香 E. 补骨脂

5. 乌梅的性状鉴别特征为
   A. 呈菱状方形或短圆柱形
   B. 表面乌黑色或棕黑色，光滑而有光泽
   C. 果核坚硬，椭圆形
   D. 果核表面有凹点
   E. 种子扁卵形，淡黄色

6. 药材补骨脂的性状特征是
   A. 呈半球形
   B. 表面黑色、黑褐色或灰褐色
   C. 具细微网状皱纹
   D. 果皮薄，与种子不易分离
   E. 种子1枚，子叶2，深黄色

7. 巴豆的性状特征是
   A. 卵圆形，一般具三棱
   B. 表面灰黄色或稍深，粗糙
   C. 有纵线6条
   D. 破开果壳，可见3室，每室含种子1粒
   E. 种仁黄白色，油质

8. 蛇床子的性状鉴别特征是
   A. 双悬果
   B. 表面灰绿色
   C. 顶端有2枚向外弯曲的柱基
   D. 分果的背面有薄而突起的纵棱5条
   E. 有麻舌感

9. 关于吴茱萸的描述正确的是
   A. 球形或略呈五角状扁球形
   B. 质柔
   C. 顶端有五角星状的裂隙
   D. 子房6室
   E. 气芳香浓郁，味辛辣而苦

10. 下列关于连翘的描述正确的是
    A. 呈纺锤形或椭圆形
    B. 有"青翘"和"老翘"之别
    C. 老翘多不开裂
    D. 两面各有1条明显的纵沟
    E. 气微香，味苦

11. 女贞子的性状特征是
    A. 呈倒卵形，略似花瓶
    B. 黑紫色或灰黑色
    C. 外果皮薄，中果皮较松软，易剥离

D. 破开后种子通常为 1 粒

E. 种子肾形

12. 马钱子的性状鉴别特征是

    A. 纽扣状圆板形

    B. 表面密被灰棕或灰绿色绢状茸毛

    C. 子叶心形，叶脉 5～7 条

    D. 质脆，易破开，内表面黄白色

    E. 底面中心有突起的圆点状种脐

13. 栀子药材的性状特征有

    A. 呈长卵圆形或椭圆形，长 1.5～3.5cm，直径 1～1.5cm

    B. 表面红黄色或棕红色，具 6 条翅状纵棱

    C. 顶端残存萼片，基部稍尖，有残留果梗

    D. 种子多数，集结成团，深红色或红黄色

    E. 气芳香，味甜辣

14. 瓜蒌的性状特征是

    A. 呈类球形或宽椭圆形

    B. 表面橙红色或橙黄色

    C. 顶端有圆形的花柱残基

    D. 内表面黄白色，有红黄色丝络

    E. 果瓤橙黄色，黏稠

15. 牛蒡子性状鉴别特征有

    A. 类球形

    B. 表面灰褐色，带紫黑色斑点

    C. 果皮较硬

    D. 子叶 2，淡黄白色，富油性

    E. 味苦后微辛而稍麻舌

16. 薏苡仁的性状鉴别特征有

    A. 宽卵形或长椭圆形

    B. 表面乳白色，光滑，偶有残存的黄褐色种皮

    C. 腹面有一条深而宽的纵沟

    D. 质坚实，断面白色，粉性

    E. 气微，味微甜

17. 豆蔻性状鉴别特征有

    A. 类球形　　　　　B. 表面棕褐色　　　　C. 种子呈不规则多面体

    D. 气芳香　　　　　E. 味辛凉略似樟脑

18. 来源于姜科植物的果实类中药材有

    A. 砂仁　　　　　　B. 草果　　　　　　　C. 豆蔻

    D. 益智　　　　　　E. 连翘

19. 益智的性状特征是

    A. 呈椭圆形

    B. 表面棕色或灰棕色

    C. 有纵向凹凸不平的突起棱线 5～8 条

D. 有隔膜将种子团分为4瓣，每瓣有种子6～11粒
E. 有特异香气

20. 以种子入药的药材有
    A. 薏苡仁   B. 酸枣仁   C. 苦杏仁
    D. 桃仁   E. 砂仁

七、全草类中药

A型题（最佳选择题，每题的备选答案中只有一个最佳答案）

1. 叶基生，灰绿色，展平后叶片呈披针形或卵状披针形；花瓣5，紫堇色或淡棕色，花距细管状；蒴果椭圆形或3裂的中药材是
   A. 鱼腥草   B. 广金钱草   C. 益母草
   D. 广藿香   E. 紫花地丁

2. 紫花地丁的药用部位为
   A. 根   B. 茎   C. 根茎
   D. 鳞茎   E. 全草

3. 金钱草来源于
   A. 菊科   B. 唇形科   C. 报春花科
   D. 堇菜科   E. 堇菜科

4. 广金钱草来源于
   A. 豆科   B. 列当科   C. 唇形科
   D. 车前科   E. 爵床科

5. 叶互生，小叶圆形或矩圆形，上表面无毛，下表面具灰白色紧贴绒毛的药材是
   A. 金钱草   B. 广金钱草   C. 广藿香
   D. 穿心莲   E. 香薷

6. "海南广藿香"和"石牌广藿香"的区分依据是
   A. 产地不同   B. 加工方法不同 C. 炮制方法不同
   D. 叶形不同   E. 茎节不同

7. 下列哪项是荆芥的鉴别特征
   A. 茎圆形   B. 叶互生   C. 花单生
   D. 小坚果   E. 气微

8. 叶对生，茎方柱形，基部紫红色，上部黄绿色或淡黄色，全体密被白色茸毛，气清香而浓的药材是
   A. 淡竹叶   B. 薄荷   C. 广金钱草
   D. 香薷   E. 穿心莲

9. 呈扁圆柱形，稍弯曲，表面棕褐色或灰棕色，密被覆瓦状排列的鳞叶的药材是
   A. 半枝莲   B. 青蒿   C. 金钱草
   D. 广藿香   E. 肉苁蓉

10. 茎方柱型，节稍膨大，叶柄短，叶片完整者展平后呈披针形或卵状披针形，上表面绿色，下表面灰绿色，两面光滑，味极苦的药材是
    A. 青香薷   B. 穿心莲   C. 半枝莲
    D. 广藿香   E. 绵茵陈

11. 绵茵陈和花茵陈的区分依据是
    A. 来源不同   B. 采收时节不同 C. 炮制方法不同

        D. 叶形不同　　　　　　E. 加工方法不同
    12. 来源于禾本科的中药材是
        A. 金钱草　　　　B. 大蓟　　　　C. 淡竹叶
        D. 苦地丁　　　　E. 广金钱草

B 型题（配伍选择题，备选答案在前，试题在后，每组若干题。每组均对应同一组备选答案）

[1～3]
    A. 中麻黄　　　　B. 木贼麻黄　　　　C. 北麻黄
    D. 南麻黄　　　　E. 草麻黄
1. 少分枝，触之稍有粗糙感，髓部近圆形的是
2. 多分枝，有粗糙感，髓部呈三角状圆形的是
3. 较多分枝，无粗糙感的是

[4～7]
    A. 叶互生，叶圆形
    B. 叶互生，叶片心形
    C. 叶基生，叶片披针形或卵状披针形
    D. 叶互生，三回羽状深裂
    E. 叶对生，上部叶羽状深裂或浅裂成 3 片
4. 鱼腥草的性状特征是
5. 紫花地丁的性状特征是
6. 益母草的性状特征是
7. 青蒿的性状特征是

[8～11]
    A. 薄荷　　　　B. 荆芥　　　　C. 香薷
    D. 广藿香　　　　E. 半枝莲
8. 气芳香，味微涩的中药材是
9. 气香特异，味微苦的中药材是
10. 气清香而浓，味微辛而凉的中药材是
11. 具清凉香气，味辛凉的中药材是

[12～14]
    A. 车前草　　　　B. 益母草　　　　C. 淡竹叶
    D. 麻黄　　　　E. 槲寄生
12. 茎方柱形，叶形多种，叶片青绿色
13. 茎长圆柱形，节上有膜质鳞叶
14. 茎枝成圆柱形，节膨大，嚼之有黏性

[15～16]
    A. 鱼腥草　　　　B. 紫花地丁　　　　C. 穿心莲
    D. 淡竹叶　　　　E. 肉苁蓉
15. 叶基生，披针型，蒴果椭圆形或 3 裂，种子多数的药材
16. 叶片表面淡黄绿色，叶脉平行，具横行小脉，形成长方形的网格状的药材

[17～19]
    A. 穿心莲　　　　B. 广藿香　　　　C. 大蓟
    D. 车前草　　　　E. 蒲公英

17. 单叶对生，叶柄短或近无柄，叶片上表面绿色，下表面灰绿色，两面光滑的中药材是
18. 叶基生，具长柄，表面灰绿色或污绿色，具明显弧形脉5～7条的中药材是
19. 叶多破碎，边缘具不等长的针刺，上表面灰绿色或黄棕色，下表面色较浅，两面均具灰白色丝状毛的中药材是

[20～22]

A. 益母草　　　　　B. 绵茵陈　　　　　C. 花茵陈
D. 肉苁蓉　　　　　E. 淡竹叶

20. 药材多卷曲成团状，灰白色或灰绿色，全体密被白色茸毛，绵软如绒的是
21. 药材茎呈圆柱形，有节，表面淡黄绿色，断面中空的是
22. 呈圆柱形，多分枝，表面淡紫色或紫色，有纵条纹，被短柔毛的是

[23～26]

A. 广藿香　　　　　B. 蒲公英　　　　　C. 鱼腥草
D. 肉苁蓉　　　　　E. 淡竹叶

23. 药用部位为干燥茎叶的是
24. 药用部位为干燥全草的是
25. 药用部位为带鳞叶的肉质茎的是
26. 药用部位为新鲜全草的是

X型题（多项选择题。每题的备选答案中有2个或2个以上正确答案。少选或多选均不得分）

1. 草麻黄的性状特征是
   A. 呈细长圆柱形，少分枝
   B. 表面淡绿色至黄绿色，有细纵脊线，触之微有粗糙感
   C. 节不明显
   D. 节上有膜质鳞叶，锐三角形
   E. 气微香，味涩，微苦

2. 干鱼腥草的性状特征有
   A. 茎略呈方柱形，多分枝
   B. 茎表面黄棕色，具纵棱数条
   C. 叶柄细长，基部与托叶合生成鞘状
   D. 穗状花序顶生，黄棕色
   E. 搓碎后有鱼腥气

3. 叶对生，茎方形的药材
   A. 穿心莲　　　　　B. 薄荷　　　　　C. 荆芥
   D. 香薷　　　　　　E. 紫花地丁

4. 原植物属于唇形科的药材是
   A. 金钱草　　　　　B. 穿心莲　　　　　C. 益母草
   D. 荆芥　　　　　　E. 香薷

5. 益母草和薄荷药材性状的主要区别是
   A. 茎的形状　　　　B. 气味特点　　　　C. 叶序类型
   D. 花序类型　　　　E. 叶片性状

6. 下列关于茵陈的描述正确的是
   A. 来源于菊科植物茵陈蒿
   B. 来源于菊科植物黄花蒿

C. 绵茵陈多卷曲成团状

D. 花茵陈茎呈圆柱形，多分枝

E. 气香味苦

7. 青蒿的性状特点为

   A. 茎呈圆柱形，上部多分枝

   B. 叶互生，暗绿色或棕绿色

   C. 全株密被灰白色茸毛，细软如绒

   D. 叶片完整者展平后为三回羽状深裂

   E. 气微，味微苦

8. 蒲公英的性状鉴别特征有

   A. 根呈圆锥形，多弯曲

   B. 叶基生，完整叶片呈倒披针形，绿褐色或暗灰色

   C. 叶对生，多皱缩，展开后呈宽卵形或心形

   D. 顶生头状花序，花冠黄褐色或淡黄白色

   E. 可见具白色冠毛的长椭圆形瘦果

9. 下列药物药用部位为干燥地上部分的是

   A. 车前草　　　　　B. 青蒿　　　　　C. 茵陈

   D. 香薷　　　　　　E. 蒲公英

10. 来源于菊科植物的药材有

   A. 蒲公英　　　　　B. 穿心莲　　　　　C. 大蓟

   D. 青蒿　　　　　　E. 茵陈

八、藻、菌、地衣类中药

A 型题（最佳选择题，每题的备选答案中只有一个最佳答案）

1. 下列对灵芝的描述正确的是

   A. 来源于麦角菌科

   B. 分为赤芝、紫芝和血芝

   C. 赤芝皮壳黄褐色或红褐色

   D. 血芝皮壳紫黑色

   E. 气香浓烈

2. 中间含有松根木的药材称为

   A. 白茯苓　　　　　B. 赤茯苓　　　　　C. 茯神

   D. 茯苓个　　　　　E. 茯苓皮

3. 下列不是猪苓的性状特征的是

   A. 条形、类圆形或扁块状

   B. 表面黑色、灰黑色或棕黑色，光滑平坦

   C. 体重质坚实，入水下沉

   D. 断面类白色或黄白色，略呈颗粒状

   E. 气微，味淡

B 型题（配伍选择题，备选答案在前，试题在后，每组若干题。每组均对应同一组备选答案）

[1～2]

   A. 冬虫夏草　　　　B. 茯苓　　　　　C. 海藻

D. 灵芝　　　　　　　E. 松萝

1. 药用部位为干燥菌核的药材是
2. 药用部位为干燥地衣体的药材是

[3～4]
　　A. 茯苓　　　　　B. 松萝　　　　　C. 海藻
　　D. 猪苓　　　　　E. 冬虫夏草

3. 皱缩卷曲，黑褐色，有的被白霜，初生叶披针形或倒卵形，气囊球形或卵圆形的药材是
4. 呈丝状缠绕成团，地衣体呈二叉状分枝，粗枝表面有明显的环状裂纹的药材是

[5～6]
　　A. 小叶海藻　　　B. 茯苓皮　　　　C. 茯苓片
　　D. 灵芝片　　　　E. 猪苓

5. 外表面红褐色或紫黑色，具光泽；切面疏松，淡黄棕色，菌管层棕色的饮片是
6. 外表面灰黑色至黑色，凹凸不平；切面类白色或黄白色，略呈颗粒状的饮片是

C 型题（综合分析选择题。每题的备选答案中只有一个最佳答案）

[1～3]
某药材，产地加工时需要堆置"发汗"，具利水渗湿、健脾宁心的功效。

1. 该药材是
　　A. 玄参　　　　　B. 猪苓　　　　　C. 灵芝
　　D. 厚朴　　　　　E. 茯苓

2. 该药材的科属来源是
　　A. 马尾藻科　　　B. 麦角菌科　　　C. 羊肚菌科
　　D. 多孔菌科　　　E. 担子菌科

3. 同属于此科的药材还有
　　A. 灵芝　　　　　B. 冬虫夏草　　　C. 地衣
　　D. 海藻　　　　　E. 马勃

X 型题（多项选择题。每题的备选答案中有 2 个或 2 个以上正确答案。少选或多选均不得分）

1. 下列关于冬虫夏草的性状鉴别特征正确的是
　　A. 虫体与从虫体头部长出的真菌子座相连而成，虫体似蚕
　　B. 虫体全身有足 10 对，以中部 6 对明显
　　C. 虫体表面深黄色至黄棕色，有 20～30 条环纹
　　D. 子座细长，表面深棕色至棕褐色，质柔韧
　　E. 气微腥，味微苦

2. 赤芝的性状特征有
　　A. 形如伞状
　　B. 菌盖肾形、半圆形或近圆形
　　C. 皮壳坚硬，黄褐色或红褐色
　　D. 孢子细小，黄褐色
　　E. 菌柄圆柱形，侧生，红褐色至紫褐色

3. 茯苓个的性状特征有
　　A. 类球形、扁球形、椭圆形等
　　B. 表面棕褐色或黑褐色
　　C. 有的中间抱有松根

D. 体轻，质硬，断面颗粒性
E. 气微，嚼之黏牙

九、树脂类中药

A 型题（最佳选择题，每题的备选答案中只有一个最佳答案）

1. 药材与水共研，能形成黄白色乳状液的是
   A. 乳香   B. 没药   C. 血竭
   D. 青黛   E. 冰片

2. 粉末砖红色，在水中不溶，在热水中软化的药材是
   A. 没药   B. 乳香   C. 松香
   D. 血竭   E. 藤黄

3. 下列关于没药的描述不正确的是
   A. 橄榄科植物地丁树等渗出的树脂
   B. 主产于非洲东北部、阿拉伯半岛南部及印度等地
   C. 主要成分为油胶树脂类
   D. 表面黄白色
   E. 破碎面不整齐，无光泽

B 型题（配伍选择题，备选答案在前，试题在后，每组若干题。每组均对应同一组备选答案）

[1～2]
   A. 印度尼西亚及马来西亚等地
   B. 索马里、埃塞俄比亚及阿拉伯半岛南部
   C. 荷兰、西班牙、葡萄牙等地
   D. 尼泊尔、巴基斯坦等地
   E. 马来西亚、索马里等地

1. 乳香主产于
2. 血竭主产于

C 型题（综合分析选择题。每题的备选答案中只有一个最佳答案）

[1～3]
乳香没药散源于《普济方》，由乳香、没药、当归、砂仁、枳壳（米炒）、甘草组成。主治跌打损伤。每服用 220mL，煎三四沸，加酒 90mL、童便少许服。伤在上，食后服；伤在下，空腹时服。

1. 下列关于乳香与没药的共同特征不正确的是
   A. 为橄榄科植物
   B. 产地相似
   C. 主要成分为油胶树脂类
   D. 呈长卵形滴乳状
   E. 有特异香气

2. 下列关于乳香的描述不正确的是
   A. 表面黄白色，半透明
   B. 质脆，遇热软化
   C. 破碎面有玻璃样或蜡样光泽
   D. 燃烧时显油性，冒白烟，有香气
   E. 嚼之黏牙，唾液成乳白色，具特异香气，味微苦

3. 下列关于没药的描述不正确的是
   A. 有天然没药和胶质没药之分
   B. 不规则颗粒性团块，大小不等
   C. 表面黄棕色或红棕色，近半透明
   D. 在水中不溶，在热水中软化
   E. 气香而特异，味苦而微辛

X 型题（多项选择题。每题的备选答案中有 2 个或 2 个以上正确答案。少选或多选均不得分）

1. 以酯树脂类入药的中药材有
   A. 乳香   B. 血竭   C. 枫香脂
   D. 苏合香   E. 阿魏
2. 依据树脂的化学组成成分类，属于油胶树脂的药材有
   A. 儿茶   B. 血竭   C. 乳香
   D. 没药   E. 青黛
3. 下列关于血竭的描述正确的是
   A. 类圆四方形或方砖形
   B. 表面暗红色，有光泽
   C. 质硬而脆，破碎面红色
   D. 在水中不溶，在热水中软化。
   E. 燃烧时显油性，有香气

十、其他类中药

A 型题（最佳选择题，每题的备选答案中只有一个最佳答案）

1. 下列对儿茶的描述不正确的是
   A. 豆科植物儿茶去皮枝、干的干燥煎膏
   B. 药材呈块状或不规则块状，大小不一
   C. 表面棕褐色或黑褐色，平滑而稍具光泽
   D. 体轻，易飞扬
   E. 断面不整齐，有光泽
2. 五倍子的入药部位是
   A. 孢子   B. 煎膏   C. 分泌物
   D. 虫瘿   E. 树脂

B 型题（配伍选择题，备选答案在前，试题在后，每组若干题。每组均对应同一组备选答案）

[1～2]
   A. 化学合成而得结晶状物
   B. 蕨类植物的成熟孢子
   C. 植物叶上的虫瘿
   D. 叶或茎叶经加工而得的粉末或团块
   E. 去皮枝、干的干燥煎膏
1. 海金沙的入药部位为
2. 青黛的入药部位为

[3～4]
   A. 海金沙   B. 青黛   C. 儿茶

       D. 冰片   E. 五倍子
    3. 置火中燃烧时，发出爆鸣声且有闪光的药材是
    4. 用微火灼烧时，发生紫红色烟雾的药材是
    [5～6]
       A. 儿茶   B. 芦荟   C. 血竭
       D. 海金沙   E. 青黛
    5. 呈黄棕色粉末状，置手中易从指缝滑落的药材是
    6. 呈深蓝色粉末状，体轻，易飞扬的药材是

C 型题（综合分析选择题。每题的备选答案中只有一个最佳答案）
    [1～3]
    某药材为樟脑、松节油等经化学方法合成的结晶，气清香，味辛、凉。
    1. 该药材为
       A. 儿茶   B. 青黛   C. 天然冰片
       D. 冰片   E. 五倍子
    2. 该药材的颜色为
       A. 棕黄色
       B. 深蓝色
       C. 棕褐色
       D. 无色或白色
       E. 灰褐色
    3. 该药材燃烧时的特征是
       A. 有爆鸣声
       B. 有紫红色烟雾发生
       C. 有浓烟，并有带光的火焰
       D. 有特异性臭气
       E. 无烟，有明亮的火焰

X 型题（多项选择题。每题的备选答案中有 2 个或 2 个以上正确答案。少选或多选均不得分）
    1. 青黛的来源有
       A. 马蓝   B. 蓼蓝   C. 菘蓝
       D. 千年青   E. 青棕
    2. 青黛的鉴别特征有
       A. 极细的深蓝色粉末
       B. 体轻，易飞扬
       C. 或呈不规则多孔性的团块、颗粒
       D. 微有鱼腥气
       E. 用微火灼烧，有紫红色烟雾发生
    3. 儿茶膏的性状特征有
       A. 呈粉末状   B. 棕黄色或浅棕黄色   C. 断面有光泽，有细孔
       D. 遇潮有黏性   E. 气微，味涩、苦，略回甜
    4. 肚倍的性状特征是
       A. 菱形，具不规则的钝角状分枝
       B. 表面灰褐色或灰棕色

C. 质硬而脆，易破碎

D. 断面角质样，有光泽

E. 气特异，味涩

第二节　常用动物类中药的鉴别

A 型题（最佳选择题，每题的备选答案中只有一个最佳答案）

1. 下列关于水蛭性状的说法正确的是
   A. 体扁平，背部有黑色斑点排成 5 条纵线，两端各具 1 吸盘
   B. 体扁平，背部有红色斑点排成 6 条纵线，两端均无吸盘
   C. 体圆，背部有黑色斑点排成 5 条纵线，尾部具 1 吸盘
   D. 体扁平，背部有橙黄色斑点排成 6 条纵线，顶端具 1 吸盘
   E. 体圆，背部有红色斑点排成 5 条纵线，两端各具 1 吸盘

2. 螺旋板端向右排列多个疣状突起，末端 4~9 个开孔
   A. 牡蛎　　　　　B. 海螵蛸　　　　　C. 桑螵蛸
   D. 石决明　　　　E. 珍珠母

3. 石决明表面砖红色，螺旋部约为壳面的 1/2，疣状突起 30 余个，末端 7~9 个开孔，孔口突出壳面。其原动物是
   A. 羊鲍　　　　　B. 皱纹盘鲍　　　　C. 澳洲鲍
   D. 杂色鲍　　　　E. 耳鲍

4. 属于全蝎性状鉴别特征的是
   A. 呈扁长条形，有白颈
   B. 表面有白色粉霜状的气生菌丝和分生孢子
   C. 腹面有足 4 对，末端各具 2 爪钩
   D. 甲厚，有剑脊
   E. 全体 22 个环节

5. 药材呈扁平长条形，自第 2 节起，每体节两侧有步足 1 对
   A. 蜈蚣　　　　　B. 地龙　　　　　　C. 全蝎
   D. 斑蝥　　　　　E. 水蛭

6. 药用部位为干燥卵鞘的中药材是
   A. 石决明　　　　B. 牡蛎　　　　　　C. 珍珠母
   D. 桑螵蛸　　　　E. 海螵蛸

7. 不属于僵蚕性状特征的是
   A. 呈圆柱形，多弯曲皱缩
   B. 表面有红色粉霜状的气生菌丝和分生孢子
   C. 足 8 对，体节明显
   D. 质硬而脆，断面平坦
   E. 气微腥，味微咸

8. 蜂蜜贮久或遇冷析出的白色颗粒状结晶，其成分是
   A. 葡萄糖　　　　B. 果糖　　　　　　C. 蔗糖
   D. 麦芽糖　　　　E. 木糖

9. 头前方有一管状长吻，体上有瓦楞形节纹，并具短棘的药材是

A. 乌梢蛇　　　　　B. 蛤蚧　　　　　　C. 全蝎
D. 蕲蛇　　　　　E. 海马

10. 粉末嗅之作嚏，断面沾水呈乳白色隆起
    A. 鸡内金　　　　B. 蛤蚧　　　　　C. 地龙
    D. 僵蚕　　　　　E. 蟾酥

11. 蟾酥在采收加工过程中忌用
    A. 铝器　　　　　B. 铁器　　　　　C. 瓷器
    D. 木器　　　　　E. 纸包

12. 药用部位为背甲和腹甲的中药材为
    A. 鳖甲　　　　　B. 全蝎　　　　　C. 龟甲
    D. 蛤蚧　　　　　E. 壁虎

13. 下列对鳖甲性状特征描述错误的是
    A. 呈椭圆形或卵圆形，背面隆起
    B. 外表面黑褐色或墨绿色，密布网状细皱纹
    C. 外表面两侧各有左右对称的横凹纹4条
    D. 内表面类白色，中部有突起的脊椎骨
    E. 气微腥，味淡

14. 鉴别乌梢蛇性状特征的术语是
    A. 虎牙　　　　　B. 大挺　　　　　C. 挂甲
    D. 银皮　　　　　E. 剑脊

15. 鸡内金的药用部位为
    A. 胆结石　　　　B. 干燥沙囊内壁　　C. 干燥腹骨
    D. 鸡爪　　　　　E. 干燥分泌物

16. 具有特异香气的中药材为
    A. 龟甲　　　　　B. 麝香　　　　　C. 鳖甲
    D. 海马　　　　　E. 牛黄

17. "捻头"是哪种药材的性状特征
    A. 东马茸　　　　B. 花鹿茸　　　　C. 蕲蛇
    D. 牛黄　　　　　E. 鸡内金

18. 花鹿茸茸尖部位的饮片不具备的性状特征是
    A. 为圆形薄片
    B. 表面浅棕色或浅黄白色，半透明
    C. 外皮无骨质
    D. 外皮红棕色或棕色
    E. 习称"蛋黄片"

B型题（配伍选择题，备选答案在前，试题在后，每组若干题。每组均对应同一组备选答案）

[1～4]
A. 干燥卵鞘　　　　B. 干燥胆结石　　　C. 干燥内壳
D. 雌虫干燥体　　　E. 雄虫干燥体

1. 海螵蛸的药用部位是
2. 土鳖虫的药用部位是
3. 桑螵蛸的药用部位是

4. 牛黄的药用部位是

[5～8]

  A. 地龙   B. 水蛭   C. 土鳖虫

  D. 斑蝥   E. 僵蚕

5. 长条状薄片，背部棕褐色，有白颈
6. 两端各具吸盘
7. 呈扁平卵形，头端较狭，尾端较宽，背部紫褐色，有光泽，无翅
8. 略呈圆柱形，多弯曲皱缩，表面被有白色粉霜状气生菌丝的药材是

[9～10]

  A. 地龙   B. 蛤蚧   C. 全蝎

  D. 石决明   E. 蜈蚣

9. 原动物属于鲍科的药材是
10. 原动物属于壁虎科的药材是

[11～13]

  A. 蝰科   B. 眼镜蛇科   C. 芫青科

  D. 游蛇科   E. 壁虎科

11. 乌梢蛇的科属为
12. 蕲蛇的科属为
13. 金钱白花蛇的科属

[14～16]

  A. 金钱白花蛇 B. 蛤蚧   C. 蕲蛇

  D. 牛黄   E. 鳖甲

14. 呈扁片状，全身密被细鳞，背部有黄白色或灰绿色斑点，足趾底面具吸盘的药材是
15. 具有"翘鼻头""方胜纹""连珠斑""佛指甲"性状特征的药材是
16. 背部黑色或灰黑色，有白色环纹45～58个，脊鳞扩大呈六角形的药材是

[17～18]

  A. 背甲   B. 胆结石   C. 干燥体

  D. 角   E. 分泌物

17. 海马的药用部位是
18. 麝香的药用部位是

[19～22]

  A. 螳螂科   B. 鲍科   C. 乌贼科

  D. 雉科   E. 芫青科

19. 石决明的原动物属于
20. 海螵蛸的原动物属于
21. 桑螵蛸的原动物属于
22. 鸡内金的原动物属于

[23～26]

  A. 莲花   B. 二杠   C. 门庄

  D. 单门   E. 三岔

23. 马鹿茸侧枝二个者习称
24. 花鹿茸侧枝二个者习称

25. 马鹿茸侧枝一个者习称
26. 花鹿茸侧枝一个者习称

[27～28]

  A. 东马鹿茸   B. 西马鹿茸   C. 砍茸

  D. 二茬茸   E. 花鹿茸

27. 再生茸是
28. 有"虎牙"特征的是

[29～30]

  A. 蛤蚧   B. 蟾酥   C. 牛黄

  D. 麝香   E. 斑蝥

29. 气清香,有清凉感的药材是
30. 有特殊臭气的药材是

[31～32]

  A. 全蝎   B. 牛黄   C. 海螵蛸

  D. 蟾酥   E. 羚羊角

31. 具有"乌金衣"特征的药材是
32. 具有"通天眼"特征的药材是

[33～35]

  A. 干燥体   B. 干燥分泌物   C. 角

  D. 贝壳   E. 病理产物

33. 全蝎的药用部位是
34. 石决明的药用部位是
35. 牛黄的药用部位是

C 型题(综合分析选择题。每题的备选答案中只有一个最佳答案)

[1～2]

某药材呈长圆形,长1.5～2.5cm,宽0.5～1cm。头及口器向下垂,有较大的复眼及触角各1对,触角多已脱落。背部具革质鞘翅1对,黑色,有3条黄色或棕黄色的横纹。

1. 该药材的入药部位是

  A. 干燥体   B. 干燥卵鞘   C. 生理产物

  D. 干燥分泌物   E. 干燥内壳

2. 该药材的气味特征是

  A. 气微腥   B. 气微   C. 气芳香

  D. 气腥   E. 有特殊臭气

[3～4]

某药材呈圆盘状,上唇鳞8枚,第4、5枚入眶,颊鳞1枚,眼前下鳞1枚,较小,眼后鳞2枚。脊部高耸成屋脊状,俗称"剑脊"。

3. 该药材为

  A. 赤链蛇   B. 蛤蚧   C. 蕲蛇

  D. 乌梢蛇   E. 金钱白花蛇

4. 下列对该药材的描述正确的是

  A. 表面白色,密被菱形鳞片

  B. 背鳞行数成双,背中央2～4行鳞片强烈起棱,形成两条纵贯全体的黑线

C. 背部黑色或灰黑色，有白色环纹45～58个，黑白相间

D. 背部两侧各有黑褐色与浅棕色组成的"V"形斑纹17～25个

E. 背部具革质鞘翅1对，黑色，有3条黄色或棕黄色的横纹

[5～6]

某药材长圆锥形，略呈弓形弯曲，长15～33cm。类白色或黄白色，基部稍呈青灰色。嫩枝对光透视有"血丝"或紫黑色斑纹，光润如玉，无裂纹，老枝有细纵裂纹。

5. 该药材是

A. 马鹿茸 B. 花鹿茸 C. 羚羊角

D. 砍茸 E. 蛤蚧

6. 下列关于该药材的性状特征描述正确的是

A. 方胜纹、佛指甲 B. 通天眼、骨塞 C. 银皮、当门子

D. 挂甲、金乌衣 E. 白颈

X型题（多项选择题。每题的备选答案中有2个或2个以上正确答案。少选或多选均不得分）

1. 下列药物药用部位为动物的生理产物的是

A. 蟾酥 B. 牛黄 C. 蝉蜕

D. 蚕沙 E. 马宝

2. 药用部位为动物干燥病理产物的药材有

A. 阿胶 B. 珍珠 C. 僵蚕

D. 蝉蜕 E. 牛黄

3. 以动物体某一部分的加工品入药的药材有

A. 阿胶 B. 鹿角霜 C. 血余炭

D. 僵蚕 E. 龟甲胶

4. 以动物贝壳入药的药材有

A. 穿山甲 B. 桑螵蛸 C. 龟甲

D. 牡蛎 E. 石决明

5. 属于地龙性状特征的是

A. 呈长条状薄片，全体具环节

B. 背部黑褐色或黑棕色，两侧棕黄色

C. 第14～16环节为生殖带，习称"白颈"

D. 两端各具一吸盘

E. 受精囊孔2对或3对

6. 药材石决明的原动物来源包括

A. 杂色鲍 B. 皱纹盘鲍 C. 羊鲍

D. 耳鲍 E. 澳洲鲍

7. 珍珠的形状有

A. 类球形 B. 卵圆形 C. 棒形

D. 长圆形 E. 不规则形

8. 全蝎的主要性状特征是

A. 呈扁平卵形

B. 头胸部成绿褐色，前面有1对短小的螯肢及1对较长大的钳状脚须

C. 前腹部由7节组成，第7节色深

D. 背甲上有5条隆脊线

E. 末节有锐钩状毒刺，毒刺下方无距

9. 蜈蚣的性状特征有
   A. 呈扁平长条形，头部和躯干部共 22 个环节
   B. 头部暗红色或红褐色，无光泽
   C. 躯干部第 1 背板与头板同色，其余 20 个背板为棕绿色或墨绿色
   D. 自第 4 节起，每体节两侧有步足 1 对
   E. 最末 1 对步足尾状，易脱落

10. 土鳖虫的性状鉴别特征
    A. 呈扁平卵形
    B. 背部紫褐色，有光泽，无翅
    C. 头部较大，有 1 对较长大的钳状脚须
    D. 胸部有足 3 对，具细毛和刺
    E. 后腹部末节有锐钩状毒刺

11. 桑螵蛸可分为有
    A. 短螵蛸　　　B. 长螵蛸　　　C. 团螵蛸
    D. 黑螵蛸　　　E. 白螵蛸

12. 僵蚕的性状鉴别特征有
    A. 长圆锥形，略呈弓形弯曲，类白色或黄白色
    B. 被有白色粉霜状的气生菌丝和分生孢子
    C. 头部较圆，足 8 对，体节明显
    D. 尾部略呈二分枝状
    E. 质硬而脆，易折断

13. 金钱白花蛇的药材性状特征主要有
    A. 呈圆盘状，盘径 3～6cm，蛇体直径 0.2～0.4cm
    B. 背部有黑白相间的环纹，白色环纹 45～48 个
    C. 脊棱明显突起，脊鳞扩大呈六角形
    D. 背鳞细密，通身 15 行，尾下鳞单行
    E. 气芳香，味微苦而甘

14. 蕲蛇的性状特有
    A. 翘鼻头　　　B. 方胜纹　　　C. 连珠斑
    D. 佛指甲　　　E. 剑脊

15. 鸡内金的性状特征有
    A. 呈不规则皱缩的囊状卷片
    B. 表面黄色、黄绿色或黄褐色
    C. 薄而半透明，具明显的条状波浪形皱纹
    D. 有的粗糙，具疣状突起，有的具龟裂纹
    E. 饮片为不规则碎片

16. 下列有关牛黄的描述正确的有
    A. 分为蛋黄和管黄两种
    B. 表面具有一层光亮的薄膜，习称"乌金衣"
    C. 有"挂甲"现象
    D. 体轻，质酥脆，易分层剥落，断面金黄色

E. 断面沾水，即呈乳白色隆起
17. 羚羊角药材的性状特征有
   A. 呈长圆锥形，略呈弓形弯曲
   B. 类白色或黄白色，全角呈半透明，对光视有"通天眼"
   C. 全角有10～16个隆起的环脊，用手握之，四指正好嵌入凹处
   D. 角基部内有"骨塞"
   E. 气芳香，味苦、涩

第三节 常用矿物类中药的鉴别

A型题（最佳选择题，每题的备选答案中只有一个最佳答案）

1. 由晶体内部裂缝面、解离面及表面氧化膜的反射光引起与入射光波的干涉作用而产生的颜色是
   A. 本色   B. 外色   C. 假色
   D. 干涉色   E. 表面色
2. 下列矿物类药中，属于氧化物类的药材是
   A. 雄黄   B. 白矾   C. 石膏
   D. 赭石   E. 轻粉
3. 硫酸盐类药材
   A. 朱砂   B. 石膏   C. 炉甘石
   D. 自然铜   E. 滑石
4. 硫化物
   A. 轻粉   B. 硫黄   C. 自然铜
   D. 磁石   E. 芒硝
5. 以含三氧化二铁为主的矿物药是
   A. 赭石   B. 滑石   C. 石膏
   D. 炉甘石   E. 芒硝

B型题（配伍选择题，备选答案在前，试题在后，每组若干题。每组均对应同一组备选答案）

[1～2]
   A. $Na_2SO_4 \cdot 10H_2O$ B. S C. As_2O_3
   D. Fe_2O_3 E. HgS
1. 芒硝的主要化学成分是
2. 硫黄的主要化学成分是

[3～4]
   A. 红色   B. 樱红色   C. 绿黑色
   D. 淡橘红色   E. 橙黄色
3. 雄黄的条痕色是
4. 赭石的条痕色是

[5～6]
   A. HgS B. As_2S_2 C. Fe_2O_3
   D. Fe E. $CaSO_4 \cdot 2H_2O$
5. 朱砂的主要成分是
6. 雄黄的主要成分是

[7～10]
　　A. 朱砂　　　　　　　B. 自然铜　　　　　　　C. 雄黄
　　D. 炉甘石　　　　　　E. 芒硝
7. 表面鲜红色或暗红色，条痕红色至褐红色，具光泽的药材是
8. 晶型多为立方体，表面亮淡黄色，有金属光泽的药材是
9. 表面灰白色或淡红色，无光泽，凹凸不平，多孔，似蜂窝状的药材是
10. 无色透明或类白色半透明，暴露空中则表面逐渐风化而覆盖一层白色粉末状的药材是

[11～12]
　　A. 自然铜　　　　　　B. 赭石　　　　　　　　C. 雄黄
　　D. 煅炉甘石　　　　　E. 生石膏
11. 呈白色或淡黄色的粉末，体轻，质软松而细腻光滑的饮片是
12. 呈不规则的小块，表面棕红色至暗棕红色，有的可见圆形突起或凹窝的饮片是

[13～15]
　　A. 二硫化二砷　　　　B. 含水硫酸钠　　　　　C. 含水硫酸钙
　　D. 碳酸锌　　　　　　E. 含水硅酸镁
13. 石膏的主要成分是
14. 滑石的主要成分是
15. 芒硝的主要成分是

[16～19]
　　A. 硫化物类矿物　　　B. 硫酸盐类矿物　　　　C. 碳酸盐类矿物
　　D. 氧化物类矿物　　　E. 卤化物类矿物
16. 雄黄来源
17. 赭石来源
18. 炉甘石来源
19. 石膏来源

[20～22]
　　A. 脂肪光泽　　　　　B. 金属光泽　　　　　　C. 金刚石样光泽
　　D. 玻璃光泽　　　　　E. 蜡样光泽
20. 硫黄的光泽特征为
21. 芒硝的光泽特征为
22. 雄黄的晶面光泽特征为

[23～24]
　　A. 朱砂　　　　　　　B. 硫黄　　　　　　　　C. 雄黄
　　D. 赭石　　　　　　　E. 自然铜
23. 表面黄色或略呈黄绿色的中药材是
24. 表面深红色或橙红色的中药材是

C型题（综合分析选择题。每题的备选答案中只有一个最佳答案）

[1～2]

朱砂，《神农本草经》称之为丹砂。晋代名医葛洪说："丹砂烧之成水银，积变又还成丹砂。"其中的"丹砂"是剧毒银朱，即今之氧化汞（HgO）。朱砂虽然颜色同前者一样，但其化学成分为硫化汞（HgS）。

1. 下列关于朱砂性状特征的描述正确的是
　　A. 药材多为粉末状
　　B. 有玻璃样光泽

C. 条痕无色

D. 质松脆，粉末状有闪烁的光泽

E. 有变彩现象

2. 朱砂的条痕色为

A. 黑色　　　　　B. 白色　　　　　C. 橙红色

D. 褐红色　　　　E. 明黄色

[3～4]

赭石入药已有几千年的历史，最早载于《神农本草经》，历代均未见有毒之说。因其性寒重坠，寒证及孕妇慎用。《本经》将其列入下品，不宜久服。《伤寒论》用量为一两（1日量）。

3. 赭石的主要成分是

A. As_2S_3　　　B. As_2S_2　　　C. Fe_2O_3

D. FeS_2　　　　E. HgS

4. 下列关于赭石断面描述正确的是有

A. 断面黄白色，具金属光泽

B. 断面显层叠状

C. 断面具树脂样光泽

D. 断面凹凸不平或呈层状纤维样的结构

E. 纵断面具绢丝样光泽

[5～6]

某药材饮片为白色粉末，有引湿性。具有解毒明目退翳，收湿止痒敛疮的功效。用于目赤肿痛，眼缘赤烂，翳膜胬肉，溃疡不敛，脓水淋漓，湿疮，皮肤瘙痒。

5. 该药材的主要有效成分是

A. 碳酸锌　　　　B. 硫酸钙　　　　C. 二硫化二砷

D. 硫化汞　　　　E. 硫酸钠

6. 下列关于该药材性状特征描述错误的是

A. 表面灰白色或淡红色，条痕白色

B. 质松易碎，断面有玻璃样光泽

C. 显粉性，凹凸不平

D. 断面灰白色或淡棕色

E. 有吸湿性

X型题（多项选择题。每题的备选答案中有2个或2个以上正确答案。少选或多选均不得分）

1. 雄黄的性状特征有

A. 块状或粒状集合体　　B. 鲜红色或暗红色　　C. 条痕红色至褐红色

D. 断面具树脂样光泽　　E. 微有特异臭气，味淡

2. 石膏的性状特征是

A. 呈长块状、板块状或不规则块状

B. 有的半透明，条痕白色

C. 纵断面具绢丝样光泽

D. 体轻，质脆

E. 有吸湿性

3. 硫黄的性状特征为

A. 黄色或略呈绿黄色　　B. 断面常呈针状结晶形　　C. 有特异的臭气

D. 条痕红褐色　　　　　E. 用手握紧置于耳旁，可闻轻微的爆裂声

第五章 中药制剂与剂型

第一节 固体制剂

一、散剂

A 型题（最佳选择题，每题的备选答案中只有一个最佳答案）

1. 可制成散剂的是
   A. 易吸湿或易氧化变质的药物
   B. 刺激性大的
   C. 腐蚀性强的
   D. 含低共熔的
   E. 含挥发性成分多的

2. 散剂的含水量应为
   A. 含水量不超过 5%　　B. 含水量不超过 6%　　C. 含水量不超过 9%
   D. 含水量不超过 12%　 E. 含水量不超过 15%

B 型题（配伍选择题，备选答案在前，试题在后，每组若干题。每组均对应同一组备选答案）

[1～3]
   A. 粗粉　　　　　　B. 中粉　　　　　　C. 细粉
   D. 最细粉　　　　　E. 极细粉

1. 除另有规定外，内服散剂的粉末细度为
2. 除另有规定外，儿科用散剂的粉末细度为
3. 除另有规定外，局部用散剂的粉末细度为

[4～5]
   A. 分剂量散剂与不分剂量散剂
   B. 单味药散剂与复方散剂
   C. 普通散剂和特殊散剂
   D. 吹散剂与内服散剂
   E. 内服散剂和局部用散剂

4. 散剂按医药用途可分为
5. 散剂按药物性质可分为

X 型题（多项选择题。每题的备选答案中有 2 个或 2 个以上正确答案。少选或多选均不得分）

不宜制成散剂的药物有
   A. 刺激性大的药物　　B. 腐蚀性强的药物　　C. 易氧化变质的药物
   D. 易吸湿的药物　　　E. 含挥发性成分的药物

二、颗粒剂

A 型题（最佳选择题，每题的备选答案中只有一个最佳答案）

1. 除另有规定外，颗粒剂辅料的用量不宜超过干膏量的
   A. 2 倍　　　　　　　　B. 3 倍　　　　　　　　C. 6 倍
   D. 5 倍　　　　　　　　E. 7 倍

2. 颗粒剂的含水量不得超过
   A. 2%　　　　　　　　 B. 4%　　　　　　　　 C. 6%
   D. 8%　　　　　　　　 E. 10%

3. 关于颗粒剂的说法，错误的是
   A. 处方中含有挥发性成分较多的饮片宜采用"双提法"提取
   B. 制粒时清膏∶糖粉∶糊精的比例一般为 1∶3∶1
   C. 挥发油等挥发性成分可制成 β-环糊精包合物混匀于颗粒
   D. 除另有规定外，颗粒剂含水量不得过 9%
   E. 泡腾颗粒系由药物与泡腾崩解剂制成的颗粒剂

4. 颗粒剂粒度检查时，不能通过一号筛和能通过五号筛的总和不得过
   A. 4%　　　　　　　　 B. 8%　　　　　　　　 C. 13%
   D. 15%　　　　　　　　E. 17%

B 型题（配伍选择题，备选答案在前，试题在后，每组若干题。每组均对应同一组备选答案）

[1～4]
   A. 肠溶颗粒剂　　　　　B. 混悬性颗粒剂　　　　C. 泡腾颗粒剂
   D. 缓释型颗粒剂　　　　E. 控释型颗粒剂

1. 遇水产生大量气体的是
2. 难溶性原料药与适宜辅料混合制成的颗粒剂
3. 在规定的释放介质中缓慢地恒速释放药物的颗粒剂
4. 采用肠溶材料包裹颗粒或其他适宜方法制成的颗粒

[5～6]
   A. 5min　　　　　　　 B. 10min　　　　　　　 C. 20min
   D. 15min　　　　　　　E. 30min

5. 可溶性颗粒应在多长时间全部溶化
6. 泡腾颗粒应在多长时间内完全分散或溶解于水中

X 型题（多项选择题。每题的备选答案中有 2 个或 2 个以上正确答案。少选或多选均不得分）

1. 颗粒剂的特点是
   A. 服用、携带方便　　　B. 适用于工业生产　　　C. 大部分品种颗粒松散
   D. 不可包衣　　　　　　E. 可制成缓释和控释制剂

2. 泡腾颗粒所用的有机酸一般是
   A. 枸橼酸　　　　　　　B. 奎宁酸　　　　　　　C. 酚酸
   D. 酒石酸　　　　　　　E. 绿原酸

三、胶囊剂

A 型题（最佳选择题，每题的备选答案中只有一个最佳答案）

1. 可用作软胶囊填充的物料是

A. 药物的油溶液 B. 药物的水溶液 C. 药物的丙酮溶液
D. 药物的乙醇溶液 E. 药物的 O/W 型乳液

2. 下列对软胶囊的叙述中，正确的是
   A. 填充物料可为挥发性有机物
   B. 填充物料可为醛类
   C. 软胶囊的崩解时限为 30min
   D. 必须填充液体物料
   E. 填充液的 pH 应控制在 4.5～7.5

3. 以六味地黄汤方制成的成药，不适宜的剂型是
   A. 浓缩丸 B. 颗粒剂 C. 胶囊
   D. 小蜜丸 E. 软胶囊

4. 下列宜制成软胶囊剂的是
   A. 药物的水溶液 B. 吸湿性强的药物 C. 鱼肝油
   D. 药物稀醇溶液 E. O/W 型乳剂

5. 软胶囊填充物的含水量一般不得超过
   A. 3% B. 5% C. 8%
   D. 10% E. 13%

6. 硬胶囊中药物的水分含量不得超过
   A. 3.0% B. 5.0% C. 6.0%
   D. 9.0% E. 13.0%

B 型题（配伍选择题，备选答案在前，试题在后，每组若干题。每组均对应同一组备选答案）

[1～4]
A. 硬胶囊 B. 肠溶胶囊 C. 软胶囊
D. 缓释胶囊 E. 控释胶囊

1. 指采用适宜的制剂技术，将药物或加适宜辅料制成的均匀粉末、颗粒、小片、小丸、半固体或液体等，充填于空心胶囊中的胶囊剂
2. 指在规定的释放介质中缓慢地非恒速释放药物的胶囊剂
3. 用肠溶材料包衣的颗粒或小丸充填于胶囊而制成的硬胶囊
4. 将一定量的液体药物直接包封，或将固体药物溶解或分散在适宜的辅料中制备成溶液、混悬液、乳状液或半固体，密封于软质囊材中的胶囊剂

[5～8]
A. 溶化 B. 穿孔 C. 软化
D. 变脆 E. 结晶

5. 吸湿性药物能使胶囊壁
6. 易风化的药物能使胶囊壁
7. 药物的水溶液能使胶囊壁
8. 药物的稀乙醇溶液会使胶囊壁

[9～12]
A. 增塑剂 B. 增稠剂 C. 增光剂
D. 遮光剂 E. 防腐剂

9. 二氧化钛在明胶空心胶囊中作
10. 山梨醇在明胶空心胶囊中作

11. 十二烷基磺酸钠在明胶空心胶囊中作
12. 对羟基苯甲酸乙酯在明胶空心胶囊中作

[13～16]

A. 5min B. 15min C. 30min
D. 45min E. 60min

13. 软胶囊的崩解时限为
14. 滴丸的溶散时限为
15. 阴道片融变时限为
16. 硬胶囊剂的崩解时限为

C 型题（综合分析选择题。每题的备选答案中只有一个最佳答案）

[1～3]

胶囊剂可掩盖药物的不良气味，易于吞服；能提高药物的稳定性及生物利用度；还能定时定位释放药物，并能弥补其他固体剂型的不足，应用广泛。

1. 空心胶囊的主要囊材是
   A. 甘油 B. 明胶 C. 淀粉
   D. 环糊精 E. 羧甲基纤维素钠

2. 由此囊材组成的空心胶囊的崩解时限应为
   A. 10min B. 20min C. 30min
   D. 60min E. 120min

3. 由此囊材组成的空心胶囊中重金属的含量不得超过
   A. 10mg/kg B. 20mg/kg C. 60mg/kg
   D. 40mg/kg E. 50mg/kg

X 型题（多项选择题。每题的备选答案中有 2 个或 2 个以上正确答案。少选或多选均不得分）

1. 下列有关胶囊剂的特点，正确的是
   A. 能减小药物的刺激性
   B. 无肝脏首过作用
   C. 可制成定时定位释放药物
   D. 与片剂、丸剂比较，生物利用度高
   E. 可提高药物稳定性

2. 不宜制成胶囊剂的药物有
   A. 药物的水溶液 B. 药物的稀醇溶液 C. 粉末药物
   D. 颗粒药物 E. 吸湿性强的药物

3. 关于胶囊剂的说法正确的有
   A. 肠溶胶囊不溶于胃液但能在肠液中崩解释放药物
   B. 控释胶囊应在规定的释放介质中缓慢地恒速释放药物
   C. 缓释胶囊应在规定的释放介质中缓慢地非恒速释放药物
   D. 硬胶囊内容物可以是药物的均匀粉末、细小颗粒、小丸
   E. 软胶囊俗称胶丸，其制法有滴制法和压制法

4. 空心胶囊常添加的附加剂有
   A. 明胶 B. 着色剂 C. 崩解剂
   D. 防腐剂 E. 遮光剂

5. 下列有关胶囊剂质量要求的叙述，正确的有

A. 需要检查释放度

B. 在人工肠液中，肠溶胶囊应在 1 小时内全部崩解

C. 在盐酸盐缓冲液中，结肠肠溶胶囊应在 1 小时内全部崩解

D. 超出装量差异的胶囊剂不得多于 2 粒

E. 超出装量差异的胶囊剂不得多于 1 粒

四、丸剂

A 型题（最佳选择题，每题的备选答案中只有一个最佳答案）

1. 饮片细粉以水（或黄酒、醋、稀药汁、糖液等）为黏合剂制成的丸剂
   A. 浓缩丸　　　　B. 水丸　　　　C. 糊丸
   D. 蜜丸　　　　　E. 蜡丸

2. 关于大蜜丸的制备要求，正确的是
   A. 含较多糖类及油脂等黏性药粉，用蜜量宜多
   B. 含大量矿物质黏性差的药粉，宜用嫩蜜趁热和药
   C. 含较多树脂成分的药粉，宜用 80℃ 以上热蜜和药
   D. 含纤维性和矿物等黏性差的药粉，用蜜量宜多
   E. 含麝香、冰片等芳香挥发药粉，用热蜜和药

3. 《中国药典》规定，应测相对密度的药物是
   A. 儿茶　　　　　B. 肉桂　　　　C. 冰片
   D. 蜂蜜　　　　　E. 薄荷

4. 下列指标中"中蜜"的炼制标准是
   A. 鱼眼泡　　　　B. 牛眼泡　　　C. 滴水成珠
   D. 打白丝　　　　E. 稍有黏性

5. 适用于急症治疗的丸剂是
   A. 水丸　　　　　B. 水蜜丸　　　C. 小蜜丸
   D. 滴丸　　　　　E. 浓缩丸

6. 下列属于滴丸的特点的是
   A. 生物利用度高
   B. 丸重差异大
   C. 生产设备复杂
   D. 载药量大
   E. 适用于慢性病

7. 适用于儿童用药的丸剂是
   A. 水丸　　　　　B. 蜜丸　　　　C. 蜡丸
   D. 糖丸　　　　　E. 水蜜丸

B 型题（配伍选择题，备选答案在前，试题在后，每组若干题。每组均对应同一组备选答案）

[1～4]
   A. 糊丸　　　　　B. 浓缩丸　　　C. 蜜丸
   D. 滴丸　　　　　E. 蜡丸

1. 饮片或部分饮片提取浓缩后，与适宜的辅料或其余饮片细粉，以水、炼蜜或炼蜜和水为黏合剂制成的丸剂
2. 饮片细粉以蜂蜡为黏合剂制成的丸剂

3. 饮片细粉以炼蜜为黏合剂制成的丸剂
4. 饮片细粉以米糊或面糊等为黏合剂制成的丸剂

[5～8]
　　A. 老蜜　　　　　B. 蜜水　　　　　C. 中蜜
　　D. 蜂蜜　　　　　E. 嫩蜜

5. 黏性较强的药粉制蜜丸应选用
6. 黏性差的矿物药制蜜丸应选用
7. 富含纤维黏性差的药料制蜜丸应选用
8. 黏性中等的药粉制蜜丸应选用

[9～10]
　　A. 30min　　　　B. 45min　　　　C. 60min
　　D. 90min　　　　E. 120min

9. 除另有规定外，浓缩丸的溶散时限为
10. 除另有规定外，水丸的溶散时限为

[11～14]
　　A. 6%　　　　　　B. 9%　　　　　　C. 12%
　　D. 15%　　　　　E. 18%

11. 除另行规定外，水丸中水分不得超过
12. 除另行规定外，浓缩水蜜丸中水分不得超过
13. 除另行规定外，蜜丸中水分不得超过
14. 除另行规定外，浓缩蜜丸中水分不得超过

[15～17]
　　A. 糊丸　　　　　B. 滴丸　　　　　C. 小蜜丸
　　D. 大蜜丸　　　　E. 包衣滴丸

15. 除另有规定外，不检查溶散时限的是
16. 除另有规定外，应在2小时内全部溶散的是
17. 除另有规定外，应在30分钟内全部溶散的是

C型题（综合分析选择题。每题的备选答案中只有一个最佳答案）

[1～2]

丸剂是指药材细粉或药材提取物加适宜的黏合辅料制成的球形或类球形制剂。按制备方法分类：①塑制丸，如蜜丸、糊丸、浓缩丸、蜡丸等。②泛制丸，如水丸、水蜜丸、浓缩丸、糊丸等。③滴制丸（滴丸）。

1. 下列关于水丸特点的叙述正确的是
　　A. 显效慢
　　B. 易吸潮
　　C. 药物的均匀性容易控制
　　D. 只宜大量生产
　　E. 易引起微生物污染

2. 蜜丸炼蜜的目的，错误的是
　　A. 除去杂质　　　B. 杀灭微生物　　　C. 降低水分
　　D. 降低黏性　　　E. 破坏酶类

X 型题（多项选择题。每题的备选答案中有 2 个或 2 个以上正确答案。少选或多选均不得分）

1. 根据丸剂的重量，蜜丸可分为
   A. 微蜜丸　　　　B. 小蜜丸　　　　C. 大蜜丸
   D. 特大蜜丸　　　E. 中蜜丸
2. 可用滴制法制备的剂型有
   A. 软胶囊　　　　B. 蜜丸　　　　　C. 浓缩丸
   D. 滴丸　　　　　E. 蜡丸
3. 下列丸剂包衣材料中，属于药物衣的有
   A. 朱砂衣　　　　B. 糖衣　　　　　C. 明胶衣
   D. 黄柏衣　　　　E. 雄黄衣
4. 丸剂包衣的目的有
   A. 防止氧化、变质　B. 防潮、防蛀　　C. 便于识别
   D. 控制药物释放　　E. 吸引眼球

五、片剂

A 型题（最佳选择题，每题的备选答案中只有一个最佳答案）

1. 将处方部分饮片细粉与其余药料制得的稠膏混合制成的片剂称为
   A. 分散片　　　　B. 全浸膏片　　　C. 全粉末片
   D. 半浸膏片　　　E. 提纯片
2. 既可作为吸收剂，又可作为崩解剂的是
   A. 淀粉　　　　　B. 糊精　　　　　C. 微粉硅胶
   D. 微晶纤维素　　E. 羧甲基纤维素钠
3. 可作为口含片的主要稀释剂和矫味剂的是
   A. 糖粉　　　　　B. 乳糖　　　　　C. 甘露醇
   D. 磷酸氢钙　　　E. 淀粉
4. 关于片剂润滑剂作用的说法，错误的是
   A. 降低压片颗粒间的摩擦力，增加流动性
   B. 避免粉粒在冲、模表面黏附，使片面光洁
   C. 避免压片颗粒间互相黏附，使片剂易于崩解
   D. 利于准确加料，减少片重差异
   E. 降低片剂与冲、模间的摩擦力，利于出片
5. 片剂制备过程中常与糊精配合使用的填充剂是
   A. 淀粉　　　　　B. 乳糖　　　　　C. 糖粉
   D. 微粉硅胶　　　E. 硬脂酸镁
6. 适宜作为溶液片或泡腾片润滑剂的是
   A. 甘露醇　　　　B. 聚乙二醇　　　C. 硬脂酸镁
   D. 羧甲基淀粉镁　E. 滑石粉
7. 乙醇作为润湿剂一般采用的浓度是
   A. 20% 左右　　　B. 20%～50%　　　C. 30%～70%
   D. 50%～70%　　　E. 80% 以上
8. 糖浆作为黏合剂，最常用的浓度是
   A. 30% 以下　　　B. 30%～50%　　　C. 50%～80%

D. 50%～70%　　　　E. 80%以上

9. 下列药物可采用水作润湿剂的是
   A. 药料本身具有一定黏性
   B. 不耐热的药物
   C. 易水解的药物
   D. 易溶于水的药物
   E. 黏性很强的药物

10. 制备时需加用崩解剂的片剂是
    A. 缓释片　　　　B. 口含片　　　　C. 舌下片
    D. 浸膏片　　　　E. 咀嚼片

11. 片剂辅料中可用作崩解剂的是
    A. 滑石粉　　　　B. 二氧化钛　　　C. 低取代羟丙基纤维素
    D. 酚酸　　　　　E. 糖浆

12. 关于片剂包衣，错误的是
    A. 隔绝空气，避光，防潮，提高药物稳定性
    B. 掩盖药物不良气味，增加用药顺应性
    C. 包薄膜衣，可加快药物溶出
    D. 包肠溶衣，可减少药物对胃的刺激
    E. 包控释衣，可控制药物的释放

13. 应检查融变时限的是
    A. 分散片　　　　B. 泡腾片　　　　C. 含片
    D. 咀嚼片　　　　E. 阴道片

14. 需进行释放度检查的剂型是
    A. 普通片　　　　B. 控释片　　　　C. 分散片
    D. 咀嚼片　　　　E. 泡腾片

B型题（配伍选择题，备选答案在前，试题在后，每组若干题。每组均对应同一组备选答案）

[1～3]
   A. 黏合剂　　　　B. 湿润剂　　　　C. 吸收剂
   D. 润滑剂　　　　E. 稀释剂

1. 处方中含有较多挥发油液体成分，压片需加入
2. 主药剂量<0.1g，压片困难者需加入
3. 各类片剂压片前需加入

[4～6]
   A. 崩解剂　　　　B. 润湿剂　　　　C. 吸收剂
   D. 黏合剂　　　　E. 润滑剂

4. 羧甲基淀粉钠常用作片剂的
5. 磷酸氢钙可作为中药片剂原料中油类的
6. 硬脂酸镁为中药片剂常用的

[7～8]
   A. 稀释剂　　　　B. 吸收剂　　　　C. 黏合剂
   D. 润滑剂　　　　E. 崩解剂

7. 主药含浸膏量多且黏性较大而制片困难者，需加用

8. 黏性不足的药料制粒压片需加用

[9～10]

A. 熔化性试验　　　　B. 硬度　　　　　　　C. 发泡量
D. 融变时限　　　　　E. 含量均匀度检查

9. 《中国药典》规定，阴道泡腾片的特殊检查项目是
10. 《中国药典》规定，阴道片的特殊检查项目是

[11～14]

A. 5min　　　　　　　B. 10min　　　　　　　C. 30min
D. 60s　　　　　　　 E. 60min

现行版《中国药典》规定，下列各片剂的崩解时限分别为

11. 药材原粉片的崩解时限为
12. 含片的崩解时限为
13. 口崩片的崩解时限为
14. 薄膜衣中药片的崩解时限为

C 型题（综合分析选择题。每题的备选答案中只有一个最佳答案）

[1～2]

片剂是药物与辅料均匀混合后压制而成的片状或异形片状的固体制剂。片剂以口服普通片为主，也有含片、舌下片、口腔贴片、咀嚼片、分散片、泡腾片、阴道片、速释或缓释或控释片与肠溶片等。

1. 下列关于片剂特点的叙述正确的是

　 A. 产量大、成本高　　B. 显效快于滴丸　　　C. 容易受潮变质
　 D. 片剂内药物含量差异大　E. 品种丰富

2. 适用于急症的片剂是

　 A. 分散片　　　　　　B. 口服泡腾片　　　　C. 缓释片
　 D. 控释片　　　　　　E. 舌下片

X 型题（多项选择题。每题的备选答案中有 2 个或 2 个以上正确答案。少选或多选均不得分）

1. 中药片剂的缺点是

　 A. 制备或贮藏不当会影响片剂的崩解、吸收
　 B. 儿童及昏迷患者不易吞服
　 C. 含挥发性成分的片剂储存较久含量可能下降
　 D. 生产自动化程度不高
　 E. 赋形剂可能影响生物利用度

2. 根据原料及制法特征，中药片剂可分为

　 A. 机器压片　　　　　B. 全浸膏片　　　　　C. 半浸膏片
　 D. 全粉末片　　　　　E. 人工制片

3. 属于口服片剂的有

　 A. 咀嚼片　　　　　　B. 舌下片　　　　　　C. 分散片
　 D. 泡腾片　　　　　　E. 口腔贴片

4. 分散片的特点包括

　 A. 在水中迅速崩解　　B. 可以避免肝脏的首过作用　C. 需要加入高效崩解剂
　 D. 可加入水中分散后口服　E. 可含于口中吮服或吞服

5. 下列片剂属于口腔用片的有

　 A. 泡腾片　　　　　　B. 口腔贴片　　　　　C. 口含片

D. 咀嚼片　　　　　　　E. 舌下片
6. 片剂制备中，以下情况需要加入吸收剂的是
   A. 主药剂量小于 0.1g　　B. 浸膏黏性大　　　　C. 浸膏含量多
   D. 挥发油含量多　　　　E. 脂肪油含量多
7. 片剂的崩解机制有
   A. 内推作用　　　　　　B. 扩散作用　　　　　C. 毛细管作用
   D. 膨胀作用　　　　　　E. 产气作用
8. 片剂的质量检查项目有
   A. 融变时限　　　　　　B. 崩解时限　　　　　C. 脆碎度
   D. 释放度　　　　　　　E. 溶出度

第二节　浸出制剂

A 型题（最佳选择题，每题的备选答案中只有一个最佳答案）

1. 饮片用水或其他溶剂，采用适宜的方法提取制成的口服液体制剂是
   A. 药酒　　　　　　　　B. 合剂　　　　　　　C. 浸膏剂
   D. 流浸膏剂　　　　　　E. 煎膏剂
2. 符合中医药理论，体现方药复方成分的综合疗效与特点的剂型是
   A. 散剂　　　　　　　　B. 浸出制剂　　　　　C. 半固体制剂
   D. 胶体制剂　　　　　　E. 液体药剂
3. 按浸提过程和成品情况分类，汤剂属于
   A. 水浸出剂型　　　　　B. 含醇浸出剂型　　　C. 含糖浸出剂型
   D. 无菌浸出剂型　　　　E. 其他浸出剂型
4. 下列属于醇浸出剂型的是
   A. 糖浆剂　　　　　　　B. 煎膏剂　　　　　　C. 汤剂
   D. 合剂　　　　　　　　E. 流浸膏剂
5. 饮片用水煎煮，取煎煮液浓缩，加炼蜜或糖（或转化糖）制成的半流体制剂为
   A. 药酒　　　　　　　　B. 酊剂　　　　　　　C. 糖浆剂
   D. 浸膏剂　　　　　　　E. 煎膏剂
6. 煎膏剂中加入炼蜜或糖（或转化糖）的量，一般不超过清膏量的
   A. 0.5 倍　　　　　　　B. 1 倍　　　　　　　C. 2 倍
   D. 3 倍　　　　　　　　E. 5 倍
7. 糖尿病患者不宜选用的药物剂型是
   A. 露剂　　　　　　　　B. 胶囊剂　　　　　　C. 滴丸
   D. 煎膏剂　　　　　　　E. 酒剂
8. 糖浆剂含蔗糖量应不低于
   A. 30%　　　　　　　　B. 45%　　　　　　　C. 60%
   D. 70%　　　　　　　　E. 75%
9. 下列关于酒剂与酊剂的叙述，正确的是
   A. 酒剂不要求乙醇含量测定
   B. 酒剂中可加入适当蜂蜜或糖调味
   C. 酒剂是原料药用规定浓度的乙醇提取制成的液体制剂

D. 酊剂不需检查乙醇量

E. 不含剧毒药的酊剂浓度要求每100mL相当于原药材10g

10. 下列关于流浸膏与浸膏剂的叙述，正确的是

A. 流浸膏剂与浸膏剂多以水为溶剂

B. 浸膏剂的制备多采用渗漉法、煎煮法制备

C. 稠浸膏每1g相当于饮片药物的1g

D. 浸膏剂每1g相当于饮片药物的1g

E. 流浸膏每1g相当于饮片药物的2g

B型题（配伍选择题，备选答案在前，试题在后，每组若干题。每组均对应同一组备选答案）

[1~4]

A. 浸膏剂、流浸膏剂　　B. 酊剂　　C. 糖浆剂

D. 汤剂　　E. 茶剂

1. 将饮片加水煎煮或沸水浸泡后，滤过而取滤液制得的液体制剂
2. 含有原料药物的浓蔗糖水溶液
3. 原料药物用规定浓度的乙醇提取或溶解而制成的澄清液体制剂
4. 饮片或提取物与茶叶或其他辅料混合制成的内服制剂

[5~6]

A. 1g　　B. 2~5g　　C. 5~10g

D. 10g　　E. 20g

5. 除另有规定外，流浸膏剂1mL应相当于原饮片
6. 除另有规定外，浸膏剂1g相当于原饮片

[7~9]

A. 稀释　　B. 渗漉法　　C. 浸渍法

D. 煎煮法　　E. 水蒸气蒸馏

7. 制备煎膏剂应采用
8. 以中药流浸膏为原料制备酊剂应采用
9. 制备流浸膏剂，饮片提取多

[10~11]

A. 100mL相当于10g原药材饮片

B. 100mL相当于20g原药材饮片

C. 1mL相当于1g原药材饮片

D. 1g相当于2~5g原药材饮片

E. 1g相当于0.5g原药材饮片

10. 除另有规定外，毒性药物酊剂浓度
11. 除另有规定外，普通药物酊剂浓度

X型题（多项选择题。每题的备选答案中有2个或2个以上正确答案。少选或多选均不得分）

1. 下列关于糖浆剂的质量要求，正确的是

A. 糖浆剂含蔗糖量应不低于60%（g/mL）

B. 相对密度、pH和乙醇含量符合规定要求

C. 在贮藏期间不得有酸败、异臭等变质现象

D. 贮藏期间允许有少量轻摇易散的沉淀

E. 装量差异限度均应符合规定要求

2. 下列关于汤剂的叙述，正确的有
   A. 以水为溶剂　　　　B. 组方灵活，能随症加减　　　C. 味苦量大，服用不便
   D. 挥发性成分提取率和保留率低　　　E. 可久置
3. 下列关于煎膏剂的叙述，正确的有
   A. 外观应质地细腻，稠度适宜
   B. 多以滋补为主
   C. 允许有糖结晶析出
   D. 固体制剂，不易保存
   E. 加入炼蜜或糖（或转化糖）的量一般不超过清膏量的3倍
4. 以不同浓度乙醇为溶剂的浸出制剂是
   A. 干浸膏剂　　　　B. 煎膏剂　　　　C. 酒剂
   D. 流浸膏剂　　　　E. 酊剂
5. 下列关于酒剂的特点叙述，正确的有
   A. 心脏病、高血压患者不宜服用
   B. 儿童、孕妇不宜服用
   C. 服用方便，但易于霉变
   D. 不可加入调味剂
   E. 需检查乙醇含量
6. 下列要求澄清的浸出制剂有
   A. 合剂　　　　B. 糖浆剂　　　　C. 酒剂
   D. 酊剂　　　　E. 流浸膏剂

第三节　液体制剂

A型题（最佳选择题，每题的备选答案中只有一个最佳答案）

1. 乳剂中药物粒子的大小一般为
   A. <0.1nm　　　　B. 0.1～1nm　　　　C. 1～100nm
   D. 100～500nm　　　　E. 500～1000nm
2. 表面活性剂毒性大小的顺序是
   A. 阳离子型＞非离子型＞阴离子型
   B. 阴离子型＞阳离子型＞非离子型
   C. 阳离子型＞阴离子型＞非离子型
   D. 非离子型＞阴离子型＞阳离子型
   E. 阴离子型＞非离子型＞阳离子型
3. 决定溶胶溶液稳定性的主要因素是
   A. 温度　　　　B. 电位差　　　　C. 湿度
   D. pH　　　　E. 粒子大小
4. 乳剂在放置过程中，乳滴逐渐聚集在上层或下层的现象称为
   A. 分层　　　　B. 絮凝　　　　C. 转相
   D. 破裂　　　　E. 酸败
5. 除另有规定外，口服制剂标签上应注明"用前摇匀"的是
   A. 溶液剂　　　　B. 混悬剂　　　　C. 乳剂

D. 糖浆剂　　　　　　E. 合剂
6. 口服混悬剂的沉降体积比应不低于
   A. 10.0　　　　　　B. 5.8　　　　　　C. 3.1
   D. 0.90　　　　　　E. 0.08
7. 干混悬剂的干燥失重减量不得超过
   A. 5.0%　　　　　　B. 6.0%　　　　　　C. 1.0%
   D. 2.0%　　　　　　E. 0.5%

B 型题（配伍选择题，备选答案在前，试题在后，每组若干题。每组均对应同一组备选答案）

[1～2]
   A. 卵磷脂　　　　　　B. 桂醇硫酸钠　　　　　　C. 聚山梨酯80
   D. 新洁尔灭　　　　　E. 脱水山梨醇单硬脂酸镁
1. 属阳离子型表面活性剂的是
2. 属两性离子型表面活性剂的是

[3～6]
   A. 破裂　　　　　　B. 转相　　　　　　C. 酸败
   D. 絮凝　　　　　　E. 分层
3. 由于δ电位降低促使液滴聚集，出现乳滴聚集成团的现象
4. 由 O/W 型乳剂转变为 W/O 型乳剂或出现相反的变化
5. 分散相乳滴合并且与连续相分离成不相混溶的两层液体的现象
6. 乳剂受外界因素及微生物作用，使体系中油相或乳化剂发生变质的现象

[7～8]
   A. 絮凝剂　　　　　　B. 反絮凝剂　　　　　　C. 润湿剂
   D. 助悬剂　　　　　　E. 乳化剂
7. 吐温类在混悬型液体制剂中常作为
8. 胶体二氧化硅在混悬型液体制剂中常作为

X 型题（多项选择题。每题的备选答案中有2个或2个以上正确答案。少选或多选均不得分）

1. 液体制剂的特点有
   A. 分散度大、吸收快　　B. 药物浓度不可控　　C. 贮藏、运输不方便
   D. 便于分剂量服用　　　E. 适于儿童及老年患者
2. 按分散体系分类，液体药剂主要类型有
   A. 溶液　　　　　　B. 高分子溶液　　　　　　C. 胶体
   D. 混悬液　　　　　E. 乳浊液
3. 属于真溶液型液体制剂的是
   A. 芳香水剂　　　　B. 高分子溶液剂　　　　　C. 甘油剂
   D. 醑剂　　　　　　E. 溶液剂
4. 下列关于液体制剂的叙述，正确的有
   A. 溶液剂分散相粒径一般小于1nm
   B. 胶体溶液分散相粒径一般在1～100nm
   C. 混悬剂分散相微粒的粒径一般在500nm以下
   D. 乳浊液药剂属均相分散体系
   E. 混悬型药剂属均相分散体系
5. 表面活性剂常可以用作

A. 乳化剂　　　　　B. 起泡剂　　　　　C. 增溶剂
D. 去污剂　　　　　E. 润湿剂

6. 下列关于溶胶剂的叙述，正确的是
   A. 动力学不稳定体系　B. 热力学不稳定体系　C. 非均相的液体制剂
   D. 热力学稳定体系　　E. 动力学稳定体系

7. 影响乳剂稳定性的因素有
   A. 乳化剂的性质　　B. 乳化剂的用量　　C. 微生物的污染
   D. 温度　　　　　　E. 分散介质的黏度

8. 关于乳剂的叙述正确的是
   A. 乳剂分散度大有利于发挥药效
   B. 热力学和动力学不稳定体系
   C. 药物粒径大于 500nm
   D. 水包油型乳剂可掩盖药物的不良臭味
   E. 油性药物制成乳剂能保证剂量准确，而且使用方便

9. 混悬型液体制剂常添加的附加剂有
   A. 助悬剂　　　　　B. 崩解剂　　　　　C. 润湿剂
   D. 助流剂　　　　　E. 絮凝剂

10. 不适宜制成混悬剂的药物是
    A. 毒性药物　　　　B. 难溶性药物　　　C. 不稳定的药物
    D. 易成盐的药物　　E. 剂量小的药物

11. 影响混悬剂稳定性的因素包括
    A. 混悬粒子的沉降
    B. 微粒增长与晶型的转变
    C. 微粒间的排斥力与吸引力
    D. 温度的影响
    E. 制备的方法

第四节　无菌制剂

A 型题（最佳选择题，每题的备选答案中只有一个最佳答案）

1. 产生致热能力最强的热原微生物是
   A. 革兰阳性杆菌　　B. 金黄色葡萄球菌　C. 肺炎链球菌
   D. 革兰阴性杆菌　　E. 沙门杆菌

2. 用于去除含有负电荷的磷酸根与羧酸根类热原的方法是
   A. 热压灭菌法　　　B. 凝胶过滤出法　　C. 酸碱法
   D. 离子交换树脂法　E. 超滤法

3. 耐热器具可用下列哪种方法除去热原
   A. 高温法　　　　　B. 酸碱法　　　　　C. 吸附法
   D. 离子交换法　　　E. 凝胶过滤法

4. 注射用水的 pH 应保持在
   A. 7～9　　　　　　B. 4～7　　　　　　C. 5～7
   D. 1～3　　　　　　E. 3～5

5. 下列关于纯化水叙述错误的是
   A. 纯化水不含任何附加剂
   B. 纯化水可作为配制普通药物制剂用的溶剂
   C. 纯化水可用作非灭菌制剂所用饮片的提取溶剂
   D. 纯化水可用作滴眼剂的配制溶液
   E. 纯化水可用水蒸气蒸馏法制得
6. 关于注射用水的说法，错误的是
   A. 为纯水经蒸馏所得的水
   B. 用作配制注射剂的溶剂
   C. 用作配制滴眼剂的溶剂
   D. 用作注射剂容器的精洗
   E. 用作注射用无菌粉末的溶剂
7. 氯化钠等渗当量是指
   A. 与1g药物呈等渗效应的氯化钠的量
   B. 与1g氯化钠呈等渗效应的药物的量
   C. 与10g氯化钠呈等渗效应的药物的量
   D. 与10g药物呈等渗效应的氯化钠的量
   E. 与100g药物呈等渗效应的氯化钠的量
8. 常用于调节渗透压的附加剂有
   A. 吐温类   B. 二氧化钛   C. 三氯叔丁醇
   D. 葡萄糖   E. 苯酚
9. 静脉用乳状液型注射剂中乳滴的粒度应为
   A. 不得有大于8μm的微粒，90%的粒度应在1μm以下
   B. 不得有大于5μm的微粒，90%的粒度应在1μm以下
   C. 不得有大于8μm的微粒，80%的粒度应在1μm以下
   D. 不得有大于5μm的微粒，80%的粒度应在1μm以下
   E. 不得有大于5μm的微粒，70%的粒度应在1μm以下
10. 供注射用的植物油主要是
    A. 大豆油   B. 茶油   C. 橄榄油
    D. 玉米油   E. 花生油
11. 下列关于眼膏剂的叙述错误的是
    A. 用于伤口的眼膏剂应无菌
    B. 为固体制剂
    C. 对眼部应无刺激性
    D. 包括溶液型和混悬型
    E. 应均匀、细腻，易涂布于眼部
12. 质量检查金属性异物的剂型是
    A. 滴眼剂   B. 洗眼剂   C. 眼膏剂
    D. 眼丸剂   E. 眼膜剂
13. 眼用制剂在启用后，最多可使用多久
    A. 6周   B. 3周   C. 4周
    D. 1周   E. 8周

14. 下列关于眼用制剂的质量要求叙述错误的是
    A. 眼用制剂应在无菌环境下配制
    B. 眼用半固体制剂每个容器的装量应不超过 10g
    C. 眼内注射溶液不得添加抑菌剂
    D. 眼用半固体制剂应检查金属性异物
    E. 滴眼剂每一容器的装量应不超过 10mL

B 型题（配伍选择题，备选答案在前，试题在后，每组若干题。每组均对应同一组备选答案）

[1～3]
    A. 金属离子络合剂   B. 乳化剂   C. 抛射剂
    D. 抗氧剂   E. 矫味剂

1. 亚硫酸钠作为偏碱性中药注射液的
2. 乙二胺四乙酸钠可作为中药注射液的
3. 硬脂酸三乙醇胺皂可作为气雾剂的

[4～5]
    A. 潜溶剂   B. 抛射剂   C. 渗透压调节剂
    D. 助悬剂   E. 抗氧剂

4. 亚硫酸氢钠常用作偏酸性中药注射液的
5. 七氟丙烷可作为药用气雾剂的

[6～8]
    A. 抗氧剂   B. 抑菌剂   C. 止痛剂
    D. 渗透压的调节剂 E. pH 调节剂

6. 苯酚在注射剂中的作用
7. 氯化钠在注射剂中用作
8. 亚硫酸氢钠在注射剂中用作

[9～10]
    A. 抑菌剂   B. 矫味剂   C. 渗透压调节剂
    D. 止痛剂   E. 增溶剂

9. 聚山梨酯 80 可作为中药注射液的
10. 盐酸普鲁卡因可作为中药注射液的

[11～13]
    A. 10%   B. 20%   C. 45%
    D. 60%   E. 90%

11. 除另有规定外，有效成分制备中药注射剂其纯度应不少于
12. 除另有规定外，中药糖浆剂含蔗糖量应不低于
13. 除另有规定外，含毒性药的中药酊剂的浓度应为

[14～17]
    A. 眼膏剂   B. 眼丸剂   C. 眼膜剂
    D. 眼用凝膏剂 E. 眼用乳膏剂

14. 指由药物与适宜基质混合，制成无菌溶液型或混悬型膏状的眼用半固体制剂
15. 无菌凝胶状的眼用半固体制剂
16. 药物与高分子聚合物制成的无菌药膜，可置于结膜囊内缓慢释放药物的眼用固体制剂
17. 由药物与适宜基质均匀混合，制成无菌乳膏状的眼用半固体制剂

[18～21]
A. 硼酸 B. 硼酸盐缓冲溶液 C. 硝酸苯汞
D. 甲基纤维素 E. 吐温-80
18. 可用作眼用溶液剂 pH 调节剂的是
19. 可用作眼用溶液剂黏度调节剂的是
20. 可用作眼用溶液剂渗透压调节剂的是
21. 可用作眼用溶液剂抑菌剂的是

C 型题（综合分析选择题。每题的备选答案中只有一个最佳答案）

[1～3]
热原（pyrogen）系指注射后能引起恒温动物体温异常升高的致热物质，包括细菌性热原、内源性高分子热原、内源性低分子热原及化学热原等。
1. 热原的主要致热物质是
A. 磷脂 B. 蛋白质 C. 多肽
D. 多糖 E. 内毒素
2. 下列关于热原性质的叙述，正确的是
A. 不耐热性 B. 被吸附性 C. 挥发性
D. 水不溶性 E. 易氧化性
3. 污染热原的途径不包括
A. 溶剂 B. 原辅料 C. 运输过程
D. 制备过程 E. 临床使用过程

X 型题（多项选择题。每题的备选答案中有 2 个或 2 个以上正确答案。少选或多选均不得分）

1. 下列属于注射剂特点的是
A. 适用于不宜口服的药物 B. 可用于诊断疾病 C. 质量要求高，成本高
D. 制备过程复杂 E. 不易发生危险
2. 关于热原去除方法的说法正确的有
A. 活性炭可吸附去除药液中的热原
B. 100℃、60 分钟煮沸灭菌可彻底破坏药液中的热原
C. 玻璃器皿可采用重铬酸钾硫酸清洁液处理破坏热原
D. 采用 0.22μm 的微孔滤膜可滤除药液中的热原
E. 超滤膜可截留去除药液中相对分子质量大的热原
3. 属制药用纯化水的有
A. 饮用水 B. 单蒸馏水 C. 离子交换水
D. 注射用水 E. 灭菌注射用水
4. 可作制药用水的是
A. 注射用水 B. 饮用水 C. 蒸馏水
D. 纯化水 E. 灭菌的注射用水
5. 常用的抗氧剂有
A. 焦亚硫酸钠 B. 聚山梨酯 80 C. 盐酸
D. 亚硫酸钠 E. 亚硫酸氢钠
6. 注射剂中，抑制微生物增殖的附加剂有
A. 乙二胺四乙酸 B. 苯酚 C. 甲酚
D. 三氯叔丁醇 E. 枸橼酸

7. 不得添加抑菌剂的注射剂有
   A. 肌内注射液　　　　B. 电解质输液剂　　　　C. 硬膜外注射液
   D. 脑池内注射液　　　E. 椎管内注射液

8. 注射剂常用的附加剂有
   A. 抗氧剂　　　　　　B. 絮凝剂　　　　　　　C. 止痛剂
   D. 润滑剂　　　　　　E. 渗透压调节剂

9. 注射剂的质量检查项目包括
   A. 可见异物　　　　　B. 渗透压摩尔浓度　　　C. 细菌内毒素
   D. 热原　　　　　　　E. 重金属

10. 关于眼用制剂中药物吸收途径及其影响因素的说法，正确的有
    A. 适当增加滴眼剂的黏度有利于药物吸收
    B. 经角膜吸收的药物主要起局部治疗作用
    C. 结膜吸收是药物进入体循环的主要途径
    D. 眼用制剂的刺激性，可能影响药物的吸收与利用
    E. 从眼睑溢出的药液可能会流入鼻腔或口腔吸收产生全身作用

11. 影响眼用制剂药物吸收的因素有
    A. 药物的外周血管消除　　B. 表面张力　　　　　C. 刺激性
    D. 眼用制剂的 pH　　　　E. 挥发性

12. 下列属于眼用固体制剂的是
    A. 眼膏剂　　　　　　B. 眼用凝胶剂　　　　　C. 眼丸剂
    D. 眼膜剂　　　　　　E. 眼内注射溶液

13. 不能加入抑菌剂、抗氧剂的眼用制剂类型有
    A. 眼内注射剂　　　　B. 眼丸剂　　　　　　　C. 眼内插入剂
    D. 急救用的眼用制剂　E. 供外科用的眼用制剂

第五节　外用制剂

A 型题（最佳选择题，每题的备选答案中只有一个最佳答案）

1. 对药物的吸收作用最好的基质是
   A. 乳剂型基质　　　　B. 吸水性基质　　　　　C. 豚脂
   D. 凡士林　　　　　　E. 硅酮

2. 下列属于软膏剂烃类基质的是
   A. 硅酮　　　　　　　B. 卡波姆　　　　　　　C. 甘油明胶
   D. 液状石蜡　　　　　E. 纤维素衍生物

3. 下列软膏基质中，属于水溶性基质的是
   A. 蜂蜡　　　　　　　B. 石蜡　　　　　　　　C. 聚乙二醇
   D. 植物油　　　　　　E. 氢化植物油

4. 凡士林中常加入羊毛脂是为了
   A. 缓解刺激性　　　　B. 降低熔点　　　　　　C. 促进药物释放
   D. 增加吸水性　　　　E. 促进药物的吸收

5. 吸水性较大且可提高油脂性软膏渗透性的物质
   A. 氢化植物油　　　　B. 羊毛脂　　　　　　　C. 凡士林

D. 液状石蜡　　　　　　E. 硅油
6. 因对眼睛有刺激性，不宜作为眼膏基质的是
　　A. 硅油　　　　　　　　B. 蜂蜡　　　　　　　　C. 凡士林
　　D. 硅酮类　　　　　　　E. 液状石蜡
7. 主要用于调节软膏稠度的基质是
　　A. 聚乙二醇　　　　　　B. 羊毛脂　　　　　　　C. 凡士林
　　D. 蜂蜡　　　　　　　　E. 甘油明胶
8. 不可用于糜烂、溃疡及化脓性创面的基质是
　　A. 乳剂型基质　　　　　B. 烃类基质　　　　　　C. 油脂类基质
　　D. 水溶性基质　　　　　E. 类脂类基质
9. 红丹的主要成分是
　　A. 三氧化二锑　　　　　B. 硫化汞　　　　　　　C. 四氧化三铅
　　D. 氧化硅　　　　　　　E. 朱砂
10. 制备黑膏药的植物油常用的是
　　A. 棉籽油　　　　　　　B. 花生油　　　　　　　C. 麻油
　　D. 豆油　　　　　　　　E. 菜油
11. 橡胶贴膏的背衬材料一般用
　　A. 人造棉布　　　　　　B. 油纸　　　　　　　　C. 橡胶
　　D. 无纺布　　　　　　　E. 漂白细布

B 型题（配伍选择题，备选答案在前，试题在后，每组若干题。每组均对应同一组备选答案）

[1～4]
　　A. 软膏剂　　　　　　　B. 贴剂　　　　　　　　C. 凝胶贴膏
　　D. 乳膏剂　　　　　　　E. 橡胶贴膏
1. 原料药物与适宜的亲水基质混匀后涂布于背衬材料上制成的制剂
2. 原料药物与油脂性或水溶性基质混合制成的均匀的半固体外用制剂
3. 原料药物溶解或分散于乳状液型基质中形成的均匀半固体制剂
4. 原料药物与橡胶等基质混匀后涂布于背衬材料上制成的制剂

[5～7]
　　A. 油脂性基质　　　　　B. 乳剂型基质　　　　　C. 酚性基质
　　D. 水溶型基质　　　　　E. 无刺激性基质
5. 可用于亚急性、慢性、无渗出的皮肤病的基质是
6. 可用于糜烂创面及腔道黏膜的基质是
7. 不宜用于急性炎性渗出较多的创面的基质是

[8～9]
　　A. 半合成棕榈油酯　　　B. 凡士林　　　　　　　C. 聚乙二醇
　　D. 聚氧乙烯单硬脂酸酯　E. 卡波姆
8. 可用作油脂性栓剂基质的是
9. 常用作油脂性软膏基质的是

[10～11]
　　A. 橡胶贴膏　　　　　　B. 凝胶贴膏　　　　　　C. 膏药
　　D. 透皮贴剂　　　　　　E. 软膏剂
10. 除另有规定外，要求检查软化点的剂型是

11. 除另有规定外，要求检查释放度的剂型是

X 型题（多项选择题。每题的备选答案中有 2 个或 2 个以上正确答案。少选或多选均不得分）

1. 外用膏剂的分类有
   A. 软膏剂　　　　　　B. 乳膏剂　　　　　　C. 膏药
   D. 贴膏剂　　　　　　E. 贴剂

2. 外用膏剂药物透皮吸收的三个阶段不包括
   A. 溶解　　　　　　　B. 释放　　　　　　　C. 扩散
   D. 穿透　　　　　　　E. 吸收

3. 药物透皮吸收的途径是
   A. 毛囊　　　　　　　B. 汗腺　　　　　　　C. 皮脂腺
   D. 淋巴管　　　　　　E. 完整的表皮

4. 影响外用膏剂透皮吸收的基质因素包括
   A. 附加剂　　　　　　B. 基质的 pH　　　　　C. 基质对皮肤的水合作用
   D. 基质的种类　　　　E. 基质的使用次数

5. 影响外用膏剂透皮吸收的因素有
   A. 皮肤的条件　　　　B. 药物的性质和浓度　C. 基质的组成与性质
   D. 应用的面积和次数　E. 使用者的年龄与性别

6. 软膏剂、乳膏剂的特点有
   A. 有局部治疗作用　　B. 有全身治疗作用　　C. 多用于慢性皮肤病
   D. 多用于急性皮肤病　E. 为固体的膏状制剂

7. 理想的软膏剂的基质应具备的条件为
   A. 具有适宜的黏度　　B. 与药物反应缓慢　　C. 具有一定的药效
   D. 与药物无配伍禁忌　E. 无刺激性和过敏性

8. 膏药的类型包括
   A. 红膏药　　　　　　B. 黑膏药　　　　　　C. 白膏药
   D. 清膏药　　　　　　E. 狗皮膏药

9. 凝胶贴膏的组成材料包括
   A. 背衬层　　　　　　B. 黏胶层　　　　　　C. 保护层
   D. 药物层　　　　　　E. 皮层

10. 软膏剂的质量要求包括
    A. 易于涂布于皮肤或黏膜上并无刺激性
    B. 允许适度的油水分离
    C. 无菌、无酸败等现象
    D. 含细粉的软膏剂不得检出大于 180μm 的粒子
    E. 所有软膏剂都允许有少量细菌存在

第六节　其他制剂

一、栓剂

A 型题（最佳选择题，每题的备选答案中只有一个最佳答案）

1. 含鞣酸类药物栓剂，不宜选用的基质是

A. 可可豆脂 B. 甘油明胶 C. 半合成山苍子油酯
D. 半合成棕榈油酯 E. 半合成椰子油酯
2. 将水溶性药物制成起效迅速的栓剂应选用的基质是
A. 可可豆脂 B. 聚山梨酯 61 C. 甘油明胶
D. 聚乙二醇 E. 聚氧乙烯
3. 具有同质多晶性的油脂性基质是
A. 甘油明胶 B. 聚乙二醇 C. 半合成棕榈油酯
D. 可可豆脂 E. 聚山梨酯 61
4. 脂肪性基质栓剂的融变时限是
A. 15min B. 30min C. 45min
D. 60min E. 75min

B型题（配伍选择题，备选答案在前，试题在后，每组若干题。每组均对应同一组备选答案）

[1~2]
A. 聚乙二醇 B. 胆甾烷 C. 乙醇
D. 硅酮类 E. 半合成椰子油酯
1. 属于栓剂油脂性基质的是
2. 属于栓剂水溶性基质的是

[3~6]
A. 可可豆脂 B. 凡士林 C. 甘油明胶
D. 聚乙二醇类 E. 半合成脂肪酸甘油酯
3. 晶型不稳定熔点较低的基质
4. 多用作阴道栓剂基质的是
5. 对黏膜有一定刺激性的基质是
6. 不需要冷藏，但易吸湿变形栓剂的基质是

[7~10]
A. 溶散时限 B. 软化点 C. 崩解时限
D. 相对密度 E. 融变时限
7. 泡腾片的质量检查项目包括
8. 栓剂的质量检查项目包括
9. 丸剂的质量检查项目包括
10. 黑膏药的质量检查项目包括

C型题（综合分析选择题。每题的备选答案中只有一个最佳答案）

栓剂指原料药物与适宜基质制成的具有一定形状的供人体腔道内给药的固体制剂。栓剂在常温下为固体，塞入腔道后，在体温下能迅速软化、融化或溶解于分泌液，逐渐释放药物而产生局部或全身作用。

1. 下列关于栓剂的说法错误的是
A. 适用于不能口服给药的患者
B. 可以在腔道起局部治疗作用
C. 可发挥全身治疗作用
D. 药物不受胃肠道酶的破坏
E. 大部分需经过肝脏首过作用
2. 水溶性基质的栓剂的融变时限是
A. 20min B. 30min C. 60min

D. 90min　　　　　　E. 120min

X 型题（多项选择题。每题的备选答案中有 2 个或 2 个以上正确答案。少选或多选均不得分）

1. 影响直肠给药栓剂中药物吸收的生理因素有
   A. 药物的溶解度　　B. 栓剂塞入的深度　　C. 直肠液的 pH
   D. 肠内粪便　　　　E. 基质的种类

2. 直肠给药栓剂中药物的吸收途径有
   A. 经直肠吸收后，进入胃肠道，由胃肠道进入大循环
   B. 经直肠淋巴系统吸收
   C. 经直肠上静脉吸收，由门静脉进入肝脏，再由肝脏进入大循环
   D. 经直肠吸收后，直接进入肝脏，由肝脏进入大循环
   E. 经直肠下静脉和肛门静脉吸收，由髂内静脉绕过肝脏，从下腔大静脉直接进入大循环

3. 对栓剂基质的要求有
   A. 透明、澄清　　　B. 无毒、无刺激性　　C. 与药物无配伍禁忌
   D. 易软化、熔融或溶解　　E. 理化性质稳定

4. 下列属于油脂性栓剂基质的是
   A. 可可豆脂　　　　B. 半合成山苍子油酯　　C. 甘油明胶
   D. 羊毛脂　　　　　E. 半合成棕榈油酯

5. 栓剂的质量评价包括
   A. 崩解时限　　　　B. 融变时限　　　　C. 溶散时限
   D. 微生物限度　　　E. 重量差异

二、气雾剂与喷雾剂

A 型题（最佳选择题，每题的备选答案中只有一个最佳答案）

1. 适用于呼吸道给药的速效剂型是
   A. 注射剂　　　　　B. 气雾剂　　　　　C. 舌下片
   D. 涂膜剂　　　　　E. 滴丸

2. 借助于手动泵的压力将药液喷成雾状的制剂是
   A. 溶液型气雾剂　　B. 乳状液型气雾剂　　C. 喷雾剂
   D. 混悬液型气雾剂　E. 吸入粉雾剂

3. 关于气雾剂类型的说法，错误的是
   A. 按给药定量与否，气雾剂可分为定量和非定量气雾剂
   B. 按给药途径，气雾剂可分为吸入气雾剂、非吸入气雾剂
   C. 溶液型气雾剂属于二相气雾剂
   D. 乳浊液型气雾剂属于三相气雾剂
   E. 混悬液型气雾剂属于四相气雾剂

4. 下列属于二相气雾剂的是
   A. 乳浊液型气雾剂　　B. O/W 乳剂型气雾剂　　C. W/O 乳剂型气雾剂
   D. 混悬型气雾剂　　　E. 溶液型气雾剂

5. 关于吸入气雾剂吸收与作用特点的说法，错误的是
   A. 具有速效和定位作用
   B. 肺泡是其药物的主要吸收部位
   C. 药物的吸收作用与其脂溶性成正比

D. 药物的吸收作用与其分子大小成反比
E. 药物的吸收作用与其雾滴粒径大小成反比
6. 吸入气雾剂的雾滴粒径应控制在
   A. 20μm 以下   B. 10μm 以下   C. 15μm 以下
   D. 5μm 以下   E. 5～10μm
7. 吸入气雾剂微细药物粒子剂量应不少于每揿主药含量标示量的
   A. 10%   B. 5%   C. 15%
   D. 3%   E. 8%

B 型题（配伍选择题，备选答案在前，试题在后，每组若干题。每组均对应同一组备选答案）

[1～4]
   A. 丙二醇   B. 司盘-60   C. 亚硫酸钠
   D. 氢氟烷烃   E. 尼泊金酯
1. 可用作气雾剂溶剂的物质是
2. 可用作气雾剂抛射剂的物质是
3. 可用作气雾剂防腐剂的物质是
4. 可用作气雾剂抗氧剂的物质是

X 型题（多项选择题。每题的备选答案中有 2 个或 2 个以上正确答案。少选或多选均不得分）

1. 喷雾剂按内容物组成分为
   A. 溶液型喷雾剂   B. 乳状液型喷雾剂   C. 混悬液型喷雾剂
   D. 定量喷雾剂   E. 吸入喷雾剂
2. 关于气雾剂的叙述正确的是
   A. 由药物、附加剂、抛射剂、耐压容器、阀门组成
   B. 抛射剂提供动力，还可作为溶剂，稀释剂
   C. 乳浊液型和混悬液型气雾剂为三相气雾剂
   D. 肺泡为主要吸收部位
   E. 吸入药物吸收速度与脂溶性、分子大小成反比
3. 气雾剂、喷雾剂的特点有
   A. 制剂不稳定   B. 局部用药刺激性大   C. 制剂稳定性高
   D. 局部给药刺激性小 E. 给药剂量不准
4. 对气雾剂缺点的认识正确的是
   A. 刺激性大   B. 成本高   C. 遇热容易发生爆炸
   D. 稳定性好   E. 抛射剂有时会泄漏
5. 可用作气雾剂的抛射剂的有
   A. 二氧化碳   B. 二甲醚   C. 聚山梨酯
   D. 碳氢化合物   E. 氢氟烷烃类

三、其他剂型

A 型题（最佳选择题，每题的备选答案中只有一个最佳答案）

1. 下列胶剂的辅料中能降低黏性、便于切胶的是
   A. 黄酒   B. 麻油   C. 阿胶
   D. 明矾   E. 水
2. 起矫味、矫臭作用，且在收胶时有利于气泡逸散的胶剂辅料是

A. 冰糖　　　　　　　B. 蜂蜜　　　　　　　C. 花生油
D. 黄酒　　　　　　　E. 明矾

3. 可以作为成膜材料的是
   A. 丙烯酸树脂类　　　B. 山梨醇　　　　　　C. 甘油
   D. 聚乙二醇　　　　　E. 二氧化钛

4. 成膜性、脱膜性以及膜的抗拉强度、柔软性、吸湿性良好，并无毒、无刺激性的成膜材料是
   A. 聚乙烯吡啶衍生物　B. 淀粉　　　　　　　C. 纤维素衍生物
   D. 聚乙烯醇　　　　　E. 明胶

5. 甘油可作为膜剂中的
   A. 增塑剂　　　　　　B. 着色剂　　　　　　C. 遮光剂
   D. 填充剂　　　　　　E. 脱膜剂

6. 可作为涂膜剂溶剂的是
   A. 甘油　　　　　　　B. 丙二醇　　　　　　C. 乙醇
   D. 聚乙烯醇　　　　　E. 水

7. 可制成不同形状的固体制剂是
   A. 锭剂　　　　　　　B. 棒剂　　　　　　　C. 条剂
   D. 灸剂　　　　　　　E. 酊剂

8. 涂膜剂在启用后最多可使用
   A. 1周　　　　　　　 B. 2周　　　　　　　 C. 10天
   D. 3周　　　　　　　 E. 4周

B型题（配伍选择题，备选答案在前，试题在后，每组若干题。每组均对应同一组备选答案）

[1～2]
A. 冰糖　　　　　　　B. 麻油　　　　　　　C. 黄酒
D. 花生油　　　　　　E. 明矾

1. 可沉淀胶液杂质，并增加胶剂透明度的辅料是
2. 可增加胶液透明度和硬度，并具矫味作用的辅料是

[3～5]
A. 氧化汞　　　　　　B. 氯化汞　　　　　　C. 氯化亚汞
D. 三氧化二铅　　　　E. 四氧化三铁

3. 轻粉的主要成分是
4. 红升丹的主要成分是
5. 白降丹的主要成分是

[6～9]
A. 线剂　　　　　　　B. 糕剂　　　　　　　C. 丹剂
D. 熨剂　　　　　　　E. 钉剂

6. 指将丝线或棉线，置药液中先浸后煮，经干燥制成的一种外用制剂
7. 指饮片细粉与米粉、蔗糖等蒸制成的块状制剂
8. 饮片细粉加糯米混匀后加水加热制成软材，分剂量，搓成细长而两端尖锐的外用固体制剂
9. 饮片细粉或饮片提取液与经煅制的铁砂混合制成的外用制剂

X型题（多项选择题。每题的备选答案中有2个或2个以上正确答案。少选或多选均不得分）

1. 按原料来源，胶剂的种类主要有
   A. 皮胶类　　　　　　B. 肉胶类　　　　　　C. 骨胶类

D. 甲胶类 E. 发胶类
2. 下列胶剂中属于皮胶类的是
   A. 阿胶 B. 龟板胶 C. 鹿角胶
   D. 黄明胶 E. 鳖甲胶
3. 根据结构特点，膜剂可分为
   A. 口膜剂 B. 皮肤膜剂 C. 黏膜膜剂
   D. 单层膜剂 E. 多层膜剂
4. 下列属于膜剂特点的有
   A. 载药量大
   B. 药物含量准确
   C. 质量稳定
   D. 可制成不同释药速度的制剂
   E. 制成多层膜剂可避免配伍禁忌

第七节 药物新型给药系统与制剂新技术

A 型题（最佳选择题，每题的备选答案中只有一个最佳答案）

1. 关于缓释、控释制剂的说法，错误的是
   A. 缓释制剂给药后血药浓度较为平稳
   B. 渗透泵片可以均匀地缓速释放药物
   C. 药效作用剧烈的药物宜制成控释制剂
   D. 肌内注射药物的混悬液具有缓释作用
   E. 胃漂浮片可提高药物在十二指肠的疗效
2. 关于缓释制剂、控释制剂特点的说法，错误的是
   A. 缓释制剂、控释制剂的给药次数较普通制剂少
   B. 缓释制剂、控释制剂的治疗作用较普通制剂更持久
   C. 缓释制剂、控释制剂血药浓度波动较普通制剂小
   D. 缓释制剂、控释制剂较普通制剂更具有靶向性
   E. 缓释制剂、控释制剂较普通制剂更能增加患者的顺应性
3. 适合制成缓释制剂的药物有
   A. 半衰期小于 1 小时 B. 半衰期大于 1 天 C. 单次服用剂量小于 1g
   D. 药效剧烈、溶解度小 E. 需在肠道中特定部位主动吸收
4. 脂质体属于靶向制剂的类型是
   A. 主动靶向 B. 被动靶向 C. 物理化学靶向
   D. 磁性靶向 E. 热敏感靶向
5. 下列关于微型包囊特点的叙述中，错误的是
   A. 可加速药物释放，制成速效制剂
   B. 可提高药物稳定性
   C. 可掩盖药物的不良气味
   D. 可将液体药物固体化
   E. 减少复方配伍禁忌
6. 可用作药物固体分散体水溶性载体材料的是

A. 聚丙烯树脂Ⅲ号　　　B. 乙基纤维素　　　C. 醋酸纤维素酞酸酯
  D. 聚丙烯树脂Ⅱ号　　　E. 聚维酮

B 型题（配伍选择题，备选答案在前，试题在后，每组若干题。每组均对应同一组备选答案）

[1~3]
  A. 聚乙烯　　　B. 氯苯酚　　　C. 羧甲基纤维素
  D. 脂肪　　　　E. 氯化钠

1. 脂溶性骨架材料
2. 水溶性骨架材料
3. 不溶性骨架材料

[4~7]
  A. 膜控包衣型缓控制剂　　　B. 渗透泵式控释制剂　　　C. 磁性微球
  D. 胃滞留控释制剂　　　　　E. 骨架型缓释、控释制剂

4. 通过黏附、漂浮或膨胀等作用定位于胃中释放药物的制剂为
5. 通过包衣膜控制药物释放速度的制剂为
6. 药物靠扩散、溶蚀作用或扩散溶蚀共同作用而释放药物的制剂为
7. 利用渗透压原理制成的控释制剂为

[8~10]
  A. 一级靶向制剂　　　B. 二级靶向制剂　　　C. 三级靶向制剂
  D. 四级靶向制剂　　　E. 五级靶向制剂

8. 指进入靶部位的特殊细胞释药，而不作用于正常细胞
9. 指达特定的靶组织或靶器官
10. 指作用于细胞内的某些特定的靶点的靶向制剂

C 型题（综合分析选择题。每题的备选答案中只有一个最佳答案）

[1~2]
包合物是一种分子的空间结构中全部或部分包入另一种分子而成，又称分子胶囊。环糊精由于其结构具有"外亲水，内疏水"的特殊性及无毒的优良性能，可与多种客体包结。采用适当方法制备的包合物能使客体的某些性质得到改善。近年来，对环糊精的研究已在各个领域取得成就。

1. 下列关于环糊精特点的叙述，错误的是
   A. 为中空圆筒形　　　B. 内部呈亲水性　　　C. 有 α、β、γ 三种
   D. 常用 β-环糊精　　　E. 是淀粉用嗜碱性芽孢杆菌培养而得
2. 关于药物 β-环糊精包合物作用的说法，错误的是
   A. 提高药物稳定性　　　B. 减少药物刺激性　　　C. 增加药物溶解度
   D. 增加药物的靶向性　　　E. 使液体药物粉末化

X 型题（多项选择题。每题的备选答案中有 2 个或 2 个以上正确答案。少选或多选均不得分）

1. 不宜制成缓释制剂的药物有
   A. 半衰期 >24 小时
   B. 药物剂量 >1g
   C. 在肠道内有特定主动吸收部位的药物
   D. 药效剧烈且吸收无规律的药物
   E. 易受生理因素影响的药物
2. 按照给药途径不同，缓释制剂的类型有
   A. 口服缓释制剂　　　B. 眼用缓释制剂　　　C. 口腔用缓释制剂

D. 牙用缓释制剂　　　　E. 透皮缓释制剂
3. 按照释药原理的不同，控释、缓释制剂的类型包括
   A. 骨架分散型缓释制剂　B. 膜控包衣型　　　　C. 乳剂分散型
   D. 注射用油溶液　　　　E. 固体分散体
4. 可起靶向作用的制剂有
   A. 磁性制剂　　　　　　B. 口服乳剂　　　　　C. 脂质体
   D. 微球　　　　　　　　E. 微囊
5. 下列关于微型包囊技术的叙述，正确的是
   A. 可提高药物稳定性
   B. 不适合生物半衰期很长的药物
   C. 降低药物副作用
   D. 能在较长时间内维持一定的血药浓度
   E. 可控制药物释放
6. 按照药物释放特点，固体分散体可分为
   A. 低共熔混合物　　　　B. 共沉淀物　　　　　C. 肠溶型
   D. 速释型　　　　　　　E. 控释型

答案与解析

第一章 中药与药品质量标准

第一节 中药和中药临床应用

一、历代本草代表作

A 型题

1. 答案：B

解析：《神农本草经》系统总结了汉代以前我国药学发展的成就，是现存最早的药学专著，为本草学的发展奠定了基础。

2. 答案：D

解析：《本草经集注》在各论首创按药物自然属性分类法，将所载 730 种药物分为玉石、草、木、虫兽、果菜、米食及有名未用 7 类。

3. 答案：B

解析：《证类本草》为宋代唐慎微所著，载药 1746 种，附方 3000 余首，历史意义为集宋以前本草之大成。

4. 答案：D

解析：《本草纲目》为明代本草代表作，李时珍编写。

5. 答案：D

解析：《本草纲目拾遗》为清代赵学敏所著，载药 921 种，其中新增 716 种，创古本草增收新药之冠，极大地丰富了本草学。

6. 答案：D

解析：《中华本草》共收载药物 8980 味，《本草纲目》收载药物 1892 种，《新修本草》收载药物 850 种，《证类本草》收载药物 1746 种。

7. 答案：C

解析：《新修本草》开创了图文对照法编撰药学专著的先例。本书的完成依靠了国家的行政力量，是我国历史上第一部官修药典性本草，并被今人誉为世界上第一部药典。

8. 答案：B

解析：同上。

B 型题

[1～3] 答案：BDA

解析：陶弘景所著《本草经集注》，苏敬等人编撰的是《新修本草》，唐慎微所著的是《证类本草》。

[4～5] 答案：CE

解析：李时珍所著的是《本草纲目》，赵学敏所著的是《本草纲目拾遗》。

二、中药性能与功效

A 型题

1. 答案：D

解析：凡寒凉性药物，即表示其具有清热、泻火、凉血、解热毒等作用；凡温热性药物，即表示其具有温里散寒、补火助阳、温经通络、回阳救逆等作用。

2. 答案：C

解析：酸味药大多能收敛邪气，凡邪未尽之证均当慎用。

3. 答案：C

解析：寒能清热，苦能燥湿，苦寒能清热燥湿。

4. 答案：A

解析：升浮类药上行向外，具有升阳发表、祛风散寒、涌吐、开窍等作用；沉降类药下行向内，具有泻下、清热、利水渗湿、重镇安神、潜阳息风、消积导滞、降逆止呕、收敛固涩、止咳平喘等作用。

5. 答案：C

解析：同上。

6. 答案：E

解析：同上。

7. 答案：D

解析：炮制可改变药物的升降性，如酒炒则升，醋炒则收敛。

8. 答案：C

解析：盐水味咸沉降，盐水炒药则下行，姜汁炒则散。

9. 答案：B

解析：咳喘痰黄病位在肺，宜首选归肺经的药物。

10. 答案：B

解析：心悸、失眠为心主神志生理功能出现异常所致，因此主归心经。

11. 答案：E

解析：中药的功效是指中药防治、诊断疾病及强身健体的作用。

12. 答案：A

解析：对现代病症功效指某些中药对西医学描述的高血压、高脂血症、糖尿病、肿瘤等有明显的疗效。

13. 答案：D

解析：功效可按中医辨证学和中医治疗学分类。其中对因功效既属于按中医治疗学分类，又属于按中医辨证学分类。

14. 答案：E

解析：属于消除病理产物的功效有消食、利水、祛痰、化瘀、排石、排脓等。

15. 答案：A

解析：对症功效是指能缓解或消除疾病中出现的某些或某种症状，如止痛、止血、止呕、止咳、平喘、止汗、涩肠止泻、涩精止遗等。

16. 答案：D

解析：对病证功效是指某些中药对疟疾、赘疣、痹证、鼻渊、黄疸、肺痈、绦虫证等病证，具有明显优于他药的疗效。

B 型题

[1～3] 答案：BDE

解析：辛能散、能行；甘能补、能缓、能和；酸能收、能涩；苦能泄、能燥、能坚；咸能软、能下；涩能收、能敛；淡能渗、能利。

[4～6] 答案：BDC

解析：甘味药大多腻膈碍胃，令人中满；苦味药则多伤津、伐胃；酸味药多能收敛邪气，凡邪未尽之证均当慎用。

[7～9] 答案：BAC

解析：四气是药物影响人体阴阳盛衰和寒热变化的作用特点。升降浮沉反应药物在人体的作用趋向。归经反应药物作用的归属。

X 型题

1. 答案：BC

解析：胖大海既能清宣肺气、利咽而具有升浮性，又能清热解毒、通便而具有沉降性。前胡，既能降气祛痰具有沉降性，又能宣散风热具有升浮性。

2. 答案：ACE

解析：确定中药有毒无毒的依据是：①是否含毒害成分。②整体是否有毒。③用量是否得当。

3. 答案：ABCDE

解析：引起中药不良反应的主要原因：①品种混乱。②误服毒药。③用量过大。④炮制失度。⑤剂型失宜。⑥疗程过长。⑦配伍不当。⑧管理不善。⑨辨证不准。⑩个体差异。⑪离经悖法。

4. 答案：AE

解析：止痛、止汗、止血、止呕等属于对症功效，针对的是疾病的症状。息风、排石、散寒属于对因功效，针对的是疾病的病因。

5. 答案：ADE

解析：除湿、祛风、解毒属于对因功效中的祛邪范畴。

6. 答案：ACE

解析：对因功效具体包括祛邪、扶正、调理脏腑或气血功效、消除病理产物等。

7. 答案：BCE

解析：属于消除病理产物的功效有消食、利水、祛痰、化瘀、排石、排脓等。

三、中药炮制

A 型题

1. 答案：B

解析：柏子仁宁心安神，但生柏子仁有润肠通便的副作用，服后患者可发生腹泻。若将柏子仁压去油脂制成柏子仁霜应用，即可免除腹泻的发生。

2. 答案：D

解析：大黄苦寒，为纯阴之品。其性沉而不浮，其用走而不守。经酒制后能引药上行，先升后降。

3. 答案：B

解析：灶心土味辛，性温，能温中和胃、止血、止呕、涩肠止泻等，与药物共制后可降低药物的刺激性，增强药物疗效。

B 型题

[1～3] 答案：EDA

解析：蜜甘平，润肺止咳，蜜炙可缓和药性，增强润肺止咳作用。盐性咸寒，盐炙可引药下行，增强滋阴降火作用。酒可行散，酒炙可改变药性，引药上行。

[4～8] 答案：EDABC

解析：麦麸味甘、淡，性平。能和中益脾，与药物共制能缓和药物的燥性，增强疗效，除去药物不良气味，使药物色泽均匀一致。河砂使质地坚韧的药物质地酥脆，或使药物膨大鼓起，便于粉碎和利于有效成分的溶出。醋具酸性，能与药物中所含的游离生物碱等成分结合成盐，从而增加其溶解度而易煎出有效成分，提高疗效。食盐味咸，性寒。能强筋骨，软坚散结，清热，凉血，解毒，防腐，并能矫味。药物经姜汁制后能抑制其寒性，增强疗效，降低毒性。

X 型题

1. 答案：ABCDE

解析：中药炮制的目的：①降低或消除药物的毒性或副作用。②改变或缓和药物的性能。③增强药物疗效。④便于调剂和制剂。⑤改变或增强药物作用部位和趋向。

2. 答案：CE

解析：不同的炮制方法和辅料对苷类的影响也是多种多样的。酒作为炮制常用辅料，可提高含苷药物的溶解度，而增强疗效。大部分苷类成分易溶于水，故中药在炮制过程中用水处理时应尽量少泡多润，以免苷类成分溶于水而流失，或发生水解而减少。苷类成分在酸性条件下容易水解，因此，苷类为药物的有效成分时，除有专门要求外，一般少用或不用醋处理。

3. 答案：ACDE

解析：对于含挥发油类成分的药材，一般炮制过程要尽量少加热或不加热，但有些药物所含挥发油具有明显的毒性和强烈的刺激性，通过加热炮制可以促使其挥发，降低其毒性；药物经炮制后，不仅使挥发油含量发生变化，也使其性质发生变化，如颜色加深、折光率增大，或产生新的成分，有的还可改变药理作用。

4. 答案：ABCE

解析：灶心土味辛，性温。能温中和胃，止血，止呕，涩肠止泻等。

5. 答案：ABE

解析：醋味酸、苦，性温。具有引药入肝、理气、止血、行水、消肿、解毒、散瘀止痛、矫味矫臭等作用。

6. 答案：ABCDE

解析：蜂蜜生则性凉，故能清热；熟则性温，故能补中；以其甘而平和，故能解毒；柔而濡泽，故能润燥；缓可去急，故能止痛；气味香甜，故能矫味矫臭；不冷不燥，得中和之气，故十二脏腑之病，无不宜之。因而认为蜂蜜有调和药性的作用。

7. 答案：ABD

解析：麻油味甘，性微寒。具润燥通便，解毒生肌的作用。中药炮制常用于某些具腥臭气味的动物类或质地坚硬或有毒的药物。

四、中药配伍和方剂

A 型题

1. 答案：D

解析：生半夏的毒性能被生姜减轻或消除，故云半夏畏生姜，因此选择相畏。若生姜配半夏，则为生姜杀半夏，为相杀。

2. 答案：D

解析：石膏、知母均为清热泻火中药，两者合用可增强清热泻火的功效。

3. 答案：D

解析：茯苓利水健脾能增强黄芪补气利水的功效，因此为相使的配伍关系。

4. 答案：A

解析：君药是对处方中的主证或主病起主要治疗作用的药物。

5. 答案：B

解析：君药体现了处方的主攻方向，用量比臣、佐、使药大。

6. 答案：C

解析：臣药是辅助君药加强治疗主病或主证的药物，或者是针对兼证或兼病起治疗作用的药物。

7. 答案：E

解析：君药体现了处方的主攻方向，是处方中必不可少的药物。

8. 答案：A

解析：A 选项为臣药的作用，故应选 A。佐药有佐助、佐制和反佐，BC 选项为佐制，D 选项为佐助，E 选项为反佐的描述。

B 型题

[1～4] 答案：DAEC

解析：相反是两药合用，能产生或增强毒害作用。相须是性能相类似的药物合用，可增强原有疗效。相恶是两药合用，一种药物能使另一种药物原有功效降低，甚至丧失。相畏是一种药物的毒烈之性，能被另一种药物减轻或消除。

[5～6] 答案：EA

解析：相恶即两药合用，一种药物能使另一种药物原有功效降低，甚至丧失。相畏即一种药物的毒烈之性，能被另一种药物减轻或消除。

[7～8] 答案：BD

解析：相反即两种药物合用，能产生或增强毒害反应。相使即性能功效有某种共性的两药同用，一药为主，一药为辅，辅药能增强主药的疗效。

[9～10] 答案：BE

解析：乌头反半夏、甘草反甘遂，牢记十八反。

[11～13] 答案：AAC

解析：使药意义有二，引经和调和。佐药意义有三，佐助、佐制、反佐。佐制药为消除或减缓君药、臣药的毒性或烈性。

X 型题

1. 答案：BC

解析：相反配伍产生或增强毒性；相恶配伍降低药效，因此临床需避忌。

2. 答案：ABCE

解析：八法有汗、吐、下、和、温、清、消、补。

3. 答案：ACE

解析：汗法主要治疗外感六淫之邪的表证、麻疹初起不透、水肿之腰以上肿甚、疮疡初起等。

4. 答案：ABE

解析：和法是通过和解或调和的作用以达到祛除病邪目的的一种治法。主要有和解少阳、透达膜原、调和肝脾、疏肝和胃、调和寒热、表里双解等。

5. 答案：ABD

解析：消法是通过消食导滞和消坚散结作用，消散气、血、痰、食、水、虫等积聚而成的有形之结的一种治法。

6. 答案：ABE

解析：吐法是通过涌吐，使停留在咽喉、胸膈、胃脘等部位的痰涎、宿食或毒物从口中吐出的一种治法。凡是痰涎壅塞在咽喉，或顽痰蓄积在胸膈，或宿食停滞在胃脘者均可用吐法。营卫不通用汗法；燥屎内结用下法。

五、中药化学成分

A 型题

1. 答案：A

解析：浸渍法是在常温或温热（60～80℃）条件下用适当的溶剂浸渍药材以溶出其中有效成分的方法。

2. 答案：A

解析：含挥发性成分或有效成分遇热易分解的中药材不宜用煎煮法。

3. 答案：B

解析：水蒸气蒸馏法适用于具有挥发性的、能随水蒸气蒸馏而不被破坏，且难溶或不溶于水的化学成分的提取。

4. 答案：E

解析：水蒸气蒸馏法适用于具有挥发性、能随水蒸气蒸馏而不被破坏，且难溶或不溶于水的化学成分的提取。

5. 答案：E

解析：咖啡因具有升华现象，可用升华法提取。

6. 答案：B

解析：二氧化碳为超临界流体萃取技术的溶剂。

7. 答案：A

解析：判断的方法有：①结晶形态和色泽。②熔点和熔距。③色谱法。④高效液相色谱法等。

8. 答案：A

解析：常用的重结晶溶剂有水、冰醋酸、甲醇、乙醇、丙酮、乙醚、三氯甲烷、苯、四氯化碳、石油醚和二硫化碳等。水的极性最大。

9. 答案：A

解析：除乙醇外，其他选项为非（弱）极性溶剂。

10. 答案：D

解析：乙酸乙酯为非极性溶剂。极性大小排

序：水＞甲醇＞乙醇＞丙酮＞乙酸乙酯。

11. 答案：D

解析：活性炭为非极性吸附剂，对非极性物质有较强的吸附能力。

12. 答案：C

解析：葡聚糖凝胶是在水中不溶，但可膨胀的球形颗粒，具有三维空间的网状结构。

13. 答案：C

解析：在TLC或PC上检测时，一般只有当样品在三种展开系统中均呈现单一斑点时方可确认其为单一化合物。

14. 答案：B

解析：凝胶过滤法也叫凝胶渗透色谱、分子筛过滤或排阻色谱，系利用分子筛（分子大小）分离物质的一种方法。

15. 答案：E

解析：膜分离法可有效地去除鞣质、蛋白质、淀粉和树脂等大分子物质及其微粒、絮凝物等。

16. 答案：D

解析：MS为质谱法，用于确定分子量。NMR为核磁共振谱，用于确定化学结构。

B型题

[1～2] 答案：DB

解析：渗漉法不需要加热。连续回流提取法在实验室常用索氏提取器来完成操作。

[3～7] 答案：CDEAB

解析：浸渍法出膏率低，提取液易于发霉变质，需注意加入适当的防腐剂。渗漉法消耗溶剂量大、费时长，操作比较麻烦。煎煮法不宜用于挥发性成分或有效成分遇热易分解的中药材的提取。回流提取法用易挥发的有机溶剂加热回流提取中药成分的方法，但对热不稳定的成分不宜用此法，且溶剂消耗量大，操作麻烦。连续回流提取法弥补了回流提取法中溶剂消耗量大，操作麻烦的不足，实验室常用索氏提取器来完成本法操作，但此法耗时较长。

[8～9] 答案：BE

解析：超临界流体萃取技术的溶剂流体是二氧化碳。

[10～12] 答案：BDE

解析：聚酰胺吸附属于氢键吸附，极性物质与非极性物质均可使用，但特别适合分离酚类、醌类、黄酮类化合物。离子交换法或电泳技术根据解离程度分离物质。分馏法是利用中药中各成分沸点的差别进行提取分离的方法。

[13～14] 答案：DD

解析：液–液萃取法、色谱法的原理是根据物质在两相溶剂中的分配比不同进行分离。

[15～18] 答案：DDAB

解析：氢核磁共振（^1H-NMR）可以提供分子中质子的类型、数目及相邻原子或原子团的信息。红外光谱（IR）可以鉴别羟基、氨基以及重键（如$C=C$、$C\equiv C$、$C=O$、$N=O$）、芳环等基团。紫外光谱（UV）对于分子中含有共轭双键、α，β-不饱和羰基（醛、酮、酸、酯）结构的化合物以及芳香化合物的结构鉴定来说是一种重要的手段。

C型题

[1～2]

1. 答案：C

解析：聚酰胺吸附色谱法的吸附原理是氢键吸附。

2. 答案：B

解析：聚酰胺色谱法特别适合分离酚类、黄酮类化合物。

X型题

1. 答案：ADE

解析：其中选项BC为分离方法。

2. 答案：BCE

解析：极性表示分子中电荷不对称的程度，并与偶极矩、极化度及介电常数等概念有关。

3. 答案：CD

解析：反相色谱的键合烃基有乙基、辛基或十八烷基。

六、中药剂型

A型题

1. 答案：B

解析：药物按分散系统分类包括真溶液型、胶体溶液型、乳浊液型、混悬液型液体制剂。

2. 答案：D

解析：通常不同剂型、不同给药方式药物的起效时间快慢为：静脉注射＞吸入给药＞肌内注射＞皮下注射＞直肠或舌下给药＞口服液体制剂＞口服固体制剂＞皮肤给药。

3. 答案：E

解析：五方便原则包括便于服用、携带、生产、运输和贮藏。

B 型题

[1～3] 答案：EBE

解析：气雾剂、喷雾剂等主要通过呼吸道给药。

X 型题

1. 答案：CD

解析：尽管药物本身的活性是药物制剂疗效的主要因素，但剂型因素对药效的发挥往往会有重要影响，有时甚至起决定作用。药物剂型影响着药物作用的快慢、强弱以及药物的毒副作用、刺激性等，决定着给药途径等。

2. 答案：ABE

解析：剂型选择的基本原则有：根据药物性质、根据临床治疗的需要、根据生产和"五方便"的要求选择剂型。

七、中药体内过程及中药药理毒理

A 型题

1. 答案：E

解析：胆盐会与某些药物形成难溶性盐而影响吸收。

2. 答案：E

解析：一般而言，固体药物的溶出速度快，有利于药物吸收。

3. 答案：B

解析：血浆蛋白结合率不影响药物的肾小管分泌。

4. 答案：B

解析：通常，水溶性或极性大的药物，不易透过毛细血管壁，血药浓度较高，表观分布容积较小；亲脂性药物在血液中浓度较低，表观分布容积通常较大，往往超过体液总体积。

5. 答案：A

解析：表观分布容积是体内药量与血药浓度间关系的一个比例常数。

6. 答案：B

解析：表观分布容积的公式：$V = X/C$。

7. 答案：A

解析：常用血药浓度达到峰浓度（C_{max}）的时间（t_{max}）比较制剂中药物吸收的快慢。

8. 答案：A

解析：指药物吸收进入血液循环的程度与速度。包括两方面：生物利用程度与生物利用速度。生物利用速度常用血药浓度达到峰浓度（C_{max}）的时间（t_{max}）表示。生物利用度应该用 C_{max}、t_{max} 和 AUC 三个指标全面评价。

B 型题

[1～4] 答案：ABCD

解析：考察了药物吸收、分布、代谢、排泄的含义。

[5～8] 答案：ADCB

解析：考察了生物利用度、生物等效性、体内总清除率、表现分布容积的含义。

X 型题

1. 答案：ABE

解析：考察了剂型对药物吸收的影响。剂型不同，其给药途径也不相同。通常不同给药途径的药物吸收显效快慢的顺序为：静脉>吸入>肌内>皮下>舌下或直肠>口服>皮肤；口服制剂药物吸收速度快慢的顺序是：溶液剂>混悬剂>胶囊剂>片剂>包衣片。

2. 答案：ABE

解析：药物的解离度属于药物因素对吸收的影响。血管通透性属于影响药物分布的因素。

3. 答案：ACD

解析：影响吸收的药物因素包括药物的脂溶性和解离度、药物的溶出速度（包括药物粒径、药物的晶型等）。

4. 答案：ACDE

解析：考察了药物分布的影响因素。血管通透性差，药物的分布速度慢。

5. 答案：BCDE

解析：影响药物代谢的因素主要有：给药途径、给药剂量和体内酶的作用、生理因素等。

6. 答案：ADE

解析：通常将药物体内转运的速度过程分为三种类型：一级速度过程、零级速度过程、受酶活力限制的速度过程。

7. 答案：BCD

解析：药物动力学研究常用"隔室模型"模拟机体系统，根据药物在体内分布速度的差异，将机体划分为若干隔室或称房室。同一隔室中药物处于动态平衡的"均一"状态,但并不意味着浓度相等,最简单的是"单室模型",较复杂的有"双室模型"和"多室模型"。

8. 答案:CE

解析:对药物动力学主要参数(如 AUC、C_{max})进行统计分析,可作出生物等效性评价。

第二节 中药药品标准

一、我国药品标准的组成

A 型题

1. 答案:B

解析:我国现行药品标准分为国家药品标准和地方药品标准。《中华人民共和国药典》和部颁药品标准为国家药品标准。除国家药品标准外,各省、自治区、直辖市颁布的中药材标准和中药饮片炮制规范亦为法定药品标准。《中国药典》是国家监督管理药品质量的法定技术标准。它规定了药品的来源、质量要求和检验方法,是全国药品生产、供应、使用和检验等单位必须遵照执行的法定依据。《部颁药品标准》是补充在同时期《中国药典》中未收载的中药品种或内容。

2. 答案:B

解析:如称取"2g",系指称取重量可为1.5~2.5g;称取"2.0g",系指称取重量可为 1.95~2.05g;称取"2.00g",系指称取重量可为 1.995~2.005g。

3. 答案:C

解析:"精密称定"系指称取重量应准至所取重量的千分之一;"称定"系指称取重量应准确至所取重量的百分之一。

4. 答案:C

解析:恒重,除另有规定外,系指供试品连续两次干燥或炽灼后称重的差异在 0.3mg 以下的重量。

5. 答案:E

解析:取用量为"约"若干时,系指取用量不得超过规定量的 ±10%。

6. 答案:C

解析:试验时的温度,未注明者,系指在室温下进行;温度高低对试验结果有显著影响者,除另有规定外,应以 25℃±2℃为准。

X 型题

1. 答案:ABCDE

解析:《中国药典》正文中质量标准的基本内容有:名称、基原、性状、鉴别、检查、浸出物测定、含量测定、炮制、性味与归经、功能与主治、用法与用量、注意、贮藏。

2. 答案:ABC

解析:部(局)颁药品标准包括:①中药材部颁标准。②中成药部颁标准。③进口药材部颁标准。

二、中药质量标准内容

A 型题

1. 答案:D

解析:《中国药典》规定,饮片的规格有片、段、块、丝等。其中,片:极薄片 0.5mm 以下,薄片 1~2mm,厚片 2~4mm;段:长 10~15mm;块:8~12mm;丝:皮类丝宽 2~3mm,叶类丝宽 5~10mm。

2. 答案:B

解析:皮类丝宽 2~3mm,叶类丝宽 5~10mm。

3. 答案:A

解析:西红花加水浸泡后,水液染成金黄色,药材不变色。

4. 答案:D

解析:防风同时具有"蚯蚓头"和"菊花心"特征,其中"蚯蚓头"是防风最主要的性状特征。

5. 答案:C

解析:黄芪、板蓝根、桔梗饮片切面皮部白色,木部黄色,习称"金井玉栏"。同时黄芪还具有"菊花心"的性状特征。

6. 答案:E

解析:斑蝥的升华物为白色柱状或小片状结晶(斑蝥素)。

7. 答案:D

解析:苍术具大型油室,饮片显"朱砂点"。

8. 答案：C

解析：草酸钙结晶，加稀醋酸不溶解；加稀盐酸溶解而无气泡产生；加硫酸溶液（1→2），逐渐溶解，片刻后析出针状硫酸钙结晶。

9. 答案：D

解析：鉴别细胞中的菊糖时，加10% α-萘酚乙醇溶液，再加硫酸，呈紫红色并很快溶解。

10. 答案：D

解析：糊粉粒加碘试液，显棕色或黄棕色。

11. 答案：D

解析：加硫酸无变化的细胞壁为硅质化细胞壁。

12. 答案：A

解析：《中国药典》规定，车前子膨胀度不低于4.0；哈蟆油膨胀度不低于55；葶苈子膨胀度南葶苈子不低于3，北葶苈子不低于12。

13. 答案：B

解析：黄连滴加30%硝酸，可见针状小檗碱硝酸盐结晶析出。

14. 答案：A

解析：在总灰分中加入稀盐酸滤过，将残渣再灼烧，所得之灰分为"酸不溶性灰分"。

15. 答案：D

解析：《中国药典》规定，需要测定相对密度的中药有蜂蜜、薄荷油等。

16. 答案：A

解析：《中国药典》规定检查白术的色度。

17. 答案：A

解析：油脂或含油脂的种子类药材和饮片，在贮藏过程中发生复杂的化学变化，产生游离脂肪酸、过氧化物和低分子醛类、酮类等分解产物，因而出现异臭味，这种现象称"酸败"。

18. 答案：D

解析：含挥发油或油脂类成分的中药，在贮藏过程中常发生氧化、聚合、缩合而致变色或"走油"。许多中药目前仅靠感官评判变色与"走油"程度，缺乏良好指标，如白术等。

19. 答案：C

解析：《中国药典》规定穿心莲药材叶不得少于30%，薄荷药材叶不得少于30%，广藿香药材叶不得少于20%等，从而保证这些中药的总体质量。

20. 答案：E

解析：同上。

21. 答案：B

解析：毒性成分吡咯里西啶生物碱，主要存在于千里光、佩兰等药材中。

22. 答案：B

解析：《中国药典》对毒性成分生物碱等采用高效液相色谱法，如制川乌、制草乌、附子中的双酯型生物碱进行限量检查。

23. 答案：C

解析：测定铅、镉、汞、铜重金属元素采用原子吸收光谱法和电感耦合等离子体质谱法。

24. 答案：D

解析：《中国药典》采用气相色谱法测定药材及制剂中部分有机氯、有机磷和拟除虫菊酯类的农药残留量。

25. 答案：A

解析：经硫黄熏蒸处理过的药材或饮片中有二氧化硫残留。

26. 答案：C

解析：《中国药典》中水蛭质量控制采用了生物效价测定法。

B型题

[1～4] 答案：BEDC

解析：秦皮水浸，浸出液在日光下显碧蓝色荧光。苏木投热水中，水显鲜艳的桃红色。葶苈子、车前子等加水浸泡，则种子变黏滑，且体积膨胀。熊胆粉投入清水杯中，即在水面旋转并呈黄色线状下沉，而短时间内不扩散。

[5～7] 答案：EDC

解析："菊花心"是指药材断面维管束与较窄的射线相间排列成细密的放射状纹理，形如开放的菊花，如黄芪、甘草、白芍等。"车轮纹"是指药材断面维管束与较宽的射线相间排列成稀疏整齐的放射状纹理，形如古代木质车轮，如防己、青风藤等。"朱砂点"是指药材断面散在的红棕色油点，如茅苍术。

[8～11] 答案：BECD

解析："车轮纹"是指药材断面维管束与较宽的射线相间排列成稀疏整齐的放射状纹理，形如古代木质车轮，如防己、青风藤等。黄芪木部淡黄色，有放射状纹理及裂隙，显"菊花心"。单子叶植物根、茎有环状内皮层，不具放射状纹理，中柱小或维管束散列，饮片切面中心显小木心，如麦冬饮片，或散在的筋脉点，如莪术饮片。

[12～14] 答案：ADB

解析：以薄壁组织、淀粉为主的饮片折断面一般较平坦，如牡丹皮饮片；含石细胞多的饮片呈颗粒性，如木瓜饮片；木类中药主要由木纤维组成，质硬，饮片折断面常呈刺状，如沉香、苏木的饮片；含淀粉的饮片折断时粉尘飞扬，如山药、川贝母饮片。

[15～16] 答案：BE

解析：党参根顶端具有瘤状茎残基，称为"狮子头"。海马的外形鉴定术语称为"马头蛇尾瓦楞身"。

[17～19] 答案：CBA

解析：《中国药典》对有些药材的物理常数进行了规定，如冰片（合成龙脑）的熔点为205～210℃。肉桂油的折光率为1.602～1.614等。天竺黄规定检查体积比，即取天竺黄粉末（过4号筛）10g，轻轻装入量筒内，其体积不得少于35mL。

[20～21] 答案：AA

解析：石膏、芒硝含重金属不得超过10mg/kg。

[22～24] 答案：DDC

解析：《中国药典》对毒性成分生物碱等采用高效液相色谱法，如制川乌、制草乌、附子中的双酯型生物碱进行限量检查，马钱子中的士的宁、斑蝥中的斑蝥素等设定了含量范围。测定铅、镉、汞、铜重金属元素采用原子吸收光谱法和电感耦合等离子体质谱法。

[25～27] 答案：CBA

解析：矿物药如石膏、芒硝含重金属不得过10mg/kg；玄明粉不得过20mg/kg；动物药如地龙含重金属不得过30mg/kg；植物药如银杏叶、黄芩、连翘的提取物含重金属不得过20mg/kg等。

[28～29] 答案：BA

解析：《中国药典》采用气相色谱法测定药材及制剂中部分有机氯、有机磷和拟除虫菊酯类的农药残留量；规定用高效液相色谱法测定药材、饮片及制剂中的黄曲霉毒素的限量。

[30～32] 答案：DEB

解析：二氧化硫残留量检查：毛山药、光山药、天冬、天花粉、天麻等。黄曲霉毒素检查：大枣、水蛭、地龙、肉豆蔻、全蝎等。有机氯农药残留检查：人参、西洋参、甘草和黄芪。

[33～34] 答案：CA

解析：《中国药典》规定水分测定法有五种：第一法（费休氏法）包括容量滴定法和库仑滴定法。第二法（烘干法）适用于不含和少含挥发性成分的药品，如三七、广枣等。第三法（减压干燥法）适用于含挥发性成分的贵重药品，如厚朴花、蜂胶等。第四法（甲苯法）适用于含挥发性成分的药品，如肉桂、肉豆蔻、砂仁等。第五法（气相色谱法），如辛夷。

C型题

[1～3]

1. 答案：D

解析：理化鉴别包括物理常数测定和一般理化鉴别，如膨胀度、显色反应、沉淀反应等。

2. 答案：E

解析：《中国药典》规定，车前子膨胀度不低于4.0；哈蟆油膨胀度不低于55；葶苈子膨胀度南葶苈子不低于3，北葶苈子不低于12。

3. 答案：A

解析：大黄粉末升华物有黄色针状（低温时）、枝状和羽状（高温时）结晶，在结晶上加碱液则呈红色，可进一步确证其为蒽醌类成分。

[4～5]

4. 答案：D

解析：有的中药材在加工或储藏中常使用硫黄熏蒸以达到杀菌防腐、漂白药材的目的，以方便存贮。

5. 答案：A

解析：《中国药典》用酸碱滴定法、气相色谱法、离子色谱法分别作为第一法、第二法、第三法测定经硫黄熏蒸处理过的药材或饮片中二氧化硫的残留量。

X型题

1. 答案：ABCDE

解析：细胞内含物的鉴定包括淀粉粒、糊粉粒、脂肪油、挥发油、菊糖、黏液、草酸钙结晶、硅质。

2. 答案：BDE

解析：人参、三七、西洋参具树脂道。

3. 答案：ABC

解析：大黄粉末升华物为蒽醌类成分。薄荷的升华物为无色针簇状结晶（薄荷脑）。牡丹皮、徐长卿根的升华物为长柱状或针状、羽状结晶（丹皮酚）。斑蝥的升华物为白色柱状或小片状结晶（斑蝥素）。

4. 答案：ABCDE

解析：中药材常用的物理常数包括相对密度、旋光度、折光率、硬度、黏稠度、沸点、凝固点、熔点等。

5. 答案：CDE

解析：内源性有毒、有害特质是指中药本身所含的具有毒副作用的化学成分。这些化学成分大多为生物的次生代谢产物。

6. 答案：BCD

解析：需要控制的外源性有害物质包括重金属及有害元素、残留农药、黄曲霉毒素、二氧化硫等。

7. 答案：CDE

解析：《中国药典》规定玄明粉含砷盐不得过 20mg/kg；芒硝含砷盐不得过 10mg/kg；石膏含砷盐不得过 2mg/kg；阿胶含砷盐不得过 2mg/kg，甘草、黄芪、丹参、白芍、西洋参、金银花、枸杞子、山楂、阿胶、牡蛎等含砷不得过 2mg/kg。

8. 答案：AB

解析：《中国药典》采用古蔡氏法或二乙基硫代氨基甲酸银法两种方法检查砷盐。规定用原子吸收分光光度法和电感耦合等离子体质谱法测定砷元素。

9. 答案：AD

解析：《中国药典》规定，甘草、黄芪、丹参、白芍、西洋参、金银花、枸杞子、山楂、阿胶、牡蛎等含铅不得过 5mg/kg，镉不得过 0.3mg/kg，汞不得过 0.2mg/kg，铜不得过 20mg/kg。

10. 答案：ACD

解析：《中国药典》对人参、西洋参、甘草和黄芪有机氯农药的残留量进行了规定，六六六不得超过 0.2mg/kg；滴滴涕不得超过 0.2mg/kg；五氯硝基苯不得超过 0.1mg/kg。

11. 答案：ABCE

解析：杂质是指药材中混存的来源与规定相同，但其性状或部位与规定不符；或来源与规定不同的有机质或无机杂质，如砂石、泥土、尘土等。

12. 答案：ABCDE

解析：药材检查项下需要控制的物质有：内源性有毒有害物质、外源性有害物质（重金属及有害元素、残留农药、黄曲霉毒素、残留二氧化硫）、杂质、水分、灰分等。

13. 答案：ABCDE

解析：山药、天冬、天花粉、天麻、牛膝、白及、白术、白芍、党参、粉葛等需要检查二氧化硫残留量。

14. 答案：ABCDE

解析：《中国药典》规定用原子吸收分光光度法和电感耦合等离子体质谱法测定砷元素，并规定甘草、黄芪、丹参、白芍、西洋参、金银花、枸杞子、山楂、阿胶、牡蛎等含砷不得过 2mg/kg。

15. 答案：CD

解析：《中国药典》对人参、西洋参、甘草和黄芪有机氯农药的残留量进行了规定。

16. 答案：DE

解析：中药的纯度检查包括杂质检查、水分测定、灰分测定、色度检查、酸败度检查。

17. 答案：ABCE

解析：《中国药典》规定水分测定法有五种：第一法（费休氏法）包括容量滴定法和库仑滴定法。第二法（烘干法）适用于不含和少含挥发性成分的药品，如三七、广枣等。第三法（减压干燥法）适用于含挥发性成分的贵重药品，如厚朴花、蜂胶等。第四法（甲苯法）适用于含挥发性成分的药品，如肉桂、肉豆蔻、砂仁等。第五法（气相色谱法），如辛夷。

18. 答案：ABE

解析：甲苯法适用于含挥发性成分的药品，如肉桂、肉豆蔻、砂仁等。

19. 答案：ABE

解析：浸出物测定法有 3 种，包括：水溶性浸出物测定法、醇溶性浸出物测定法、挥发性醚溶性浸出物测定法。

三、中药制剂的稳定性

A 型题

1. 答案：C

解析：凉暗处：在避光条件下贮藏且温度不超过 20℃。

2. 答案：A

解析：避光是防止药物氧化的方法。

B 型题

[1～3] 答案：DDC

解析：非无菌药用原料和辅料制剂，每 1g 中含氧菌总数不得超过 1000cfu；中药提取物含氧菌总数不得超过 1000cfu/g（mL）。非无菌含药材原粉不含豆豉、神曲等发酵原粉的固体口服制剂中需氧菌总数不得超过 10^4cfu/g（mL）。

[4～7] 答案：CDCA

解析：酯类药物、酰胺类药物、苷类药物容易水解。易氧化的药物分子结构类型主要有：①具有酚羟基或潜在酚羟基的有效成分，如黄芩苷等。②含有不饱和碳链的油脂、挥发油等，在光线、氧气、水分、金属离子以及微生物等影响下，都能产生氧化反应。

[8～11] 答案：BBAA

解析：易发生水解的中药成分有酯类、苷类、酰胺类，如穿心莲内酯、强心苷、青霉素等。易发生氧化的中药成分具有酚羟基的结构类型、油脂、挥发油等，如黄芩苷等。

[12～15] 答案：DEED

解析：延缓药物水解的方法有调节 pH、降低温度、改变溶剂、制成干燥固体等。防止药物氧化的方法是降低温度、避光、驱逐氧气、添加抗氧剂、控制微量金属离子、调节 pH。

X 型题

1. 答案：ABCDE

解析：影响中药制剂稳定性的因素：处方因素、制剂工艺、贮藏条件。

2. 答案：BCE

解析：贮藏条件包括：温度、光线、氧气和金属离子、湿度和水分、包装材料等。

3. 答案：ABCD

解析：中药制剂在制备的各个环节均可能被微生物污染，其主要途径包括原材料、药用辅料、制药设备与器械、制药环境、操作人员、包装材料等。

4. 答案：AD

解析：中药制剂的不稳定主要由药物的化学降解反应导致，主要有水解、氧化、异构化、聚合、脱羧等，其中水解、氧化是主要降解途径。

5. 答案：BD

解析：延缓药物水解的方法有调节 pH、降低温度、改变溶剂、制成干燥固体等。防止药物氧化的方法是降低温度、避光、驱逐氧气、添加抗氧剂、控制微量金属离子、调节 pH。其中调节 pH 和降低温度既能延缓药物水解，又能防止药物氧化。

第二章 中药材生产和中药饮片炮制

第一节 中药材生产

一、中药材的品种与栽培

X型题

1. 答案：AE

解析：同名异物和同物异名、一药多基原情况是造成药材品种混乱的主要原因。

2. 答案：ABCD

解析：影响药材质量因素包括品种、栽培、产地、采收、产地加工、包装、贮存等。

二、中药材的产地

A型题

1. 答案：E

解析：浙八味之一。

2. 答案：C

解析：板蓝根是北药，主产于河北。

3. 答案：E

解析：五味子为关药，主产于东三省。

4. 答案：A

解析：白芍为浙八味之一。

5. 答案：B

解析：枳壳以江西清江、新干最为闻名，习称"江枳壳"。

6. 答案：D

解析：木瓜以安徽宣城为道地产区。

B型题

[1～2] 答案：AC

解析：贵州的道地药材有天冬、天麻、黄精等。浙江的道地药材有"浙八味"，包括玄参。

[3～5] 答案：AED

解析：当归为西北药，主产于甘肃岷县等地。人参为关药，主产于东三省。木香为云药。

[6～8] 答案：DCE

解析：黄芩为北药，主产于河北、山西、内蒙古、辽宁等省区。三七为云药，主产于云南文山等地。玄参为浙八味之一。

[9～12] 答案：CBDE

解析：牛膝以河南和四川为道地产区。延胡索为浙八味之一。枳实为华南药，产于江西。枸杞子为宁夏的道地药材。

[13～16] 答案：DEAC

解析：江西位于华南，道地药材为枳壳。东北的道地药材为人参、鹿茸、细辛。贵州的道地药材有天麻、天冬等。西北有大黄、当归、秦艽等。

[17～18] 答案：AD

解析：炉贝母为四大藏药之一。华南药主要有茅苍术、南沙参、太子参、枳壳、牡丹皮、木瓜等。

C型题

[1～3]

1. 答案：E

解析：枳壳为江西的道地药材。

2. 答案：C

解析：广药的主产地有广东、广西、海南及台湾。安徽地处华南。

3. 答案：B

解析：古秦国地处西北，因此以地名命名。秦艽产区位于西北，主要分布在蒙古。

X型题

1. 答案：ACD

解析：四大怀药——地黄、牛膝、山药、菊花。

2. 答案：AD

解析：四川的道地药材有川贝母、川芎、黄连、川乌、附子等。

3. 答案：ABCE

解析：云南的道地药材主要有三七、木香、重楼、茯苓、萝芙木、诃子等。

三、中药材的采收

A 型题

1. 答案：D

解析：人参作为根类药材，以6年生者，药材产量和有效成分含量最高，因此人参适宜6年生秋季采收。

2. 答案：C

解析：茵陈有2个采收时间，春季幼苗时采收（绵茵陈）或秋季花蕾长成时（花茵陈）采收。

3. 答案：D

解析：皮类药材一般在春末夏初采收，此时树皮养分及液汁增多。

4. 答案：A

解析：花类中药一般不宜在花完全盛开后采收，应在含苞待放或初开、盛开时采收。

5. 答案：C

解析：矿物药没有季节限制，全年可采。

B 型题

[1~4] 答案：CDAE

解析：金银花、辛夷等含苞待放时采收。洋金花在花初开时采收。西红花、菊花等在花盛开时采收。红花要求花冠由黄变红时采摘。

[5~6] 答案：AE

解析：牛膝为根及根茎类药材，宜在秋、冬茎叶枯萎时采收。枳实为果实类药材，且为未成熟的幼果。

[7~10] 答案：BCEA

解析：马勃宜在子实体刚成熟时采收，过迟则孢子散落。茯苓在立秋后采收质量较好。冬虫夏草在夏初子座出土孢子未发散时采挖。海藻在夏、秋两季采捞。

X 型题

1. 答案：ABCE

解析：药材的采收期与产地无关。

2. 答案：BC

解析：采皮时可用环状、半环状、条状剥取或砍树剥皮等方法。如杜仲、黄柏采用的"环剥技术"。

3. 答案：ACDE

解析：皮类药材一般在春末夏初采收，此时树皮养分及液汁增多，形成层细胞分裂较快，皮部和木部容易剥离，伤口较易愈合，如黄柏、厚朴、秦皮等。

四、中药材的产地加工

A 型题

1. 答案：D

解析：有些药材在加工过程中为了促使变色，增强气味或减小刺激性，有利于干燥，常将药材堆积放置，使其发热、"回潮"，内部水分向外挥散，这种方法称为"发汗"，如厚朴、杜仲、玄参、续断、茯苓等。

2. 答案：E

解析：常需发汗的药材有厚朴、玄参、茯苓、续断等。

3. 答案：D

解析：低温干燥一般不超过60℃。

4. 答案：C

解析：较大的根及根茎类、坚硬的藤木类和肉质的果实类药材有的趁鲜切成块、片，以利干燥。

5. 答案：D

解析：含浆汁、淀粉或糖分多的药材，用一般方法不易干燥，须先经蒸、煮或烫的处理，则易干燥。

6. 答案：D

解析：干燥的目的是除去新鲜药材中大量水分，避免发霉、变色、虫蛀以及有效成分的分解和破坏，保证药材质量，利于贮藏。

B 型题

[1~3] 答案：CBD

解析：需要发汗的药物有厚朴、杜仲、茯苓等；需药蒸煮烫的药材有天麻、红参、白芍等；需要搓揉的药材有玉竹、党参、三七。

[4~6] 答案：ABB

解析：需要切片的药材如大黄、鸡血藤、木瓜。桑螵蛸、五倍子需药蒸煮烫的杀死产卵或蚜虫。太子参置沸水中略烫。

X 型题

1. 答案：ABCDE

解析：产地加工目的：①除去杂质及非药用部位，保证药材的纯净度；②按规定进行加工或修制，使药材尽快灭活、干燥，保证药材质量；③降低或消除药材的毒性或刺激性，保证用药安全；④有利于药材商品规格标准化；⑤有利于包装、运输与贮藏。

2. 答案：ABCDE

解析：影响药材的质量因素包括品种、栽培、产地、采收、产地加工、包装、贮存等。

3. 答案：ABCDE

解析：发汗的药材有厚朴、杜仲、玄参、续断、茯苓等。

4. 答案：ABCDE

解析：①烘干、晒干、阴干。②晒干、低温干燥。③阴干、晾干。④曝晒、及时干燥。⑤远红外加热干燥、微波干燥、冷冻干燥等。

第二节　中药饮片的净制和切制

一、净制

B 型题

[1～4] 答案：BDCA

解析：骨碎补等根茎类中药表面生有茸毛（鳞片），可先用砂烫法将毛烫焦，再撞净、筛除。鹿茸，加工时先用火燎去茸毛，再将其表面刮净。部分叶类药材如枇杷叶下表面密被绒毛，可在产地采摘后趁鲜用棕刷刷去绒毛。金樱子内部生有淡黄色绒毛，一般在产地趁鲜纵剖两瓣，用刀挖净毛、核，或者将干燥后的金樱子略浸、润透，纵切两瓣，除去毛核，干燥。

[5～7] 答案：BDA

解析：需要去心的药材有：巴戟天、五加皮、白鲜皮、地骨皮、牡丹皮、香加皮、桑白皮等。需要去核的药材有：山茱萸、诃子、龙眼肉等。需要去栓皮的药材有：杜仲、黄柏、厚朴、肉桂、苦楝皮、桑白皮、椿皮等。

X 型题

1. 答案：ABCDE

解析：根据操作方法的不同，清除杂质的方法分为挑选、筛选、风选、水选和磁选。

2. 答案：ABE

解析：药材净制的主要目的如下：除去泥沙杂质及虫蛀霉变品；进行大小分档，便于进一步软化、切制和炮炙，使其均匀一致；分离不同药用部位，使不同药用部位各自发挥更好药效，如麻黄根和麻黄茎；除去非药用部位，保证用药剂量准确或减少服用时的副作用，如去粗皮、去核等。

二、切制

A 型题

1. 答案：B

解析：极薄片厚度要求为 0.5mm 以下。

2. 答案：D

解析：块又称为丁，为 8～12mm 的方块，如阿胶丁。

3. 答案：B

解析：干燥后的饮片含水量应控制在 7%～13% 为宜。

4. 答案：B

解析：一般色浅，含黏液类、淀粉类饮片宜晒干，如桔梗、浙贝母、玉竹、山药等；易褪色、易挥发、气味易散失及含有不耐高温成分的饮片宜阴干，如玫瑰花、槟榔等。

B 型题

[1～4] 答案：DACB

解析：淋法适用于气味芳香、质地疏松的全草类、叶类、果皮类，以及有效成分易随水流失的药材，如薄荷、荆芥、枇杷叶、陈皮等。淘洗法适用于质地松软、水分易渗入、有效成分易溶于水的药材及芳香药材，用清水洗涤或快速洗涤药物的方法，如五加皮、瓜蒌皮等。润法适用于有效成分易溶于水的药材或质地较坚硬的药材，质地特别坚硬的药物，一次不易润透，需反复闷润才能软化，如大黄、何首乌、泽泻、槟榔等。漂法适用于毒性药材、带盐分的药材及具腥臭气味的药材，如川乌、肉苁蓉、昆布、海藻等。

[5～8] 答案：CBDE

解析：细丝为 2～3mm，适宜皮类、叶类和较薄果皮类药材，如黄柏、厚朴、陈皮、秦皮等。质地松泡、粉性大者，宜切厚片（2～4mm），如山药、天花粉、茯苓、甘草、黄芪、南沙参等。药材切成段适宜全草类和形态细长、内含成分易于煎出的药材，如薄荷、瞿麦、半枝莲、荆芥等。颗粒一般为粗粉至 1cm 左右的块片及颗粒，适宜矿物类、贝壳类药材。

[9～10] 答案：DA

解析：人工干燥温度，一般药物以不超过 80℃ 为宜，含芳香挥发性成分的饮片以不超过

50℃为宜。已干燥的饮片需晾凉后再贮存。

X 型题

1. 答案：ABCDE

解析：药材在水处理过程中，要检查其软化程度是否符合切制要求，习惯称"看水性"或"看水头"，常用方法包括弯曲法、指捏法、穿刺法、手捏法、折断（刀切）法等。

2. 答案：BCD

解析：药材质地致密、坚实者，宜切薄片，如乌药、槟榔、当归、白芍、三棱等，厚度要求为 1～2mm。

3. 答案：ABCE

解析：饮片标签的主要内容有品名、规格、数量、产地、生产企业、产品批号、生产日期、检验合格标志。

4. 答案：BCE

解析：目前中药饮片的常用标签有三种：不干胶标签、纸质标签、牛皮纸标签。

5. 答案：AC

解析：指捏法适用于团块状药材，如白术、白芷、天花粉、泽泻等。刀切或折断法适用于团块状、长条形及不规则的根与根茎类药材，用刀直接切断或用手折断，中间应无干心，如大黄、白术、川芎等。白术二法均可。

第三节 常用饮片炮制方法和作用

一、炒法

A 型题

1. 答案：A

解析：炒王不留行：取净王不留行，投入预热容器内，中火拌炒至大部分爆花即可。

2. 答案：C

解析：莱菔子需要炒黄，而改变药性。

3. 答案：A

解析：苍耳子宜炒黄。

4. 答案：D

解析：栀子炭善于凉血止血，多用于吐血、咳血等。

5. 答案：D

解析：荆芥生用解表散风，炒炭后解表作用减弱，增加了止血作用。

B 型题

[1～4] 答案：ABCD

解析：山楂长于活血化瘀。炒山楂酸味减弱，可缓和对胃的刺激性，善于消食化积。焦山楂不仅酸味减弱，且增加了苦味，长于消食止泻。山楂炭其性收涩，具有止血、止泻的功效。

[5～7] 答案：ACD

解析：斑蝥米炒。土炒白术、山药等。砂炒马钱子、骨碎补、鳖甲等。

[8～10] 答案：EDC

解析：枳壳麸炒后可缓和其峻烈之性，偏于理气健胃消食。马钱子有毒，质地坚硬，生品不可内服，炮制后毒性降低，质地酥脆，可供内服。白术土炒后，借土气助脾，补脾止泻力胜，用于脾虚食少、泄泻便溏、胎动不安。

[11～13] 答案：DEA

解析：枳壳用麸炒，缓和峻烈之性。阿胶用蛤粉炒，降低滋腻之性，矫正不良气味。斑蝥用米炒，降低毒性。

X 型题

1. 答案：ABD

解析：可以从以下几个方面判断炒黄的程度：对比看、听爆声、闻香气、看断面等。

2. 答案：BCD

解析：炒制火候是指药物炮制的温度、时间和程度。火力的大小，包括文火、中火、武火。加辅料炒多用中火、武火炮制。

3. 答案：ABE

解析：辅料酒、蜂蜜是炙法常用辅料。

4. 答案：CD

解析：莱菔子的炮制是生升熟降的典型例子，生品能升能散，长于涌吐风痰。炒莱菔子变升为降，主要是改变了涌吐痰涎的副作用，既缓和了药性，又利于粉碎和煎出；长于消食除胀、降气化痰；多用于食积腹胀、气喘咳嗽。

5. 答案：BE
解析：枳壳、苍术用麸炒。

6. 答案：AC
解析：需要土炒的常见中药有白术、山药等。

7. 答案：ACDE
解析：砂炒的目的：①增强疗效，便于调剂和制剂，如狗脊、穿山甲等。②降低毒性，如马钱子等。③便于去毛，如骨碎补等。④矫臭矫味，如鸡内金、脐带等。

8. 答案：ACDE
解析：需要砂炒的常见中药有马钱子、骨碎补、鸡内金、穿山甲、鳖甲等。

9. 答案：ADE
解析：米炒的目的：①增强药物的健脾止泻作用，如党参。②降低药物的毒性，如红娘子、斑蝥。③矫正不良气味，如昆虫类药物。

二、炙法

A 型题

1. 答案：C
解析：大黄炭泻下作用极微，并有凉血化瘀止血作用。用于血热有瘀出血。

2. 答案：D
解析：醋大黄泻下作用减弱，以消积化瘀为主。用于食积痞满，产后瘀停，为癥瘕癖积。

3. 答案：B
解析：酒炙黄连能引药上行，缓其寒性，善清头目之火。

4. 答案：C
解析：姜炙黄连其苦寒之性缓和，止呕作用增强。

5. 答案：D
解析：炒白芍寒性缓和，以养血和营，敛阴止汗为主。用于血虚萎黄，腹痛泄泻，自汗盗汗。

6. 答案：D
解析：醋白芍引药入肝，敛血养血、疏肝解郁的作用最强。

7. 答案：C
解析：川芎需要酒炙，以引药上行，增强活血行气止痛作用。

8. 答案：C
解析：醋甘遂毒性减低，峻泻作用缓和。用于腹水胀满，痰饮积聚，气逆喘咳，风痰癫痫，二便不利。

9. 答案：C
解析：每100kg 延胡索，用米醋20kg。

10. 答案：E
解析：延胡索镇痛的有效成分为生物碱，醋制可以使难溶于水的游离生物碱生成盐，提高煎出率，与传统认为醋制增强其止痛作用吻合。

11. 答案：B
解析：四制香附以行气解郁，调经散结为主，多用于治疗胁痛、痛经、月经不调等症。

12. 答案：B
解析：酒黄柏可降低苦寒之性，免伤脾阳，并借酒升腾之力，引药上行，清血分湿热。用于热壅上焦诸证及热在血分。

13. 答案：D
解析：盐黄柏可引药入肾，缓和枯燥之性，增强滋肾阴、泻相火、退虚热的作用。多用于阴虚发热，骨蒸劳热，盗汗，遗精，足膝痿软，咳嗽咯血等。

14. 答案：B
解析：盐车前子炮制时，需要先文火加热，然后再喷淋盐水。

15. 答案：B
解析：姜厚朴可消除对咽喉的刺激性，并可增强宽中和胃的功效。多用于湿阻气滞，脘腹胀满或呕吐泻痢，积滞便秘，痰饮喘咳，梅核气。

16. 答案：B
解析：姜竹茹能增强降逆止呕的功效，多用于呕哕、呃逆。

17. 答案：A
解析：蜜麻黄性温偏润，辛散发汗作用缓和，以宣肺平喘力胜。多用于表证较轻，而肺气壅闭，咳嗽气喘较重的患者。

18. 答案：D
解析：通常情况下，每100kg 药物，用熟蜜25kg。

19. 答案：D
解析：三七适合的炮制方法为油炙。

20. 答案：B
解析：抑制药物的寒凉性是姜炙的目的。

B 型题

[1～4] 答案：ACED

解析：考察了对各种炮制辅料的认识。

[5～7] 答案：ACE

解析：酒当归，活血通经、祛瘀止痛的作用增强。土炒当归，既能增强入脾补血作用，又能缓和油润而不滑肠。当归炭，以止血和血为主。

[8～11] 答案：DBAC

解析：甘遂醋炙后可减低毒性，缓和峻泻作用。延胡索醋炙后行气止痛作用增强。乳香醋炙后，刺激性缓和，活血止痛作用增强。柴胡醋炙后，升散之性缓和，疏肝止痛作用增强。

[12～14] 答案：BDE

解析：厚朴、竹茹等多姜炙。淫羊藿、蛤蚧、三七等多油炙。杜仲、黄柏、泽泻等用盐炙法。

[15～19] 答案：AEBCD

解析：蜜炙的主要目的：①增强润肺止咳的作用。如枇杷叶、百部、款冬花、紫菀等。②增强补脾益气的作用。如黄芪、甘草、党参等。炙黄芪甘温而偏润，长于益气补中。炙甘草甘温，以补脾和胃、益气复脉力胜。③缓和药性。如麻黄等。④矫味和消除副作用。如马兜铃等。

C 型题

[1～3]

1. 答案：A

解析：枳壳麸炒后可缓和其峻烈之性，偏于理气健胃消食。

2. 答案：C

解析：法半夏偏于祛寒痰；生半夏一般不做内服；清半夏长于燥湿化痰；姜半夏增强了降逆止呕作用。

3. 答案：D

解析：炒白芍寒性缓和，以养血和营、敛阴止汗为主，用于血虚萎黄、腹痛泄泻、自汗盗汗。酒白芍酸寒伐肝之性降低，入血分，善于调经止血、柔肝止痛，用于肝郁血虚、胁痛腹痛、月经不调、四肢挛痛。醋白芍，引药入肝，敛血养血、疏肝解郁的作用最强。土炒白芍可借土气入脾，增强养血和脾止泻作用，适用于肝旺脾虚、腹痛腹泻。

X 型题

1. 答案：ABCE

解析：大黄炮制常用的方法有酒炙、醋炙、炒炭等。

2. 答案：ABCE

解析：酒蕲蛇能增强祛风、通络、止痉的作用，并可矫味，减少腥气，便于粉碎和制剂，临床多用酒制品。

3. 答案：ABC

解析：香附常见的炮制方法有醋香附、四制香附、酒香附和香附炭。

4. 答案：ABCD

解析：常用醋炙法炮制的中药有甘遂、延胡索、乳香、香附、柴胡、五灵脂等。

5. 答案：ABD

解析：黄柏常见的炮制方法有盐炙、酒炙、炒炭。

6. 答案：ACE

解析：常见的用姜炙法炮制的药物有厚朴、黄连、竹茹。

7. 答案：ABCE

解析：升提药性是酒的功能。

8. 答案：BC

解析：蛤蚧的炮制方法有酒炙和油炙两种。

9. 答案：ACE

解析：油炙的目的有：①增强疗效。如淫羊藿等。②利于粉碎，便于制剂和服用。如豹骨、三七、蛤蚧等。

10. 答案：ADE

解析：多用油炙法炮制的药物有三七、淫羊藿、蛤蚧等。

三、煅法

A 型题

1. 答案：E

解析：明煅法炮制的药物有白矾、牡蛎、石决明、石膏、硼砂等。

2. 答案：E

解析：枯矾酸寒之性降低，涌吐作用减弱，增强了收湿敛疮、止血化腐的作用。

3. 答案：A

解析：煅牡蛎增强了收敛固涩作用。用于自汗盗汗，遗精崩带，胃痛吐酸。

4. 答案：A

解析：煅石决明咸寒之性降低，平肝潜阳的功效缓和，增强了固涩收敛、明目作用。

5. 答案：C

解析：石膏辛、甘、大寒。归肺、胃经。具有清热泻火、除烦止渴的功能。煅石膏具收敛生肌、敛疮止血的功能。

6. 答案：B

解析：煅淬法适用于质地坚硬，经过高温仍不能疏松的矿物药，以及临床上因特殊需要而必须煅淬的药物，如代赭石、磁石、自然铜、炉甘石。石决明、牡蛎、石膏等矿物类、贝壳类及化石类药物适合用明煅法。

7. 答案：C

解析：煅赭石降低了苦寒之性，增强了平肝止血作用，用于吐血、衄血及崩漏等症，且煅后使质地酥脆，易于粉碎和煎出有效成分。

8. 答案：A

解析：赭石和自然铜煅淬所用的辅料都是醋。炉甘石为黄连汤或三黄汤。

9. 答案：C

解析：自然铜主含二硫化铁及铜、镍、砷、锑等成分。自然铜经火煅后二硫化铁分解成硫化铁，经醋淬后表面部分生成醋酸铁，且能使药物质地疏松易碎，并使药物中铁离子溶出增加，易于在体内吸收。

10. 答案：D

解析：炉甘石用黄连及三黄汤煅淬或拌制，可增强清热明目、敛疮收湿的功效。

B 型题

[1~4] 答案：CCDE

解析：白矾、石膏等用明煅法炮制。自然铜、赭石用煅淬法炮制。血余炭用扣锅煅法炮制。

X 型题

1. 答案：BCE

解析：明煅法注意事项：①将药物大小分档，以免煅制时生熟不均。②煅制过程中宜一次煅透，中途不得停火，以免出现夹生现象。③煅制温度、时间应适度，要根据药材的性质而定。如主含云母类、石棉类、石英类矿物药，煅时温度应高，时间应长。对这类矿物药来说，短时间煅烧即使达到"红透"，其理化性质也很难改变。而对主含硫化物类和硫酸盐类药物，煅时温度不一定太高，时间需稍长，以使结晶水挥发彻底和达到理化性质应有

的变化。④有些药物在煅烧时产生爆溅，可在容器上加盖（但不密闭）以防爆溅。

2. 答案：ABCDE

解析：枯矾的炮制方法：取净白矾，敲成小块，置煅锅内，用武火加热至熔化，继续煅至膨胀松泡呈白色蜂窝状固体，完全干燥，停火，放凉后取出，研成细粉。煅制白矾时应一次性煅透，中途不得停火；不要搅拌，否则搅拌时堵塞了水分挥发的通路，易形成凉后的"僵块"。

3. 答案：BC

解析：除去结晶水是明煅的目的之一，如白矾、硼砂等。

4. 答案：ABCD

解析：煅代赭石降低了苦寒之性，增强了平肝止血作用。

5. 答案：ABD

解析：醋、酒、药汁等为煅淬法炮制常用的淬液。

6. 答案：ABC

解析：判断扣锅煅法是否煅透的方法，除观察米和纸的颜色外，还可用滴水即沸的方法来判断。

7. 答案：AC

解析：扣锅煅的主要目的：①改变药物性能，产生或增强止血作用。如血余炭等。②降低毒性。如干漆等。

四、蒸、煮、燀法

A 型题

1. 答案：B

解析：何首乌用黑豆汁炮制。

2. 答案：B

解析：制何首乌味转甘厚而性转温，增强了补肝肾、益精血、乌须发、强筋骨的作用，用于血虚萎黄、眩晕耳鸣、须发早白。

3. 答案：D

解析：酒黄芩入血分，并可借黄酒升腾之力，用于上焦肺热及四肢肌表之湿热；同时，因酒性大热，可缓和黄芩的苦寒之性，以免伤害脾阳，导致腹泻。

4. 答案：C

解析：地黄蒸制后，变为熟地。熟地药性由寒转温，味由苦转甜，功能由清转补，具有补血滋

阴、益精填髓的功能。

5. 答案：C

解析：生黄精具麻味，刺人咽喉。酒蒸后补脾润肺益肾功能增强，并可除去麻味，以免刺激咽喉。

6. 答案：C

解析：黑顺片炮制方法：取泥附子，按大小分别洗净，浸入食用胆巴的水溶液中数日，连同浸液煮至透心，捞出，水漂，纵切成厚约0.5cm的片，再用水浸漂，用调色液使附片染成浓茶色，取出，蒸至出现油面、光泽后，烘至半干，再晒干或继续烘干。

7. 答案：E

解析：炮附片以温肾暖脾为主，用于心腹冷痛、虚寒吐泻。淡附片长于回阳救逆，散寒止痛。

B型题

[1～4] 答案：BDCE

解析：①生地黄性味甘、寒，归心、肝、肾经，为清热凉血之品，具有清热凉血、养阴生津的功能，用于热入营血、温毒发斑、吐血衄血、热病伤阴、舌绛烦渴、津伤便秘、阴虚发热、骨蒸劳热、内热消渴。②熟地药性由寒转温，味由苦转甜，功能由清转补，具有补血滋阴、益精填髓的功能；质厚味醇，滋腻碍脾，酒制主补阴血，且可借酒力行散，起到行药势、通血脉的作用，用于血虚萎黄、心悸怔忡、月经不调、崩漏下血、肝肾阴虚、腰膝酸软、骨蒸潮热、盗汗遗精、内热消渴、眩晕、耳鸣、须发早白。③生地炭入血分凉血止血，用于吐血、衄血、尿血、便血、崩漏等。④熟地炭以补血止血为主，用于虚损性出血。

[5～8] 答案：ECAB

解析：黄精蒸后补脾润肺益肾功能增强，并可除去麻味，以免刺激咽喉。制藤黄毒性降低，可供内服，用于跌打损伤、金疮肿毒、肿瘤。制川乌毒性降低，可供内服，用于风寒湿痹、肢体疼痛等。白扁豆需用沸水焯。

[9～12] 答案：DCEA

解析：红参具有大补元气、复脉固脱、益气摄血的功能。制吴茱萸，能降低毒性，缓和燥性，用于厥阴头痛、寒疝腹痛、寒湿脚气。焯苦杏仁作用与生品相同，焯去皮后，除去非药用部位，便于有效成分煎出，提高药效。蒸天麻主要是为了便于软化切片，同时可破坏酶，保存苷类成分。

C型题

[1～2]

1. 答案：C

解析：熟地药性由寒转温，味由苦转甜，功能由清转补，具有补血滋阴、益精填髓的功能。

2. 答案：D

解析：山药以补肾生精、益肺阴为主。用于肾虚遗精、尿频，肺虚喘咳，阴虚消渴。

X型题

1. 答案：AD

解析：蒸制的目的：①改变药物性能，扩大用药范围。如何首乌、地黄等。②增强疗效。如肉苁蓉、山茱萸等。③缓和药性。如大黄、女贞子等。④减少副作用。如大黄、黄精等。⑤保存药效，利于贮存。如黄芩、桑螵蛸等。⑥便于软化切制。如木瓜、天麻等。

2. 答案：ABCDE

解析：同上。

3. 答案：ABE

解析：黄芩常用的炮制品有生黄芩、酒黄芩、黄芩炭。

4. 答案：BCD

解析：常用豆腐制、荷叶制、山羊血制3种方法炮制藤黄，以降低藤黄毒性。

5. 答案：ABCE

解析：附子常用的炮制品有盐附子、黑顺片、白附片、炮附片、淡附片。

五、其他制法

A型题

1. 答案：C

解析：姜半夏炮制时所用辅料为生姜、白矾。

2. 答案：C

解析：清半夏每100kg净半夏，用白矾20kg。姜半夏每100kg净半夏，用生姜25kg，白矾12.5kg。法半夏每100kg净半夏，用甘草15kg，生石灰10kg。

3. 答案：A

解析：生六神曲健脾开胃，并有发散作用。炒神曲健脾悦胃功能增强，发散作用减少。麸炒六神曲具有甘香气，以醒脾和胃为主，用于食积不化、脘腹胀满、不思饮食、肠鸣泄泻。焦六神曲消食化积力强，以治食积泄泻为主。

4. 答案：C

解析：发芽法要求药物的发芽率在85%以上。

5. 答案：C

解析：巴豆，有大毒，泻下作用猛烈，去油制霜后可降低毒性，缓和泻下作用，保证临床用药安全有效。

6. 答案：D

解析：制备西瓜霜时，每100kg西瓜，需要用芒硝15kg。

7. 答案：E

解析：芒硝的炮制方法：取适量鲜萝卜，洗净，切成片，置锅中，加适量水煮透，捞出萝卜，再投入适量天然芒硝（朴硝）共煮，至全部溶化，取出过滤或澄清以后取上清液，放冷。待结晶大部分析出，取出置避风处适当干燥即得，其结晶母液经浓缩后可继续析出结晶，直至不再析出结晶为止。

8. 答案：B

解析：面裹煨肉豆蔻可除去部分油质，免于滑肠，刺激性减小，增强了固肠止泻的功能。

B型题

[1～4] 答案：EDAC

解析：生半夏有毒，多做外用。清半夏长于化痰，以燥湿化痰为主。姜半夏增强了降逆止呕作用。法半夏偏于祛寒痰，同时具有调和脾胃的作用。

[5～8] 答案：BCAE

解析：①将净制或切制后的药物用湿面皮或湿纸包裹，或吸油纸均匀隔层分放，进行加热处理，或将药物与麦麸同置炒制容器内用文火加热至规定程度的方法称为煨法。②将净选后的药物加入一种或数种辅料，按规定操作程序，反复炮制的方法，称为复制法。③将药物置沸水中浸煮短暂时间，取出，分离种皮的方法称为燀法。④某些不溶于水的矿物药，利用粗细粉末在水中悬浮性不同，将不溶于水的矿物、贝壳类药物经反复研磨，而分离制备极细腻粉末的方法，称为水飞法。

[9～11] 答案：BDE

解析：某些矿物药，特别是一些可溶性无机盐类药物，经过溶解、过滤、除净杂质后，再进行重结晶，以进一步纯净药物，这种方法称为提净法。

[12～14] 答案：EDC

解析：巴豆有大毒，制霜后可降低毒性，缓和泻下作用。柏子仁润肠，制霜后除去了大部分油分，可降低滑肠的副作用。天南星复制为胆南星后，药性由温转凉，味由辛转苦。

[15～18] 答案：EBAC

解析：炒麦芽偏温而气香，具行气、消食、回乳的功能，西瓜霜咸、寒，归肺、胃经，具有清热泻火、消肿止痛的功能。煨肉豆蔻可除去部分油质，免于滑肠，刺激性减小，增强了固肠止泻的功能。焦六神曲消食化积力强，以治食积泄泻为主。

[19～20] 答案：BE

解析：木香需要煨制以除去部分油质，增强实肠止泻作用。雄黄需要水飞成极细粉末，便于药用，降低毒性。

X型题

1. 答案：ABD

解析：复制的主要目的：①降低或消除药物毒性或刺激性。如半夏等。②改变药性。如天南星等。③增强疗效。如白附子等。④矫臭矫味。如紫河车等。

2. 答案：ABCDE

解析：煨法的目的：①除去药物中部分挥发性及刺激性成分，从而降低副作用。如肉豆蔻。②增强疗效。如肉豆蔻。③缓和药性。如诃子、葛根。

3. 答案：ACD

解析：肉豆蔻的炮制方法有麦麸煨、滑石粉煨、面裹煨。

4. 答案：ACDE

解析：六神曲为苦杏仁、赤小豆、鲜青蒿、鲜苍耳草、鲜辣蓼等药加入面粉（或麦麸）混合后经发酵而成的曲剂。

5. 答案：ACE

解析：水飞法的目的：①去除杂质、洁净药物。②使药物质地细腻，便于内服和外用，提高其生物利用度。③防止药物在研磨过程中粉尘飞扬，污染环境。④除去药物中可溶于水的毒性物质，如砷、汞等。

6. 答案：ACD

解析：朴硝用萝卜煮制后所得的芒硝，可提高其纯净度，同时缓和其咸寒之性，并借萝卜消积滞、化痰热、下气、宽中作用,以增强芒硝润燥软坚、消导、下气通便之功,用于实热便秘、大便燥结、积滞腹痛、肠痈肿痛。

7. 答案:ADE

解析:水飞法的注意事项:①在研磨过程中,水量宜少。②搅拌混悬时加水量宜大,以除去溶解度小的有毒物质或杂质。③干燥时温度不宜过高,以晾干为宜。④朱砂和雄黄粉碎要忌铁器,并要注意温度。

8. 答案:ABCD

解析:雄黄辛,温,有毒。归肝、大肠经。功能解毒杀虫,燥湿祛痰。用于疮疖疔毒,疥癣,蛇虫咬伤,疟疾等。水飞雄黄使药粉达到极细和纯净,毒性降低,便于制剂。还要注意水飞法的注意事项。

9. 答案:AE

解析:发酵的主要目的:①改变原有性能,产生新的治疗作用,扩大用药品种。如六神曲、建神曲、淡豆豉等。②增强疗效、如半夏曲。

10. 答案:BE

解析:巴豆霜毒性降低,泻下作用得到缓和,多用于寒积便秘、乳食停滞等。

第三章 中药化学成分与药理作用

第一节 生物碱

A 型题

1. 答案：C

解析：烟碱、槟榔碱为小分子的简单吡啶类生物碱，多呈液体状态。

2. 答案：D

解析：亲水性生物碱易溶于极性溶剂，如水、乙醇。

3. 答案：D

解析：pK_a越大，生物碱的碱性越强。

4. 答案：D

解析：根据pK_a值大小，可将生物碱分为：①强碱（$pK_a > 11$），如季铵碱、胍类生物碱。②中强碱（$pK_a\ 7 \sim 11$），如脂胺、脂杂环类生物碱。③弱碱（$pK_a\ 2 \sim 7$），如芳香胺、N-六元芳杂环类生物碱。④极弱碱（$pK_a < 2$），如酰胺、N-五元芳杂环类生物碱。

5. 答案：C

解析：具有酚羟基或羧基的生物碱称为两性生物碱，既可溶于酸水，也可溶于碱水溶液，如吗啡、槟榔次碱。

6. 答案：B

解析：季铵型生物碱亲水性强，如小檗碱。

7. 答案：C

解析：生物碱在不同的植物中含量差别也很大，高者可达百分之十几，低者仅含百万分之几，甚至千万分之几。

8. 答案：E

解析：生物碱沉淀反应一般在酸性水溶液中进行（苦味酸试剂可在中性条件下进行）。原因是生物碱与酸成盐，易溶于水，生物碱沉淀试剂也易溶于水，且在酸水中较稳定，而反应产物难溶于水，因而有利于反应的进行和反应结果的观察。

9. 答案：A

解析：草酸麻黄碱难溶于水，而草酸伪麻黄碱易溶于水；盐酸麻黄碱不溶于三氯甲烷，而盐酸伪麻黄碱可溶于三氯甲烷。

10. 答案：C

解析：汉防己甲素和汉防己乙素的分子结构中7位取代基的差异，前者为甲氧基，极性小；后者为酚羟基，极性较大。

11. 答案：C

解析：乌头碱作为一种毒性的双酯型生物碱，通过在水中加热可水解酯基，生成单酯型生物碱而降低毒性。

12. 答案：C

解析：阿托品为莨菪碱，为莨菪烷类生物碱。

13. 答案：A

解析：天仙子是茄科植物莨菪的成熟种子，因此其主要的生物碱是东莨菪碱和莨菪碱。此外洋金花是茄科植物白花曼陀罗的花，其主要的生物碱也是东莨菪碱和莨菪碱等。

14. 答案：C

解析：马钱子主要生物碱是士的宁（又称番木鳖碱）。

B 型题

[1～2] 答案：EB

解析：生物碱的特点为含有氮原子（N）；醌类结构的特点为具有αβ-αβ不饱和酮的结构。B选项为萘醌结构。

[3～4] 答案：CB

解析：个别生物碱还具有升华性，如咖啡因。少数分子中具有较长共轭体系和助色团者有一定的颜色，如小檗碱、蛇根碱呈黄色。

[5～6] 答案：EB

解析：药根碱、小檗红碱呈红色。利血平在可见光下无色，在紫外光下显荧光。

[7～8] 答案：AA

解析：槟榔碱、烟碱均属于简单吡啶类，常温为液体。

[9～10] 答案：AE

解析：①强碱（$pK_a > 11$），如季铵碱、胍类生物碱。②中强碱（$pK_a\ 7～11$），如脂胺、脂杂环类生物碱。③弱碱（$pK_a\ 2～7$），如芳香胺、N-六元芳杂环类生物碱。④极弱碱（$pK_a < 2$），如酰胺、N-五元芳杂环类生物碱。

[11～12] 答案：AA

解析：碘化铋钾、碘化汞钾、雷氏铵盐等可与生物碱反应生成沉淀，鉴别生物碱。

[13～15] 答案：DAA

解析：穿心莲中的有效成分为穿心莲内酯，属于二萜类。益母草中的有效成分为益母草碱，属于生物碱类。麻黄中的有效成分为麻黄碱和伪麻黄碱，属于生物碱类。

[16～19] 答案：AEBD

解析：东莨菪碱有镇静、麻醉的作用。苦参碱有消肿利尿、抗肿瘤的作用。小檗碱有抗菌、抗病毒的作用。麻黄碱有收缩血管、兴奋中枢神经的作用。

[20～21] 答案：CB

解析：草酸麻黄碱难溶于水，草酸伪麻黄碱易溶于水。

[22～25] 答案：BCDE

解析：黄连含有小檗碱。苦参的质量控制成分是苦参碱、氧化苦参碱。川乌含有乌头碱、次乌头碱和新乌头碱。马钱子的质量控制成分为士的宁、马钱子碱。

[26～28] 答案：DBE

解析：苦参中的生物碱属于双稠哌啶类，具有喹喏里西啶的基本结构。乌头中主要含二萜类生物碱。麻黄生物碱分子中的氮原子均在侧链上，属于有机胺类生物碱。

[29～32] 答案：CDAC

解析：小檗碱属苄基异喹啉类衍生物，是季铵型生物碱。麻黄碱分子中的氮原子均在侧链上，属于有机胺类生物碱。

[33～34] 答案：AE

解析：由于伪麻黄碱的羟基与共轭酸形成分子内氢键，因此碱性稍强于麻黄碱。莨菪碱无空间立体效应障碍，因此碱性强于东莨菪碱和樟柳碱。

[35～37] 答案：CBA

解析：麻黄生物碱具兴奋中枢神经系统及强心、升高血压的作用。苦参碱属于双稠哌啶类生物碱，具有消肿利尿、抗肿瘤、抗病原体、抗心律失常等作用。莨菪碱及其外消旋体阿托品有解痉镇痛、解有机磷中毒和散瞳作用。

[38～39] 答案：BA

解析：黄连以盐酸小檗碱为质量控制成分。山豆根以苦参碱和氧化苦参碱为质量控制成分。

[40～41] 答案：AD

解析：洋金花主要化学成分为莨菪烷类生物碱。马钱子为士的宁等生物碱。

C型题

[1～3]

1. 答案：C

解析：洋金花主要化学成分为莨菪烷类生物碱。

2. 答案：A

解析：东莨菪碱和樟柳碱由于6、7位氧环立体效应和诱导效应的影响，碱性较弱；莨菪碱无立体效应障碍，碱性较强；山莨菪碱碱性介于莨菪碱和东莨菪碱之间。

3. 答案：B

解析：漂白粉显色反应是小檗碱的鉴别反应。

X型题

1. 答案：ABC

解析：常用的有碘化铋钾、碘化汞钾、硅钨酸、苦味酸、雷氏铵盐等。

2. 答案：ADE

解析：生物碱是指来源于生物界（主要是植物界）的一类含氮有机化合物。大多数生物碱分子结构中具有复杂的环状结构，且氮原子多位于环内；多具有碱性，可与酸成盐；具有显著的生理活性。多数生物碱为结晶形固体，少数为非结晶形粉末。

3. 答案：ACD

解析：同上。

4. 答案：ABDE

解析：生物碱的碱性强弱与其分子中氮原子的杂化方式、电子云密度、空间效应以及分子内氢键形成等有关。

5. 答案：ACDE

解析：少数生物碱不与一般的生物碱沉淀试剂反应，如麻黄碱、吗啡、咖啡碱等需用其他检识反应鉴别。

6. 答案：ABCDE

解析：苦参碱有2个氮原子、1个叔胺氮、1个酰胺氮（无碱性），为喹喏里西啶衍生物。苦参碱既可溶于水，又能溶于三氯甲烷、乙醚等有机溶剂。苦参总生物碱具有消肿利尿、抗肿瘤等作用。

7. 答案：AC

解析：麻黄碱和伪麻黄碱不与一般的生物碱沉淀试剂反应，可以用铜络盐反应、二硫化碳-硫酸铜反应鉴别。

8. 答案：AB

解析：洋金花和天仙子含有莨菪碱。乌头为白头碱等。马钱子为士的宁和马钱子碱等。雷公藤为倍半萜大环内酯生物碱等。

9. 答案：ACDE

解析：厚朴为木脂素类成分。

第二节　糖和苷

A 型题

1. 答案：C

解析：常见的五碳醛糖有 D-木糖、L-阿拉伯糖、D-核糖等。

2. 答案：A

解析：由 2～9 个单糖通过苷键结合而成的直链或支链聚糖称为低聚糖。

3. 答案：B

解析：由 10 个以上单糖通过苷键连接而成的糖称为多聚糖或多糖。

4. 答案：C

解析：苷类，即配糖体，是糖或糖的衍生物如氨基糖、糖醛酸等与另一非糖物质通过糖的端基碳原子连接而成的化合物。其中非糖部分称为苷元或配基，其连接的键则称为苷键。

5. 答案：A

解析：苦杏仁苷属于氰苷。

6. 答案：B

解析：常见的属于 S-苷的化合物有萝卜苷、芥子苷等。

7. 答案：D

解析：碳苷有芦荟苷、牡荆素。腺苷属于氮苷。

8. 答案：E

解析：酸催化水解机制是苷原子先质子化，然后断键生成正碳离子或半椅型中间体，在水中溶剂化而成糖。按苷键原子不同，酸水解的易难顺序为：N-苷 > O-苷 > S-苷 > C-苷。芳香属苷如酚苷，因苷元部分有供电子结构，水解比脂肪属苷如萜苷、甾苷等要容易得多。某些酚苷，如蒽醌苷、香豆素苷不用酸，只加热也可能水解成苷元。因此答案选 E。

9. 答案：A

解析：酸水解的易难顺序为：N-苷 > O-苷 > S-苷 > C-苷。

10. 答案：E

解析：吡喃糖苷的水解顺序为：五碳糖 > 甲基五碳糖 > 六碳糖 > 七碳糖。如果接 -COOH，则最难水解。

11. 答案：B

解析：一般的苷类都可被酸水解，当苷键具有酯的性质时，可被碱催化水解。

12. 答案：B

解析：藏红花苦苷、水杨苷等苷键具有酯的性质，可被碱水解。

13. 答案：D

解析：糖的显色反应中最重要的是 Molish 反应，常用的试剂由浓硫酸和 α-萘酚组成。

14. 答案：A

解析：糖的显色反应中最重要的是 Molish 反应，常用的试剂由浓硫酸和 α-萘酚组成。

B 型题

[1～3] 答案：EDB

解析：洋地黄毒糖为 2,6-二去氧糖，属于 α-去氧糖。蔗糖为二糖中的非还原糖。苦杏仁苷属于氰苷，有毒性，水解可形成氢氰酸。

[4～6] 答案：BEC

解析：氮苷常见的有鸟苷、腺苷、巴豆苷等。碳苷常见的有牡荆素、芦荟苷。常见的硫苷有芥子苷、萝卜苷等。

[7～9] 答案：ABC

解析：醇苷（氧苷的一种）是通过醇羟基与糖端基羟基脱水而成的苷。糖端基羟基与苷元上巯基缩合而成的苷称为硫苷。通过氮原子与糖的端基碳相连的苷称为氮苷，苷元通常是嘌呤或嘧啶及其衍生物。

C 型题

[1～3]

1. 答案：C

解析：苦杏仁苷属于氧苷中的氰苷。

2. 答案：A

解析：Molish 反应主要用于苷类的显色鉴别。

3. 答案：C

解析：苦杏仁苷是一种氰苷，易被酸和酶所催化水解。水解所得到的苷元 α-羟基苯乙腈很不稳定，易分解生成苯甲醛和氢氰酸。其中苯甲醛具有特殊的香味。通常将此作为鉴别苦杏仁苷的方法。

X 型题

1. 答案：BE

解析：属于六碳醛糖的糖有 D-葡萄糖、D-甘露糖、D-半乳糖。

2. 答案：ABCDE

解析：氧苷可分为醇苷、酚苷、氰苷、酯苷和吲哚苷。

3. 答案：ABD

解析：苷类又称配糖体，是糖或糖的衍生物如氨基糖、糖醛酸等与另一非糖物质通过糖的端基碳原子连接而成的化合物。苷类化合物可发生酸催化水解、碱催化水解和酶催化水解等反应。

4. 答案：BCE

解析：山豆根以苦参碱和氧化苦参碱为指标成分。防己以粉防己碱和防己诺林碱为指标成分。

第三节 醌类化合物

A 型题

1. 答案：D

解析：常见的二蒽酮类化合物有番泻苷 A、B、C、D 等。

2. 答案：A

解析：无论 α 位还是 β 位，酚羟基越多，都增加了氢离子游离的机会，因此酸性越强。

3. 答案：D

解析：蒽醌类衍生物酸性强弱的排列顺序为：含 -COOH > 含两个以上 β-OH > 含一个 β-OH > 含两个以上 α-OH > 含一个 α-OH。

4. 答案：A

解析：带有一个 -COOH 或两个 β-OH 的蒽醌类化合物可溶于碳酸氢钠中。

5. 答案：B

解析：蒽醌类衍生物酸性强弱的排列顺序为：含 -COOH > 含两个以上 β-OH > 含一个 β-OH > 含两个以上 α-OH > 含一个 α-OH。在分离工作中，常采取碱梯度萃取法来分离蒽醌类化合物。如用碱性不同的水溶液（5%碳酸氢钠溶液、5%碳酸钠溶液、1%氢氧化钠溶液、5%氢氧化钠溶液）依次提取，其结果是酸性较强的化合物（带 -COOH 或两个 β-OH）被碳酸氢钠提出；酸性较弱的化合物（带一个 β-OH）被碳酸钠提出；酸性更弱的化合物（带两个或多个 α-OH）只能被 1%氢氧化钠提出；酸性最弱的化合物（带一个 α-OH）则只能溶于 5%氢氧化钠。

6. 答案：A

解析：Bornträger 反应在碱性溶液中，羟基醌类颜色改变并加深，多呈橙、红、紫红及蓝色。如羟基蒽醌类化合物遇碱显红至紫红色，称为 Bornträger 反应。

7. 答案：E

解析：Bornträger 反应为在碱性溶液中，羟基蒽醌类颜色会发生改变。

8. 答案：D

解析：蒽醌类化合物大黄素和大黄素甲醚，是蓼科中药大黄、虎杖、何首乌的主要有效成分，也是芦荟的主要有效成分。

9. 答案：A

解析：含有醌类化合物的中药包括大黄、虎杖、何首乌、芦荟、丹参、紫草等。其中丹参中含有丹参醌，属于菲醌类化合物。

B型题

[1～2] 答案：BC

解析：碱液反应中，羟基蒽醌类化合物颜色变成红色至紫红色（Bornträger 反应）。醋酸镁反应主要用于蒽醌类化合物中，含有 α-OH 或邻二酚羟基的化合物。无色亚甲蓝显色试验专用于检视苯醌和萘醌。升华试验是游离的醌类化合物的物理性质。

[3～5] 答案：DEB

解析：在碱性溶液中，羟基蒽醌类化合物颜色变成红色至紫红色（Bornträger 反应）。茜草素分子结构中具有邻位酚羟基，与金属离子络合（如醋酸镁）显蓝色。无色亚甲蓝显色试验专用于鉴别苯醌及萘醌，样品在白色背景下呈现出蓝色斑点，可与蒽醌类区别。

[6～7] 答案：AA

解析：Bornträger 反应在碱性溶液中，羟基醌类颜色改变并加深，多呈橙、红、紫红及蓝色。如羟基蒽醌类化合物遇碱显红至紫红色，称为 Bornträger 反应。

[8～10] 答案：AEC

解析：酸性较强的蒽醌类化合物（带-COOH 或两个 β-OH）被5%碳酸氢钠提出；酸性较弱的化合物（带一个 β-OH）被5%碳酸钠提出；酸性更弱的化合物（带两个或多个 α-OH）只能被1%氢氧化钠提出；酸性最弱的化合物（带一个 α-OH）则只能溶于5%氢氧化钠。

[11～12] 答案：BE

解析：萘醌类化合物常见的有紫草素等。蒽醌类化合物常见的有大黄素、茜草素等。

[13～14] 答案：AB

解析：虎杖主要含有蒽醌类化合物，还含有非蒽醌类的化合物如虎杖苷等。

[15～17] 答案：BCD

解析：紫草的主要化学成分为萘醌类化合物，包括乙酰紫草素、欧紫草素、紫草素等。丹参的主要菲醌类成分如丹参醌Ⅰ、丹参醌Ⅱ$_A$、丹参醌Ⅱ$_B$、隐丹参醌等。茜草素、羟基茜草素为单蒽核类羟基蒽醌。

C型题

[1～2]

1. 答案：D

解析：丹参的主要菲醌类成分如丹参醌Ⅰ、丹参醌Ⅱ$_A$、丹参醌Ⅱ$_B$、隐丹参醌等。

2. 答案：C

解析：《中国药典》采用高效液相色谱法测定药材中丹参醌Ⅱ$_A$ 和丹酚酸 B 含量。

X型题

1. 答案：ABDE

解析：Feigl 反应可以与各类醌类发生反应。Bornträger 反应则可与羟基醌类发生反应。Kesting-Craven 反应可以与醌环上有未被取代的基团的苯醌和萘醌类发生反应。无色亚甲蓝显色试验专用于检视苯醌和萘醌。

2. 答案：ABE

解析：大黄的主要化学成分为蒽醌类化合物，包括大黄素、大黄酸等，因具有酚羟基，显有一定的酸性。

3. 答案：ABCD

解析：虎杖主要含有蒽醌类化合物，其中蒽醌类成分包括大黄素、大黄酚、大黄酸、大黄素甲醚-1-β-D-葡萄糖苷、大黄素-1-β-D-葡萄糖苷等。

4. 答案：BC

解析：《中国药典》以大黄酚、橙黄决明素为指标成分进行鉴别和含量测定。

第四节 苯丙素类化合物

A型题

1. 答案：A

解析：香豆素中分子量小的有挥发性，能随水蒸气蒸馏，并能升华。

2. 答案：A

解析：香豆素一般在 C-7 位引入羟基即有强烈的蓝色荧光，加碱后可变为绿色荧光；但在 C-8 位再引入一羟基，则荧光减至极弱，甚至不显荧光。

3. 答案：C

解析：香豆素类、强心苷类化合物具有内酯环的结构。白花前胡素为香豆素类化合物。

4. 答案：E

解析：香豆素类化合物与碱作用可发生开环反应。紫花前胡素属于香豆素类化合物。

5. 答案：C

解析：由于香豆素类具有内酯环，在碱性条件下可开环，与盐酸羟胺缩合成异羟肟酸，然后再在酸性条件下与三价铁离子络合成盐而显红色。

6. 答案：B

解析：Gibb 反应和 Emerson 反应都要求必须有游离的酚羟基，且酚羟基的对位要无取代才显阳性，如 7-羟基香豆素就呈阴性反应。

7. 答案：D

解析：许多香豆素具有光敏作用。呋喃香豆素外涂或内服后经日光照射可引起皮肤色素沉着。

8. 答案：D

解析：厚朴中主要的化学成分为木脂素类化合物，包括厚朴酚以及和厚朴酚等。

B 型题

[1～2] 答案：AE

解析：考察了香豆素的分类，伞形花内酯属于简单香豆素类。补骨脂内酯属于呋喃香豆素类。

[3～4] 答案：AE

解析：秦皮中含香豆素类成分为七叶内酯和七叶苷。银杏主要含有黄酮类和萜类成分。

[5～6] 答案：BE

解析：一般以香豆素类成分作为前胡定量质量控制的指标，《中国药典》采用高效液相色谱法测定药材中白花前胡甲素和白花前胡乙素含量。厚朴中主要化学成分为木脂素类化合物，包括厚朴酚以及和厚朴酚等，《中国药典》采用高效液相色谱法测定药材中厚朴酚与和厚朴酚含量。

[7～8] 答案：DD

解析：白花前胡素为前胡的主要成分，属于香豆素类。由于香豆素类具有内酯环，在碱性条件下可开环，与盐酸羟胺缩合成异羟肟酸，然后再在酸性条件下与三价铁离子络合成盐而显红色。

[9～11] 答案：BAE

解析：柴胡的主要成分为皂苷。虎杖主要为蒽醌类化合物。五味子主要为木脂素类化合物。

X 型题

1. 答案：ACD

解析：香豆素的结构分类有简单香豆素、呋喃香豆素、吡喃香豆素、异香豆素、其他香豆素五大类。

2. 答案：AC

解析：秦皮的原植物主要有两种，即木樨科植物大叶白蜡树及白蜡树，大叶白蜡树皮中主要含七叶内酯（秦皮乙素）和七叶苷（秦皮甲素），而白蜡树皮中主要含白蜡素和七叶内酯以及白蜡树苷。

3. 答案：ACE

解析：含香豆素类化合物的中药主要有秦皮、前胡、肿节风和补骨脂等。

4. 答案：DE

解析：《中国药典》采用高效液相色谱法测定补骨脂药材中补骨脂素和异补骨脂素含量，两者总含量不得少于 0.70%。

5. 答案：ACDE

解析：常见的含有木脂素的中药有五味子、厚朴、连翘、细辛等。

第五节 黄酮类化合物

A 型题

1. 答案：E

解析：一般游离苷元难溶或不溶于水，易溶于甲醇、乙醇、乙酸乙酯、乙醚等有机溶剂及稀碱水溶液中。

2. 答案：A

解析：黄酮类化合物中游离苷元只有二氢黄酮、二氢黄酮醇、黄烷及黄烷醇有旋光性。

3. 答案：E

解析：黄酮类化合物的显色反应主要有盐酸-镁粉反应、四氢硼钠反应、金属盐类试剂的络合反应、硼酸显色反应、碱性试剂显色反应等。

4. 答案：C

解析：在黄酮类化合物中，$NaBH_4$ 对二氢黄酮类化合物专属性较高，可与二氢黄酮类化合物反应产生红色至紫色。

5. 答案：C

解析：硼酸显色反应可鉴别5-羟基黄酮及2′-羟基查耳酮。

6. 答案：B

解析：黄酮类化合物分子中有游离的3-或5-羟基存在时，均可与2%二氯氧化锆甲醇溶液（锆盐）反应生成黄色的锆络合物。

7. 答案：A

解析：黄芩中的黄芩苷经水解后生成的黄芩素分子中具有邻三酚羟基，易被氧化转为醌类衍生物而显绿色，这是保存或炮制不当的黄芩能够变绿色的原因。

8. 答案：B

解析：《中国药典》以杜鹃素为对照品对满山红进行含量测定。

9. 答案：A

解析：《中国药典》以黄芩苷为指标成分进行鉴别和含量测定。

B型题

[1～2] 答案：CB

解析：黄酮醇、二氢黄酮醇、黄烷-3-醇类含有3-OH。黄酮类化合物的B环一般在2位，在3位的有异黄酮、高异黄酮类。

[3～4] 答案：EA

解析：黄酮酚羟基酸性强弱顺序依次为：7, 4′-二羟基 > 7 或 4′-羟基 > 一般酚羟基 > 5-羟基。

[5～8] 答案：ACBD

解析：盐酸-镁粉反应是黄酮类化合物的显色反应。碘化铋钾是生物碱类化合物的显色反应。

[9～11] 答案：BCE

解析：葛根含异黄酮化合物，主要成分有大豆素、葛根素等。陈皮中含有多种黄酮类化合物，其中主要为橙皮苷。满山红叶中含有杜鹃素、8-去甲基杜鹃素、山奈酚、槲皮素等。

[12～13] 答案：EA

解析：葛根含异黄酮类化合物，主要成分有大豆素、葛根素等。槐花，花蕾部分习称槐米，槐米含有芦丁、槲皮素等。

C型题

[1～3]

1. 答案：B

解析：槐花，花蕾部分习称槐米，槐米含有芦丁、槲皮素等。其中，芦丁是有效成分，可用于治疗毛细血管脆性引起的出血症。

2. 答案：A

解析：芦丁为黄酮结构类型。

3. 答案：A

解析：槐米的芦丁分子中因含有邻二酚羟基，性质不太稳定，暴露在空气中能缓缓变为暗褐色。

X型题

1. 答案：ACDE

解析：黄酮类化合物结构类型主要有黄酮类、黄酮醇类、二氢黄酮类、二氢黄酮醇类、花色素类等14类。

2. 答案：ABC

解析：国内外多将槲皮素及其苷、山奈酚及其苷、木樨草素及其苷类作为银杏黄酮质量的控制标准。银杏叶内酯属于萜类内酯。

3. 答案：CDE

解析：葛根含异黄酮化合物，主要成分有大豆素、大豆苷、大豆素-7,4′-二葡萄糖苷及葛根素、葛根素-7-木糖苷。

4. 答案：BCE

解析：杜鹃素为满山红含有的黄酮类成分。杜鹃素与盐酸-镁粉反应呈粉红色，加热后变为玫瑰红色，与$FeCl_3$反应呈草绿色。临床上服用满山红水溶性粗提物有轻度短期降压作用，部分患者服用后，可引起心率减慢，使用时应该注意。

5. 答案：ADE

解析：黄芩、葛根、槐花、银杏叶、陈皮、满山红等含有黄酮类化合物。

第六节 萜类和挥发油

A 型题

1. 答案：B

解析：萜类化合物主要还是沿用经验异戊二烯法则分类，即按分子中异戊二烯单位的数目进行分类，单萜类10个碳原子（2个异戊二烯单位），倍半萜类15个碳原子（3个异戊二烯单位），二萜类20个碳原子，以此类推。

2. 答案：D

解析：环烯醚萜类化合物与皮肤接触变蓝。

3. 答案：C

解析：高沸点的馏分中有时可见蓝色或绿色的馏分，说明有薁类成分存在。

4. 答案：C

解析：薄荷挥发油的化学组成很复杂，油中成分主要是单萜类及其含氧衍生物。

5. 答案：D

解析：含挥发油的常用中药有薄荷、莪术、艾叶、肉桂等。

B 型题

[1～4] 答案：AADE

解析：穿心莲叶中含有多种二萜内酯及二萜内酯苷类成分，如穿心莲内酯、新穿心莲内酯等。四环二萜的甜菊苷是菊科植物甜叶菊叶中所含的甜味苷，因其高甜度、低能量等特点，在医药、食品工业广泛应用。地黄中的降血糖有效成分梓醇和梓苷属于环烯醚萜类。挥发性的莪术醇为薁类衍生物，属于倍半萜类化合物，具有抗肿瘤活性。

[5～7] 答案：DAB

解析：单环单萜的代表化合物有薄荷醇、薄荷酮，双环单萜的代表化合物有龙脑（冰片）。裂环环烯醚萜苷在龙胆科、睡菜科、茜草科、忍冬科、木犀科等植物中分布较广，在龙胆科的龙胆属及獐牙菜属分布更为普遍。如龙胆中主要有效成分和苦味成分龙胆苦苷，獐牙菜中的苦味成分獐牙菜苷及獐牙菜苦苷等。

[8～9] 答案：AD

解析：皂化值代表挥发油中游离羧酸、酚类成分和结合态酯总量的指标。以皂化1g挥发油所消耗氢氧化钾的毫克数表示。是酸值和酯值之和。

[10～12] 答案：ABC

解析：青蒿素是主要抗疟有效成分，具有过氧基的新型倍半萜内酯。厚朴含有木脂素类化合物，包括厚朴酚以及和厚朴酚等。甘草含有三萜皂苷，以甘草皂苷含量最高。

[13～15] 答案：ADB

解析：薄荷中主要挥发油成分薄荷油及其成分在一定摄入量范围内对人是安全的，但据临床报道，人过量服用薄荷油可产生多种不良反应，甚至死亡；超量服用主要引起中枢麻痹类不良反应。穿心莲内酯为穿心莲抗炎作用的主要活性成分，临床用于急性菌痢、胃肠炎、咽喉炎、感冒发热等。莪术油有一定的抗菌、抗癌活性。

X 型题

1. 答案：AB

解析：二萜类化合物常见的有穿心莲内酯、芫花酯、雷公藤内酯、银杏内酯、紫杉醇等。

2. 答案：CDE

解析：挥发油的组成成分主要有四类：萜类化合物（主要是单萜、倍半萜及其含氧衍生物）、芳香族化合物、脂肪族化合物及其他类化合物。

3. 答案：AB

解析：环烯醚萜类的基本母核为环烯醚萜醇，具有半缩醛及环戊烷环的结构特点。

4. 答案：ABCD

解析：根据其环戊烷环是否裂环，可将环烯醚萜类化合物分为环烯醚萜苷及裂环环烯醚萜苷两大类。环烯醚萜类化合物多连有极性官能团，故偏亲水性，易溶于水和甲醇，可溶于乙醇、丙酮和正丁醇，难溶于三氯甲烷、乙醚和苯等亲脂性有机溶剂。苷元溶于冰醋酸溶液中，加少量铜离子，加热显蓝色。

5. 答案：BDE

解析：常见的环烯醚萜类化合物有栀子苷、鸡屎藤苷、京尼平苷、梓醇、龙胆苦苷等。

6. 答案：AB

解析：萜类在挥发油的组成成分中所占比例最大，主要是单萜、倍半萜及其含氧衍生物。

7. 答案：ABE

解析：酸值、酯值和皂化值是不同来源挥发油所具有的重要化学常数，也是衡量其质量的重要指标。

8. 答案：ABC

解析：比旋度、相对密度、折光率、沸点等是挥发油质量的物理常数。

9. 答案：CD

解析：青蒿素系我国学者首次从青蒿中分离得到的具有过氧基的新型倍半萜内酯。

10. 答案：BDE

解析：龙胆含有的主要有效成分为裂环环烯醚萜苷类化合物，属于单萜类化合物，如獐牙菜苷、獐牙菜苦苷和龙胆苦苷等。龙胆苦苷味极苦，将其稀释至1∶12000的水溶液，仍有显著苦味。

11. 答案：CD

解析：薄荷醇和莪术醇为挥发油。

12. 答案：ABCDE

解析：萜类化合物是一类由甲戊二羟酸衍生而成，基本碳架多具有2个或2个以上异戊二烯单位（C_5单位）结构特征的不饱和程度的衍生物。绝大多数萜类化合物为含氧衍生物。

第七节 三萜与甾体化合物

A 型题

1. 答案：A

解析：多数三萜皂苷都呈酸性，少数如人参皂苷、柴胡皂苷则呈中性。

2. 答案：E

解析：大多数皂苷极性较大，易溶于水、热甲醇和乙醇等极性较大的溶剂，难溶于丙酮、乙醚等有机溶剂。皂苷在含水正丁醇中有较大的溶解度，因此正丁醇常作为提取皂苷的溶剂。

3. 答案：A

解析：大多数皂苷极性较大，易溶于水、热甲醇和乙醇等极性较大的溶剂，难溶于丙酮、乙醚等有机溶剂。

4. 答案：D

解析：皂苷类化合物具有溶血作用。

5. 答案：C

解析：甘草所含的三萜皂苷以甘草皂苷含量最高。

6. 答案：B

解析：黄芪中的苷类成分主要为三萜皂苷类，如黄芪甲苷（黄芪Ⅳ）等。

7. 答案：A

解析：柴胡中所含皂苷均为三萜皂苷，柴胡皂苷是柴胡的主要有效成分。《中国药典》以柴胡皂苷 a 和柴胡皂苷 d 为指标成分对柴胡药材进行含量测定。要求两者的总含量不少于0.30%，保证药材的质量控制。

8. 答案：A

解析：《中国药典》将知母皂苷 BⅡ和芒果苷定为知母药材的质量控制成分，其中知母皂苷 BⅡ为甾体皂苷，要求知母皂苷 BⅡ含量不少于3.0%，芒果苷的含量不少于0.7%。此外麦冬也是以甾体皂苷为质量控制指标。

9. 答案：A

解析：人参总皂苷没有溶血现象，但是经过分离后的以人参三醇及齐墩果酸为苷元的人参皂苷却有显著的溶血作用，而以人参二醇为苷元的人参皂苷则有抗溶血作用。

10. 答案：B

解析：柴胡皂苷元为齐墩果烷衍生物。

11. 答案：B

解析：甘草皂苷和甘草次酸都具有促肾上腺皮质激素样的生物活性，临床上作为抗炎药使用，用于治疗胃溃疡。

12. 答案：B

解析：甲型强心苷元（强心甾烯类）甾体母核的 C-17 侧链为五元不饱和内酯环。

13. 答案：D

解析：甲型强心苷为五元不饱和内酯环，乙型强心苷为六元不饱和内酯环。

14. 答案：B

解析：强心苷中普遍具有 α-去氧糖，如洋地黄毒糖、L-夹竹桃糖、D-加拿大麻糖、迪吉糖和沙门糖等。

15. 答案：E

解析：α-去氧糖常见于强心苷类，是区别于其他苷类成分的一个重要特征。

16. 答案：A

解析：Keller-Kiliani（K-K）反应是去氧糖

的特征反应,只对游离的 α-去氧糖或 α-去氧糖与苷元连接的苷显色。

17. 答案：C

解析：亚硝酰铁氰化钠反应（又称 Legal 反应），可用于区别甲型和乙型强心苷。

18. 答案：A

解析：因为强心苷苷元和 α-去氧糖之间、α-去氧糖与 α-去氧糖之间的糖苷键极易被酸水解，因此可发生温和酸水解。

19. 答案：D

解析：K-K 反应是 α-去氧糖的特征反应，只对游离的 α-去氧糖或 α-去氧糖与苷元连接的糖显色。

20. 答案：B

解析：含有强心苷的常用中药有香加皮、罗布麻叶等。

21. 答案：A

解析：洋地黄毒苷属于强心苷类化合物。

22. 答案：E

解析：胆烷酸的结构中有甾体母核，根据 A/B 环稠合有顺反两种异构体形式。

23. 答案：A

解析：牛黄的主要活性成分为胆汁酸类化合物，包括胆酸、去氧胆酸和石胆酸。

24. 答案：B

解析：蟾酥的主要成分有蟾蜍甾二烯类、强心甾烯蟾毒类、吲哚碱类等，前两类成分具有强心作用。

25. 答案：A

解析：Gregory Pascoe 反应：取 1mL 胆汁加 6mL 45% 硫酸及 1mL 0.3% 糠醛，密塞振摇后在 65℃ 水浴中放置 30min，溶液显蓝色。该反应可用于胆酸的含量测定。

26. 答案：C

解析：牛膝含有甾体化合物，包括蜕皮激素和植物甾醇等。

B 型题

[1~2] 答案：AC

解析：三萜皂苷中的乌苏烷型（五环三萜）又称为熊果烷型，大多是熊果酸的衍生物。柴胡皂苷元为齐墩果烷衍生物（五环三萜），因此属于三萜皂苷中的齐墩果酸型。

[3~6] 答案：AABB

解析：人参二醇型、人参三醇型的皂苷元属于四环三萜，属于达玛烷型。齐墩果酸型、羽扇豆烷型皂苷元则属于五环三萜。

[7~9] 答案：BCA

解析：人参和甘草中的主要有效成分均为三萜皂苷，甘草酸属于五环三萜，人参皂苷 Rb_1 属于四环三萜。知母皂苷属于甾体皂苷。

[10~13] 答案：BDEE

解析：羊毛甾烷型有猪苓酸 A。达玛烷型有人参二醇、人参三醇。齐墩果烷型有齐墩果酸、人参皂苷 Ro、柴胡皂苷元。乌苏烷型有乌苏酸。羽扇豆型有羽扇豆醇、白桦醇和白桦酸。甾体皂苷有菝葜皂苷元、薯蓣皂苷元、剑麻皂苷元、知母皂苷等。

[14~15] 答案：DB

解析：甲型强心苷元基本母核为强心甾。乙型强心苷元基本母核为海葱甾或蟾酥甾。

[16~17] 答案：AA

解析：甲型强心苷在碱性醇溶液中，由于五元不饱和内酯环上的双键移位产生 C-22 活性亚甲基，能与活性亚甲基试剂作用而显色，可与亚硝酰铁氰化钠试剂反应，反应液呈深红色并渐渐褪去；与间二硝基苯试剂反应，反应液呈蓝紫色；与 3,5-二硝基苯甲酸试剂反应，溶液呈红色或紫红色。

[18~20] 答案：CDA

解析：考察强心苷与苷元的连接方式。

[21~23] 答案：ACB

解析：Ⅰ型强心苷，如紫花洋地黄苷 A；Ⅱ型强心苷，如黄夹苷甲；Ⅲ型强心苷，如绿海葱苷。

[24~25] 答案：AD

解析：考察动物类药材主要有效的化学成分。

C 型题

[1~2]

1. 答案：C

解析：香加皮中含有强心苷类化合物为甲型强心苷，其中杠柳毒苷和杠柳次苷为主要成分。

2. 答案：A

解析：香加皮有一定毒性，杠柳毒苷是香加皮毒性的主要来源。

X 型题

1. 答案：ABCD

解析：甾体皂苷分类主要有螺旋甾烷醇、异螺旋甾烷醇类、呋甾烷醇类和变形螺旋甾烷醇类等。

2. 答案：ACDE

解析：螺旋甾烷型属于甾体皂苷。

3. 答案：AC

解析：皂苷类成分具有发泡性质。

4. 答案：ABCD

解析：大多数皂苷极性较大，易溶于水、热甲醇和乙醇等极性较大的溶剂，难溶于丙酮、乙醚等有机溶剂。

5. 答案：ACE

解析：Liebermann-Burchard 反应属于甾体母核的显色反应，可用于甾体皂苷和三萜皂苷的区分。

6. 答案：BCDE

解析：皂苷的理化性质主要有易溶于水、发泡性、溶血性、熔点与旋光度、皂苷的水解、显色反应。

7. 答案：ABCE

解析：甘草皂苷有显著的甜味，且对黏膜刺激性较弱。

8. 答案：ABE

解析：人参皂苷可以分为三类，分别是人参皂苷二醇型（A 型）、人参皂苷三醇型（B 型）和齐墩果酸型（C 型）。

9. 答案：BCD

解析：从合欢属植物中分离得到的皂苷的结构类型大多为五环三萜类齐墩果烷型衍生物。柴胡皂苷元为齐墩果烷衍生物。人参皂苷齐墩果酸型包括人参皂苷 R_0 等。

10. 答案：CD

解析：麦冬提取物具有抗心肌缺血的作用。麦冬总皂苷对缺血再灌注损伤心肌具有保护作用，从而能有效预防和治疗血瘀症。另外，麦冬皂苷有显著性的抗炎作用。麦冬活性多糖可保护心肌细胞，具有良好的免疫增强和刺激作用。

11. 答案：AB

解析：强心苷是存在于生物界中的一类对心脏有显著生理活性的甾体苷类，具有甾体母核结构。C-3 位有羟基取代，C-3 羟基多数是 β 构型，少数是 α 构型，强心苷中的糖常与 C-3 羟基缩合成苷。

12. 答案：ABCD

解析：C-10 多有甲基或醛基、羟甲基、羧基等含氧基团，C-13 为甲基取代，C-17 为不饱和内酯环取代。

13. 答案：BCE

解析：强心苷中普遍具有 α-去氧糖，如洋地黄毒糖、L-夹竹桃糖、D-加拿大麻糖、迪吉糖和沙门糖等。

14. 答案：BC

解析：强心苷的颜色反应可由甾体母核、不饱和内酯环和 α-去氧糖产生。

15. 答案：ABCD

解析：三氯化锑反应为甾体母核的颜色反应。

16. 答案：AD

解析：罗布麻叶中所含强心苷主要是甲型强心苷，包括 1 个苷元：毒毛旋花子苷元；3 个苷：加拿大麻苷、毒毛旋花子苷元-β-D-毛地黄糖苷、毒毛旋花子苷元-β-D-葡萄糖基-(1→4)-β-D-毛地黄糖苷。

17. 答案：CD

解析：以胆汁酸为主要有效成分的中药有牛黄、熊胆等。

18. 答案：ADE

解析：熊胆的化学成分为胆汁酸类的碱金属盐及胆甾醇和胆红素。熊胆的主要有效成分为牛磺熊去氧胆酸，此外还有鹅去氧胆酸、胆酸和去氧胆酸。

第八节 其他化学成分

A 型题

1. 答案：C

解析：绿原酸为一分子咖啡酸与一分子奎宁酸结合而成的酯，即 3-咖啡酰奎宁酸。

2. 答案：A

解析：马兜铃含马兜铃酸，可引起肾脏损害等不良反应。

3. 答案：A

解析：组成缩合鞣质的基本单元是黄烷-3-醇，最常见的是儿茶素。

4. 答案：E

解析：鞣质可与明胶反应生成水不溶性沉淀，因此可用明胶法除去鞣质杂质。

5. 答案：E

解析：麝香酮（L-3-甲基十五环酮）是天然麝香的有效成分之一，使麝香具有特有的香气。

6. 答案：B

解析：麝香的雄性激素样作用与其含有的雄甾烷衍生物有密切关系。

7. 答案：E

解析：斑蝥素是斑蝥的有效成分，具有抗癌作用，也是毒性成分。

B 型题

[1~2] 答案：CD

解析：细辛的主要毒性成分为马兜铃酸。金银花的主要有效成分为绿原酸。

X 型题

1. 答案：ABD

解析：有机酸按其结构的特点可分为芳香族、脂肪族和萜类有机酸三大类。

2. 答案：CD

解析：含有马兜铃酸的中药有马兜铃、关木通、广防己、细辛、天仙藤、青木香、寻骨风等。

3. 答案：CDE

解析：目前，国家药品监督管理部门已经取消了关木通、广防己、青木香 3 味含马兜铃酸的中药药用标准。

4. 答案：ACE

解析：绿原酸呈较强的酸性，能使石蕊试纸变红；可溶于水，易溶于热水、乙醇、丙酮等亲水性溶剂，微溶于乙酸乙酯，难溶于乙醚、三氯甲烷、苯等有机溶剂；分子结构中含酯键，在碱性水溶液中易被水解。

5. 答案：BD

解析：普遍认为绿原酸和异绿原酸是金银花的主要抗菌有效成分。

6. 答案：CDE

解析：常用的方法有：冷热处理法、石灰法、铅盐法、明胶法、聚酰胺吸附法、溶剂法。

7. 答案：ABCDE

解析：还具有吸湿性、与三氯化铁作用、与重金属作用。

8. 答案：ABCDE

解析：水蛭具有抗凝血、抗血栓形成、改善血液流变性、脑保护、抗脑缺血、调脂、抗炎、保护肾脏、抗组织纤维化等作用。

第四章 常用中药的鉴别

第一节 常用植物类中药的鉴别

一、根及根茎类中药

A 型题

1. 答案：D
解析：一般双子叶植物的根有自中心向外的放射状结构，木部尤为明显；形成层环大多明显，环内的木部较环外的皮部大；中心常无髓；外表常有栓皮。

2. 答案：A
解析：单子叶植物根茎外表无木栓层或仅具较薄的栓化组织；横切面不呈放射状结构，皮层及中柱均有维管束小点散布；无髓部；通常可见内皮层环纹。

3. 答案：B
解析：狗脊为蚌壳蕨科植物金毛狗脊的干燥根茎。

4. 答案：B
解析：狗脊为蚌壳蕨科植物金毛狗脊的干燥根茎。

5. 答案：A
解析：绵马贯众表面黄棕色至黑褐色，密被排列整齐的叶柄残基及鳞片，并有弯曲的须根。叶柄残基呈扁圆形，长 3～5cm，直径 0.5～1cm；表面有纵棱线，质硬而脆，断面略平坦，棕色，有黄白色维管束 5～13 个，环列。

6. 答案：C
解析：绵马贯众为鳞毛蕨科植物粗茎鳞毛蕨的干燥根茎和叶柄残基。

7. 答案：E
解析：细辛有毒，味辛辣，麻舌。

8. 答案：B
解析：大黄断面淡红棕色或黄棕色，显颗粒性；根茎髓部宽广，有"星点"环列或散在。

9. 答案：A
解析：虎杖根茎髓中有隔或呈空洞状。

10. 答案：A
解析：银柴胡的性状特点是"珍珠盘"。

11. 答案：A
解析：牛膝断面平坦，淡棕色，略呈角质样而油润，中心维管束木质部较大，黄白色，其外周散有多数黄白色点状维管束，断续排列成 2～4 轮。

12. 答案：D
解析：川牛膝质韧，不易折断，断面浅黄色或棕黄色，维管束点状，排列成数轮同心环。气微，味甜。

13. 答案：D
解析：棉团铁线莲根茎呈短柱状，长 1～4cm，直径 0.5～1cm。根长 4～20cm，直径 1～2mm；表面棕褐色至棕黑色；断面木部圆形。味咸。东北铁线莲味辛辣。威灵仙味淡。

14. 答案：E
解析：商陆的特征为"罗盘纹"。

15. 答案：B
解析：银柴胡的特征性状为"砂眼"和"珍珠盘"。

16. 答案：D
解析：太子参为石竹科植物孩儿参的干燥块根。

17. 答案：A
解析：银柴胡为石竹科植物银柴胡的干燥根。

18. 答案：B
解析：威灵仙为毛茛科植物威灵仙、棉团铁线莲、东北铁线莲的干燥根和根茎。

19. 答案：B
解析：川乌断面类白色或浅灰黄色，形成层环纹呈多角形。

20. 答案：A

解析：草乌有的一侧有一圆形或扁圆形不定根残基，习称"钉角"。

21. 答案：B

解析：附子为毛茛科植物乌头的子根加工品。

22. 答案：C

解析：赤芍呈圆柱形，稍弯曲，长5～40cm，直径0.5～3cm。表面棕褐色，粗糙，有纵沟及皱纹，并有须根痕及横长的皮孔样突起，有的外皮易脱落。

23. 答案：E

解析：黄连为毛茛科植物黄连、三角叶黄连或云连的干燥根茎。以上三种分别习称"味连""雅连""云连"。

24. 答案：A

解析：味连多分枝，常弯曲，集聚成簇，形如鸡爪，单枝根茎长3～6cm，直径0.3～0.8cm。表面灰黄色或黄褐色，粗糙，有不规则结节状隆起、须根及须根残基，有的节间表面平滑如茎秆，习称"过桥"。上部多残留褐色鳞叶，顶端常留有残余的茎或叶柄。质硬，断面不整齐，皮部橙红色或暗棕色，木部鲜黄色或橙黄色，呈放射状排列，髓部有的中空。气微，味极苦。

25. 答案：E

解析：延胡索呈不规则扁球形，直径0.5～1.5cm。表面黄色或黄褐色，有不规则网状皱纹，顶端有略凹陷的茎痕，底部常有疙瘩状突起。质硬而脆，断面黄色，角质样，有蜡样光泽。气微，味苦。

26. 答案：C

解析：延胡索为罂粟科植物延胡索的干燥块茎。

27. 答案：E

解析：板蓝根呈圆柱形，稍扭曲，长10～20cm，直径0.5～1cm。表面淡灰黄色或淡棕黄色，有纵皱纹、横长皮孔样突起及支根痕。根头略膨大，可见暗绿色或暗棕色轮状排列的叶柄残基和密集的疣状突起。体实，质略软，断面皮部黄白色，木部黄色。气微，味微甜后苦涩。

28. 答案：E

解析：绵地榆根呈长圆柱形，稍弯曲，着生于短粗的根茎上。表面红棕色或棕紫色，有细纵纹。质坚韧，不易折断，断面黄棕色或红棕色，皮部有多数黄白色或黄棕色绵状纤维，木部淡黄色，放射状纹理不明显。气微，味微苦涩。

29. 答案：C

解析：苦参为豆科植物苦参的干燥根。

30. 答案：C

解析：山豆根药材根茎呈不规则的结节状，顶端常残存茎基，其下着生根数条。根呈长圆柱形，常有分枝，长短不等，直径0.7～1.5cm。表面棕色至棕褐色，有不规则的纵皱纹及横长皮孔样突起。质坚硬，难折断，断面皮部浅棕色，木部淡黄色。有豆腥气，味极苦。

31. 答案：A

解析：远志呈圆柱形，略弯曲，表面灰黄色至灰棕色。

32. 答案：E

解析：黄芪呈圆柱形，有的有分枝，上端较粗，长30～90cm，直径1～3.5cm。表面淡棕黄色或淡棕褐色，有不整齐的纵皱纹或纵沟。质硬而韧，不易折断，断面纤维性强，并显粉性，皮部黄白色，木部淡黄色，具放射状纹理及裂隙。老根中心偶呈枯朽状，黑褐色或呈空洞。气微，味微甜。嚼之微有豆腥味。

33. 答案：A

解析：人参栽培者为"园参"；播种在山林野生状态下自然生长的称"林下山参"。

34. 答案：D

解析：人参为大补元气之品，因此其气味为香气特异，味微苦、甘。

35. 答案：C

解析：人参来源于五加科。

36. 答案：B

解析：人参根茎（芦头）长1～4cm，直径0.3～1.5cm，多拘挛而弯曲，具不定根（艼）和稀疏的凹窝状茎痕（芦碗）。

37. 答案：E

解析：西洋参原产于加拿大和美国。我国东北、华北、西北等地引种栽培成功。

38. 答案：A

解析：三七主根习称"三七"；支根习称"筋条"；根茎习称"剪口"；须根习称"绒根"。

39. 答案：B

解析：白芷呈长圆锥形，头粗尾细，长10～

25cm，直径1.5～2.5cm。根头部钝四棱形或近圆形。表面灰黄色至黄棕色，有多数纵皱纹、支根痕及皮孔样横向突起，习称"疙瘩丁"，或排列成四纵行。

40. 答案：D

解析：白芷长圆锥形，头粗尾细，长10～25cm，直径1.5～2.5cm。根头部钝四棱形或近圆形；表面灰黄色至黄棕色，有多数纵皱纹、支根痕及皮孔样横向突起，习称"疙瘩丁"，或排列成四纵行。顶端有凹陷的茎痕，具同心性环状纹理。有支根痕。质坚实，断面白色或灰白色，显粉性，皮部散有多数棕色油点（分泌腔），形成层环棕色，近方形或近圆形。气芳香，味辛、微苦。

41. 答案：C

解析：前胡呈不规则圆锥形、圆柱形或纺锤形，稍扭曲，下部常有分枝，长3～15cm，直径1～2cm。外表黑褐色至灰黄色，根头部中央多有茎痕及纤维状叶鞘残基，上部有密集的细环纹，下部有纵沟、纵纹及横向皮孔。

42. 答案：C

解析：川芎气浓香，味苦、辛，稍有麻舌感、后微甜。

43. 答案：D

解析：川芎药材呈不规则结节状拳形团块，直径2～7cm。表面黄褐色或褐色，粗糙皱缩，有多数平行隆起的轮节，顶端有凹陷的类圆形茎痕，下侧及轮节上有多数小瘤状根痕。质坚实，不易折断，断面黄白色或灰黄色，可见波状环纹（形成层）及错综纹理，散有黄棕色小油点（油室）。气浓香，味苦、辛，稍有麻舌感、后微甜。饮片为不规则厚片。纵切片边缘不整齐，呈蝴蝶状，习称"蝴蝶片"。

44. 答案：A

解析：防风药材呈长圆锥形或长圆柱形，下部渐细，有的略弯曲。

45. 答案：E

解析：防风根头部有明显密集的环纹，习称"蚯蚓头"。皮部棕黄色至棕色，有裂隙，称"菊花心"。

46. 答案：B

解析：北柴胡气微香，味微苦。南柴胡具败油气。

47. 答案：B

解析：药材龙胆根茎呈不规则块状，长3cm，直径0.3～1cm。表面暗灰棕色或深棕色，上端有茎痕或残留茎基，周围和下端着生多数细长的根。根圆柱形，略扭曲，长10～20cm，直径0.2～0.5cm；表面淡黄色或黄棕色，上部多有显著的横皱纹，下部较细，有纵皱纹及支根痕。质脆，易折断，断面略平坦，皮部黄白色或淡黄棕色，木部色较浅，呈点状环列。气微，味甚苦。

48. 答案：C

解析：秦艽和麻花秦艽晒软，堆置"发汗"至表面呈红黄色或灰黄色时，摊开晒干，或不经"发汗"直接晒干；小秦艽趁鲜时搓去黑皮，晒干。

49. 答案：E

解析：徐长卿根茎表面为淡黄白色至淡棕黄色或棕色。

50. 答案：B

解析：白薇为萝藦科植物白薇或蔓生白薇的干燥根和根茎。

51. 答案：B

解析：紫草为紫草科植物新疆紫草或内蒙紫草的干燥根。

52. 答案：B

解析：丹参表面棕红色或暗棕红色，粗糙，具纵皱纹。

53. 答案：E

解析：黄芩呈圆锥形，扭曲，长8～25cm，直径1～3cm。表面棕黄色或深黄色，有稀疏的疣状细根痕，上部较粗糙，有扭曲的纵皱纹或不规则的网纹，下部有顺纹和细皱纹。质硬而脆，易折断，断面黄色，中心红棕色；老根中心呈枯朽状或中空，暗棕色或棕黑色。气微，味苦。

54. 答案：C

解析：黄芩呈圆锥形，扭曲，长8～25cm，直径1～3cm。表面棕黄色或深黄色，有稀疏的疣状细根痕，上部较粗糙，有扭曲的纵皱纹或不规则的网纹，下部有顺纹和细皱纹。质硬而脆，易折断，断面黄色，中心红棕色；老根中心呈枯朽状或中空，暗棕色或棕黑色。气微，味苦。

55. 答案：A

解析：鲜地黄呈纺锤形或条状，长8～24cm，直径2～9cm。外皮薄，表面浅红黄色，具弯曲的纵皱纹、芽痕、横长皮孔样突起以及不规则瘢痕。

56. 答案：D

解析：地黄为玄参科植物地黄的新鲜或干燥块根。

57. 答案：B

解析：地黄为玄参科植物地黄的新鲜或干燥块根。断面为棕黑色或乌黑色。

58. 答案：A

解析：胡黄连呈圆柱形，略弯曲，有的偶有分枝，长3～12cm，直径0.3～1cm。表面灰棕色至暗棕色。断面略平坦，淡棕色至暗棕色，木部有4～10个类白色点状维管束排列成环。气微，味极苦。

59. 答案：E

解析：巴戟天为茜草科植物巴戟天的干燥根。

60. 答案：B

解析：茜草为茜草科植物茜草的干燥根及根茎。根茎呈结节状，丛生粗细不等的根。

61. 答案：B

解析：续断断面不平坦，皮部墨绿色或棕色，横切面外缘褐色或淡褐色，木部黄褐色，导管束呈放射状排列。

62. 答案：C

解析：天花粉为葫芦科植物栝楼或双边栝楼的干燥根。

63. 答案：D

解析：桔梗药材气微，味微甜后苦。

64. 答案：C

解析：党参呈长圆柱形，稍弯曲，长10～35cm，直径0.4～2cm。表面灰黄色、黄棕色至灰棕色，根头部有多数疣状突起的茎痕及芽，每个茎痕的顶端呈凹下的圆点状；根头下有致密的环状横纹，向下渐稀疏，有的达全长的一半，栽培品环状横纹少或无；全体有纵皱纹及散在的横长皮孔样突起，支根断落处常有黑褐色胶状物。质稍柔软或稍硬而略带韧性，断面稍平坦，有裂隙或放射状纹理，皮部淡棕黄色至黄棕色，木部淡黄色至黄色。有特殊香气，味微甜。

65. 答案：E

解析：南沙参表面黄白色或淡棕黄色，凹陷处常有残留粗皮，上部多有深陷横纹，呈断续的环纹，下部有纵纹及纵沟。顶端具1或2个根茎。体轻，质松泡，易折断，断面不平坦，黄白色，多裂隙。

66. 答案：E

解析：白术质坚硬，不易折断，断面不平坦，黄白色至淡棕色，有棕黄色的点状油室散在；烘干者断面角质样，色较深或有裂隙。

67. 答案：C

解析：茅苍术质坚实，断面黄白色或灰白色，散有多数橙黄色或棕红色油室，暴露稍久，可析出白色细针状结晶。

68. 答案：B

解析：紫菀根茎簇生多数细根，长3～15cm，直径0.1～0.3cm，多编成辫状。表面紫红色或灰红色，有纵皱纹。

69. 答案：E

解析：以上药材中，只有三棱气微，味淡，嚼之微有麻辣感。

70. 答案：A

解析：三棱呈圆锥形，略扁，长2～6cm，直径2～4cm。表面黄白色或灰黄色，有刀削痕。

71. 答案：D

解析：泽泻为泽泻科植物泽泻的干燥块茎。

72. 答案：E

解析：香附药材多呈纺锤形，有的略弯曲，长2～3.5cm，直径0.5～1cm。表面棕褐色或黑褐色，有纵皱纹，并有6～10个略隆起的环节，节上有未除净的棕色毛须及须根断痕；去净毛须者较光滑，环节不明显。质硬，经蒸煮者断面黄棕色或红棕色，角质样；生晒者断面色白而显粉性，内皮层环纹明显，中柱色较深，点状维管束散在。气香，味微苦。

73. 答案：E

解析：香附多呈纺锤形，有的略弯曲，长2～3.5cm，直径0.5～1cm。表面棕褐色或黑褐色，有纵皱纹，并有6～10个略隆起的环节，节上有未除净的棕色毛须及须根断痕；去净毛须者较光滑，环节不明显。

74. 答案：E

解析：天南星断面不平坦，色白，粉性。

75. 答案：C

解析：天南星呈扁球形，高1～2cm，直径1.5～

6.5cm。表面类白色或淡棕色，较光滑，顶端有凹陷的茎痕，周围有麻点状根痕，有的块茎周边具小扁球状侧芽。质坚硬，不易破碎，断面不平坦，色白，粉性。

76. 答案：D
解析：半夏为天南星科植物半夏的干燥块茎。

77. 答案：A
解析：半夏呈类球形，有的稍扁斜，直径1～1.5cm。表面白色或浅黄色，顶端有凹陷的茎痕，周围密布麻点状根痕；下面钝圆，较光滑。质坚实，断面洁白，富粉性。气微，味辛辣、麻舌而刺喉。

78. 答案：C
解析：浙贝母为百合科植物浙贝母的干燥鳞茎。

79. 答案：A
解析：松贝：外层鳞叶2瓣，大小悬殊，大瓣紧抱小瓣，未抱部分呈新月形，习称"怀中抱月"。

青贝：外层鳞叶2瓣，大小相近，相对抱合，顶端开裂，内有心芽和小鳞叶2～3枚及细圆柱形的残茎。

炉贝：外层鳞叶2瓣，大小相近，相对抱合，顶端开裂而略尖，基部稍尖或较钝。

80. 答案：D
解析：大贝为鳞茎外层单瓣鳞叶，略呈新月形，高1～2cm，直径2～3.5cm。外表面类白色至淡黄色，内表面白色或淡棕色，被有白色粉末。质硬而脆，易折断，断面白色至黄白色，富粉性。气微，味微苦。

81. 答案：A
解析：重楼呈结节状扁圆柱形，略弯曲，长5～12cm，直径1.0～4.5cm。表面黄棕色或灰棕色，外皮脱落处呈白色；密具层状突起的粗环纹，一面结节明显，结节上具椭圆形凹陷茎痕，另一面有疏生的须根或疣状须根痕。顶端具鳞叶和茎的残基。质坚实，断面平坦，白色至浅棕色，粉性或角质样。气微，味微苦、麻。

82. 答案：A
解析：重楼为百合科植物云南重楼或七叶一枝花的干燥根茎。

83. 答案：A
解析：土茯苓为百合科植物光叶菝葜的干燥根茎。

84. 答案：C
解析：饮片泽泻为圆形或椭圆形厚片。外表皮淡黄色至淡黄棕色，可见细小突起的须根痕。切面黄白色至淡黄色，粉性，有多数细孔。气微，味微苦。

85. 答案：A
解析：天冬呈长纺锤形，略弯曲，长5～18cm，直径0.5～2cm。表面黄白色至淡棕色，半透明，光滑或具深浅不等的纵皱纹，偶有残存的灰棕色外皮。质硬或柔润，有黏性，断面角质样，中柱黄白色。气微，味甜、微苦。

86. 答案：D
解析：麦冬为百合科植物麦冬的干燥块根。

87. 答案：B
解析：射干为鸢尾科植物射干的干燥根茎。

88. 答案：D
解析：射干呈不规则的结节状，长3～10cm，直径1～2cm。表面黄褐色、棕褐色或黑褐色，皱缩，有较密的环纹。上面有数个圆盘状凹陷的茎痕，偶有茎基残存；下面有残留的细根及根痕。质硬，断面黄色，颗粒性。气微，味苦、微辛。

89. 答案：C
解析：姜黄为姜科植物姜黄的干燥根茎。黄丝郁金为姜科植物姜黄的干燥块根。

90. 答案：A
解析：姜黄为姜科植物姜黄的干燥根茎。为主根茎，呈不规则卵圆形、圆柱形或纺锤形，常弯曲，有的具短叉状分枝，长2～5cm，直径1～3cm。表面深黄色，粗糙，有皱缩纹理和明显环节，并有圆形分枝痕及须根痕。质坚实，不易折断，断面棕黄色至金黄色，角质样，有蜡样光泽，内皮层环纹明显，维管束呈点状散在。气香特异，味苦、辛。

91. 答案：D
解析：天麻顶端有红棕色至深棕色鹦嘴状的芽苞或残留茎基；底部有圆脐形瘢痕。质坚硬，不易折断，断面较平坦，黄白色至淡棕色，角质样。

92. 答案：D
解析：天麻呈椭圆形或长条形，略扁，皱缩而稍弯曲，长3～15cm，宽1.5～6cm，厚0.5～2cm。表面黄白色至淡黄棕色，有纵皱纹及由点状突起（潜伏芽）排列而成的横环纹多轮，有时可见鳞叶或棕褐色菌索。顶端有红棕色至深棕色鹦嘴状的芽苞或残留茎基；底部有圆脐形瘢痕。质坚硬，不易折断，断面较平坦，黄白色至淡棕色，角质样。气微，味甘。

93. 答案：C

解析：白及呈不规则扁球形，多有2～3个爪状分枝，长1.5～5cm，厚0.5～1.5cm。表面灰白色或黄白色，有数圈同心环节和棕色点状须根痕。

B 型题

[1～2] 答案：DB

解析：绵马贯众气特异，味初淡而微涩，后渐苦、辛。狗脊无臭，味淡、微涩。

[3～4] 答案：DC

解析：生狗脊片呈不规则长条形或圆形。切面浅棕色，较平滑，近边缘1～4mm处有1条棕黄色隆起的木质部环纹或条纹，边缘不整齐，偶有金黄色绒毛残留。质脆，易折断，有粉性。

地榆呈不规则的类圆形片或斜切片。外表皮灰褐色至深褐色。切面较平坦，粉红色、淡黄色或黄棕色，木部略显呈放射状排列；或皮部有多数黄棕色绵状纤维。气微，味微苦涩。

[5～7] 答案：DAC

解析：苍术切面黄白色或灰白色，散有多数橙黄色或棕红色的油室，有的可析出白色细针状结晶，习称"起霜"。淡黄色小点排成数轮同心环为川牛膝的特征。大黄断面有异型维管束，"星点"特征。

[8～10] 答案：ECD

解析：味连：多分枝，常弯曲，集聚成簇，形如鸡爪，单枝根茎长3～6cm，直径0.3～0.8cm。表面灰黄色或黄褐色，粗糙，有不规则结节状隆起、须根及须根残基，有的节间表面平滑如茎秆，习称"过桥"。上部多残褐色鳞叶，顶端常留有残余的茎或叶柄。质硬，断面不整齐，皮部橙红色或暗棕色，木部鲜黄色或橙黄色，呈放射状排列；髓部有的中空。气微，味极苦。

雅连：多为单枝，略呈圆柱形，微弯曲，长4～8cm，直径0.5～1cm。"过桥"较长。顶端有少许残茎。

云连：弯曲呈钩状，多为单枝，较细小。

[11～13] 答案：CAE

解析：白芷切面白色或灰白色，具粉性，形成层环棕色，近方形或近圆形，皮部散有多数棕色油点。气芳香，味辛、微苦。

赤芍切面粉白色或粉红色，皮部窄，木部放射状纹理明显，有的具裂隙。

细辛质脆，易折断，断面平坦，黄白色或白色。气辛香，味辛辣、麻舌（含有有毒的马兜铃酸）。

[14～15] 答案：DA

解析：北豆根为防己科植物蝙蝠葛的干燥根茎。板蓝根为十字花科植物菘蓝的干燥根。

[16～18] 答案：BCD

解析：山豆根为豆科植物越南槐的干燥根及根茎。北豆根为防己科植物蝙蝠葛的干燥根茎。

苦参为豆科植物苦参的干燥根。药材呈长圆柱形，下部常有分枝，长10～30cm，直径1～6.5cm。表面灰棕色或棕黄色，具纵皱纹及横长皮孔样突起，外皮薄，多破裂反卷，易剥落，剥落处显黄色，光滑。质硬，不易折断，断面纤维性；切片厚3～6mm；切面黄白色，具放射状纹理及裂隙，有的具异型维管束呈同心性环列或不规则散在。气微，味极苦。

[19～20] 答案：AB

解析：葛根外皮淡棕色至棕色，有纵皱纹，粗糙。切面黄白色至淡黄棕色，有的纹理不明显。质韧，纤维性强。

[21-22] 答案：BA

解析：黄芪气微，味微甜，嚼之微有豆腥味。远志气微，味苦、微辛，嚼之有刺喉感。

[23～25] 答案：EAB

解析：人参主根呈纺锤形或圆柱形，长3～15cm，直径1～2cm。表面灰黄色，上部或全体有疏浅断续的粗横纹及明显纵皱纹，下部有支根2～3条，并着生多数细长的须根，须根上常有不明显的细小疣状突起。根茎（芦头）长1～4cm，直径0.3～1.5cm，多拘挛而弯曲，具不定根（艼）和稀疏的凹窝状茎痕（芦碗）。质较硬，断面淡黄白色，显粉性，形成层环纹棕黄色，皮部有黄棕色的点状树脂道及放射状裂隙。香气特异，味微苦、甘。

[26～28] 答案：EDB

解析：甘草质坚实而重，断面略显纤维性，黄白色，有粉性，形成层环明显，射线放射状，至皮部偏弯，常有裂隙，显"菊花心"。何首乌饮片皮部显"云锦状花纹"。

[29～31] 答案：BCD

解析：三七的主根习称"三七"，支根习称"筋条"，根茎习称"剪口"，须根习称"绒根"。

[32～33] 答案：BC

解析：秦艽类圆柱形，上粗下细，扭曲不直，长7～30cm，直径1～3cm。表面黄棕色或灰黄色，有纵向或扭曲的纵皱纹，顶端有残存的茎基及纤维状叶鞘。质硬而脆，易折断，切断面略显油性，皮部黄色或棕黄色，木部黄色。气特异，味苦、微涩。

药材大黄精呈肥厚肉质的结节块状，结节长可达10cm以上，宽3～6cm，厚2～3cm。表面淡黄色至黄棕色，具环节，有皱纹及须根痕，结节上侧茎基呈圆盘状，周围凹入，中部突出。质硬而韧，不易折断，断面角质，淡黄色至黄棕色。气微，味甜，嚼之有黏性。

[34～35] 答案：EA

解析：北沙参为伞形科植物珊瑚菜的干燥根。秦艽为龙胆科植物秦艽、麻花秦艽、粗茎秦艽或小秦艽的干燥根。

[36～38] 答案：EBC

解析：北沙参药材呈细长圆柱形，偶有分枝，长15～45cm，直径0.4～1.2cm。表面淡黄白色，略粗糙，偶有残存外皮。不去外皮的表面黄棕色，全体有细纵皱纹及纵沟，并有棕黄色点状细根痕；顶端常留有黄棕色根茎残基；上端稍细，中部略粗，下部渐细。质脆，易折断，断面皮部浅黄白色，木部黄色。气特异，味微甘。

北柴胡呈圆柱形或长圆锥形，长6～15cm，直径0.3～0.8cm，根头膨大，顶端有3～15个残留的茎基或短纤维状的叶基，下部分枝。表面黑褐色或浅棕色，具纵皱纹，支根痕及皮孔。质硬而韧，不易折断，断面呈片状纤维性，皮部浅棕色，木部黄白色。气微香，味微苦。

南沙参呈圆锥形或圆柱形，略弯曲，长7～27cm，直径0.8～3cm。表面黄白色或淡棕黄色，凹陷处常有残留粗皮，上部多有深陷横纹，呈断续的环纹，下部有纵纹及纵沟。顶端具1或2个根茎。体轻，质松泡，易折断，断面不平坦，黄白色，多裂隙。气微，味微甘。

[39～40] 答案：AB

解析：龙胆根茎呈不规则块状，长1～3cm，直径0.3～1cm；表面暗灰棕色或深棕色，上端有茎痕或残留茎基，周围和下端着生多数细长的根。根圆柱形，略扭曲，长10～20cm，直径0.2～0.5cm；表面淡黄色或黄棕色，上部多有显著的横皱纹，下部较细，有纵皱纹及支根痕。质脆，易折断，断面略平坦，皮部黄白色或淡黄棕色，木部色较浅，呈点状环列。气微，味甚苦。

坚龙胆表面无横皱纹，外皮膜质，易脱落；木部黄白色，易与皮部分离。

[41～43] 答案：CEA

解析：鲜地黄断面皮部淡黄白色，可见橘红色油点，木部黄白色，导管呈放射状排列。木香断面灰褐色至暗褐色，周边黄黄色或浅棕黄色，形成层环棕色，有放射状纹理及散在的褐色点状油室。石菖蒲断面纤维性，类白色或微红色，内皮层环纹明显，并可见多数维管束小点及棕色油点。

[44～46] 答案：ACD

解析：木香药材呈圆柱形或半圆柱形，长5～10cm，直径0.5～5cm。表面黄棕色至灰褐色，有明显的皱纹、纵沟及侧根痕。质坚，不易折断，断面灰褐色至暗褐色，周边灰黄色或浅棕黄色，形成层环棕色，有放射状纹理及散在的褐色点状油室。气香特异，味微苦。

防己药材呈不规则圆柱形、半圆柱形或块状，多弯曲，长5～10cm，直径1～5cm。表面淡灰黄色，在弯曲处常有深陷横沟而成结节状的瘤块样。体重，质坚实，断面平坦，灰白色，富粉性，有排列较稀疏的放射状纹理。气微，味苦。

远志药材呈圆柱形，略弯曲，长3～15cm，直径0.3～0.8cm。表面灰黄色至灰棕色，有较密并深陷的横皱纹、纵皱纹及裂纹，老根的横皱纹更密更深陷，略呈结节状。质硬而脆，易折断，断面皮部棕黄色，木部黄色，皮部易与木部剥离。气微，味苦、微辛，嚼之有刺喉感。

[47～48] 答案：ED

解析：当归药材略呈圆柱形，下部有支根3～5条或更多，长15～25cm。表面黄棕色至棕褐色，具纵皱纹及横长皮孔样突起。根头（归头）直径1.5～4cm，具环纹，上端圆钝，或具数个明显突出的根茎痕，有紫色或黄绿色的茎及叶鞘的残基；

主根（归身）表面凹凸不平；支根（归尾）直径 0.3～1cm，上粗下细，多扭曲，有少数须根痕。质柔韧，断面黄白色或淡黄棕色，皮部厚，有裂隙及多数棕色点状分泌腔，木部色较淡，形成层环黄棕色。有浓郁的香气，味甘、辛、微苦。

胡黄连呈圆柱形，略弯曲，有的偶有分枝，长3～12cm，直径0.3～1cm。表面灰棕色至暗棕色，粗糙，有较密的环状节，具稍隆起的芽痕或根痕，上端密被暗棕色鳞片状的叶柄残基。体轻，质硬而脆，易折断，断面略平坦，淡棕色至暗棕色，木部有4～10个类白色点状维管束排列成环。气微，味极苦。

[49～51] 答案：ECA

解析：瓜蒌呈类球形或宽椭圆形，长7～15cm，直径6～10cm。表面橙红色或橙黄色，皱缩或较光滑，顶端有圆形的花柱残基，基部略尖，具残存的果梗。轻重不一。质脆，易破开，内表面黄白色，有红黄色丝络，果瓤橙黄色、黏稠，与多数种子黏结成团。具焦糖气，味微酸、甜。

当归呈圆柱形，下部有支根3～5条或更多，长15～25cm。表面黄棕色至棕褐色，具纵皱纹及横长皮孔样突起。根头（归头）直径1.5～4cm，具环纹，上端圆钝，或具数个明显突出的根茎痕，有紫色或黄绿色的茎及叶鞘的残基；主根（归身）表面凹凸不平；支根（归尾）直径0.3～1cm，上粗下细，多扭曲，有少数须根痕。质柔韧，断面黄白色或淡黄棕色，皮部厚，有裂隙及多数棕色点状分泌腔，木部色较淡，形成层环黄棕色。有浓郁的香气，味甘、辛、微苦。

玄参呈类圆柱形，中部略粗或上粗下细，有的微弯曲，长6～20cm，直径1～3cm。表面灰黄色或灰褐色，有不规则的纵沟、横长皮孔样突起及稀疏的横裂纹和须根痕。质坚实，不易折断，断面黑色，微有光泽。气特异似焦糖，味甘、微苦。

[52～54] 答案：CBD

解析：赤芍断面粉白色或粉红色，皮部窄，木部放射状纹理明显，有的有裂隙。川芎纵切片边缘不整齐，呈蝴蝶状，习称"蝴蝶片"。

[55～57] 答案：CDE

解析：石菖蒲断面纤维性，类白色或微红色，内皮层环纹明显，并可见多数维管束小点及棕色油点。浙贝母表面类白色至淡黄色，内表面白色或淡棕色，被有白色粉末。质硬而脆，易折断，断面白至黄白色，富粉性。天麻切面黄白色或淡棕色，角质样，半透明。

[58～60] 答案：DCB

解析：白芷长圆锥形，头粗尾细，长10～25cm，直径1.5～2.5cm。根头部钝四棱形或近圆形；表面灰黄色至黄棕色，有多数纵皱纹、支根痕及皮孔样横向突起，习称"疙瘩丁"，或排列成四纵行。顶端有凹陷的茎痕，具同心性环状纹理。有支根痕。质坚实，断面白色或灰白色，显粉性，皮部散有多数棕色油点（分泌腔），形成层环棕色，近方形或近圆形。气芳香，味辛、微苦。

石菖蒲呈扁圆柱形，多弯曲，常有分枝，长3～20cm，直径0.3～1cm。表面棕褐色或灰棕色，粗糙，有疏密不均的环节，节间长0.2～0.8cm，具细纵纹，一面残留须根或圆点状根痕；叶痕呈三角形，左右交互排列，有的其上有鳞毛状的叶基残余。质硬，断面纤维性，类白色或微红色，内皮层环纹明显，并可见多数维管束小点及棕色油点。气芳香，味苦、微辛。

姜黄为主根茎，呈不规则卵圆形、圆柱形或纺锤形，常弯曲，有的具短叉状分枝，长2～5cm，直径1～3cm。表面深黄色，粗糙，有皱缩纹理和明显环节，并有圆形分枝痕及须根痕。质坚实，不易折断，断面棕黄色至金黄色，角质样，有蜡样光泽，内皮层环纹明显，维管束呈点状散在。气香特异，味苦、辛。

[61～62] 答案：AD

解析：百部为百部科植物直立百部、蔓生百部或对叶百部的干燥块根。白术为菊科植物白术的干燥根茎。

[63～64] 答案：DE

解析：天花粉质坚实，断面白色或淡黄白，富粉性。百部断面平坦，角质样，淡黄棕色或黄白色，皮部较宽，中柱扁缩。

[65～66] 答案：DB

解析：松贝外层鳞叶2瓣，大小悬殊，大瓣紧抱小瓣，未抱部分呈新月形，习称"怀中抱月"，防风的根头部具有的横环纹习称"蚯蚓头"。

[67～70] 答案：DEAC

解析：直立百部呈纺锤形，上端较细长，皱缩弯曲，长5～12cm，直径0.5～1cm。表面黄白色或淡棕黄色，有不规则深纵沟，间或有横皱纹。质脆，易折断，断面平坦，角质样，淡棕色或黄白色，皮部较宽，中柱扁缩。气微，味甘、苦。

天冬呈长纺锤形，略弯曲，长5～18cm，直径0.5～2cm。表面黄白色至淡黄棕色，半透明，光滑或具深浅不等的纵皱纹，偶有残存的灰棕色外皮。质硬或柔润，有黏性，断面角质样，中柱黄白色。气微，味甜、微苦。

毛知母呈长条状，微弯曲，略扁，偶有分枝，长3～15cm，直径0.8～1.5cm，一端有浅黄色的茎叶残痕。表面黄棕色至棕色，上面有一凹沟，具紧密排列的环状节，节上密生黄棕色的残存叶基，由两侧向根茎上方生长；下面隆起略皱缩，并有凹陷或突起的点状根痕。质硬，易折断，断面黄白色。气微，味微甜、略苦，嚼之带黏性。

玉竹呈长圆柱形，略扁，少有分枝，长4～18cm，直径0.3～1.6cm。表面黄白色或淡黄棕色，半透明，具纵皱纹和微隆起的环节，有白色圆点状须根痕和圆盘状茎痕。质硬而脆或稍软，易折断，断面角质样或显颗粒性。气微，味甘，嚼之发黏。

[71～73] 答案：CBE

解析：白芷外表皮灰棕色或黄棕色。切面白色或灰白色，具粉性，形成层环棕色，近方形或近圆形，皮部散有多数棕色油点。羌活表皮棕褐色至黑褐色，切面外侧棕褐色，木部黄白色，有的可见放射状纹理。知母外表皮黄棕色或棕色，可见少量残存的黄棕色叶基纤维或凹陷或突起的点状根痕。切面黄白色至黄色。

[74～76] 答案：DEA

解析：饮片清半夏：呈椭圆形、类圆形或不规则片。切面淡灰色至灰白色，可见灰白色点状或短线状维管束迹，有的残留外皮处下方显淡紫红色斑纹。质脆，易折断，断面略呈角质样。气微，味微涩，微有麻舌感。

饮片姜半夏：呈片状、不规则颗粒状或类球形。表面棕色至棕褐色。质硬脆，断面淡黄棕色，常具角质光泽。气微香，味淡，微有麻舌感，嚼之略黏牙。

饮片法半夏：呈类球形或破碎成不规则颗粒状。表面淡黄白色、黄色或棕黄色。质较松脆或硬脆，断面黄色或淡黄色，颗粒者质稍硬脆。气微，味淡略甘，微有麻舌感。

[77～80] 答案：BADE

解析：大贝：为鳞茎外层单瓣鳞叶，略呈新月形，高1～2cm，直径2～3.5cm。外表面类白色至淡黄棕色，内表面白色或淡棕色，被有白色粉末。质硬而脆，易折断，断面白色至黄白色，富粉性。气微，味微苦。

珠贝：为完整的鳞茎，呈扁球形，高1～1.5cm，直径1～2.5cm。表面类白色，外层鳞叶2瓣，肥厚，略呈肾形，互相抱合，内有小鳞叶2～3枚及干缩的残茎。

青贝：呈类扁球形，高0.4～1.4cm，直径0.4～1.6cm。外层鳞叶2瓣，大小相近，相对抱合，顶端开裂，内有心芽和小鳞叶2～3枚及细圆柱形的残茎。

炉贝：呈长圆锥形，高0.7～2.5cm，直径0.5～2.5cm。表面类白色或浅棕黄色，有的具棕色斑点。外层鳞叶2瓣，大小相近，相对抱合，顶端开裂而略尖，基部稍尖或较钝。

[81～83] 答案：DAC

解析：麦冬呈纺锤形，两端略尖，长1.5～3cm，直径0.3～0.6cm。表面淡黄色或灰黄色，有细纵皱纹。质柔韧，断面黄白色，半透明，中柱细小。气微香，味甘、微苦。

远志呈圆柱形，略弯曲，长3～15cm，直径0.3～0.8cm。表面灰黄色至灰棕色，有较密并深陷的横皱纹、纵皱纹及裂纹，老根的横皱纹更密更深陷，略呈结节状。质硬而脆，易折断，断面皮部棕黄色，木部黄白色，皮部易与木部剥离。气微，味苦、微辛，嚼之有刺喉感。

白及呈不规则扁球形，多有2～3个爪状分枝，长1.5～5cm，厚0.5～1.5cm。表面灰白色或黄白色，有数圈同心环节和棕色点状须根痕，上面有突起的茎痕，下面有连接另一块茎的痕迹。质坚硬，不易折断，切面类白色，角质样。气微，味苦，嚼之有黏性。

[84～87] 答案：ABDE

解析：①姜黄为姜科植物姜黄的干燥根茎。②莪术为姜科植物蓬莪术、广西莪术，或温郁金的干燥根茎。后者习称"温莪术"。③郁金为姜科植物温郁金、姜黄、广西莪术或蓬莪术的干燥块根。前二者分别习称"温郁金"和"黄丝郁金"；其余按性状不同习称"桂郁金"或"绿丝郁金"。

C 型题

[1~2]

1. 答案：D

解析：断面特征为云锦状花纹，为何首乌。何首乌为蓼科植物何首乌的干燥块根。

2. 答案：B

解析：何首乌呈团块状或不规则纺锤形，长6~15cm，直径4~12cm。表面红棕色或红褐色，皱缩不平，有浅沟，并有横长皮孔样突起及细根痕。

[3~4]

3. 答案：E

解析：上述文字描述了牛膝的性状特征，细长圆柱形，中心维管束木质部较大，黄白色，其外周散有多数黄白色点状维管束，断续排列成2~4轮。

4. 答案：D

解析：牛膝的气味特点为气微，味微甜而稍苦涩。

[5~6]

5. 答案：E

解析：板蓝根和大青叶均来自十字花科植物，但板蓝根的用药部位为根。

6. 答案：A

解析：板蓝根药材呈圆柱形，稍扭曲，长10~20cm，直径0.5~1cm。表面淡灰黄色或淡棕黄色，有纵皱纹、横长皮孔样突起及支根痕。

[7~8]

7. 答案：D

解析：上述文字描述的是人参饮片的特征，黄白色薄片，气香特异。

8. 答案：D

解析：人参、甘草、黄芪等具有"菊花心"样性状特征。

[9~10]

9. 答案：C

解析：上述描述了羌活的性状特征。节间缩短，呈紧密隆起的环状，形似蚕，习称"蚕羌"；节间延长，形如竹节状，习称"竹节羌"。

10. 答案：E

解析：宽叶羌活为根茎及根。根茎类圆柱形，顶端具茎及叶鞘残基，根类圆锥形，有纵皱纹及皮孔；表面棕褐色，近根茎处有较密的环纹，长8~15cm，直径1~3cm，习称"条羌"。有的根茎粗大，不规则结节状，顶部具数个茎基，根较细，习称"大头羌"。质松脆，易折断。断面略平坦，皮部浅棕色，木部黄白色。气味较淡。

[11~13]

11. 答案：B

解析：川芎饮片纵切片边缘不整齐，呈蝴蝶状，习称"蝴蝶片"。具有活血行气，祛风止痛的功效。

12. 答案：D

解析：川芎呈不规则结节状拳形团块。表面黄褐色或褐色，粗糙皱缩，有多数平行隆起的轮节，顶端有凹陷的类圆形茎痕，下侧及轮节上有多数小瘤状根痕。质坚实，不易折断，断面黄白色或灰黄色，可见波状环纹（形成层）及错综纹理，散有黄棕色小油点（油室）。气浓香，味苦、辛，稍有麻舌感、后微甜。

13. 答案：A

解析：同上。

[14~15]

14. 答案：D

解析：柴胡的性状特征为根头膨大，表面黑褐色或浅棕色。断面呈片状纤维性。

15. 答案：E

解析：柴胡为伞形科植物柴胡或狭叶柴胡的干燥根。分别习称"北柴胡"及"南柴胡"。

[16~17]

16. 答案：E

解析：苍术饮片特征为"起霜"。苍术为菊科植物茅苍术或北苍术的干燥根茎。

17. 答案：A

解析：苍术的形状为不规则连珠状或结节状圆柱形，略弯曲，偶有分枝。

[18~19]

18. 答案：D

解析：紫菀的性状特征为表面紫红色或灰红色，多编成辫状。

19. 答案：D

解析：紫菀为菊科植物紫菀的干燥根及根茎。

[20~21]

20. 答案：A

解析：上述文字面描述的是香附的性状特征。

香附呈纺锤形，经蒸煮者断面黄棕色或红棕色，角质样；生晒者断面色白而显粉性，内皮层环纹明显，中柱色较深，点状维管束散在。

21. 答案：B

解析：香附表面棕褐色或黑褐色，有纵皱纹，并有6～10个略隆起的环节。

[22～23]

22. 答案：A

解析：上述文字描述的是天南星的性状特征。

23. 答案：A

解析：天南星的断面不平坦，色白，粉性。

[24～25]

24. 答案：C

解析：鹦嘴状芽孢是天麻的性状特征。天麻为兰科植物天麻的干燥块茎。

25. 答案：D

解析：天麻质坚硬，不易折断，断面较平坦，黄白色至淡棕色，角质样。

[26～28]

26. 答案：E

解析：上述文字描述的是山药的性状特征。圆柱形，表面黄白色，断面白色，粉性。

27. 答案：A

解析：山药为薯蓣科植物薯蓣的干燥根茎。

28. 答案：C

解析：山药气微，味淡，微酸，嚼之发黏。

X型题

1. 答案：ABDE

解析：厚朴为皮类药材。防风、柴胡、续断药用部位为根，大黄为根及根茎。

2. 答案：ABD

解析：单子叶植物根的横断面自中心向外无放射状结构；内皮层环较明显；中央有髓；外表无木栓层，有的具较薄的栓化组织。

3. 答案：ABD

解析：一般双子叶植物的根自中心向外的放射状结构，木部尤为明显；形成层环大多明显，环内的木部较环外的皮部大；中心常无髓；外表常有栓皮。

4. 答案：BDE

解析：主根常为圆柱形，如甘草、黄芪、牛膝等。

5. 答案：ABCE

解析：狗脊呈不规则的长块状，长10～30cm，直径2～10cm。表面深棕色，残留金黄色绒毛，上面有数个红棕色的木质叶柄，下面残存黑色细根。质坚硬，不易折断。无臭，味淡、微涩。

6. 答案：ACDE

解析：绵马贯众呈长倒卵形，略弯曲，上端钝圆或截形，下端较尖，有的纵剖为两半，长7～20cm，直径4～8cm。表面黄棕色至黑褐色，密被排列整齐的叶柄残基及鳞片，并有弯曲的须根。叶柄残基呈扁圆形，长3～5cm，直径0.5～1cm；表面有纵棱线，质硬而脆，断面略平坦，棕色，有黄白色维管束5～13个，环列；每个叶柄残基的外侧常有3条须根，鳞片条状披针形，全缘，常脱落。质坚硬，断面略平坦，深绿色至棕色，有黄白色维管束5～13个，环列，其外散有较多的叶迹维管束。气特异，味初淡而微涩，后渐苦、辛。

7. 答案：BCD

解析：川牛膝为苋科植物。商陆为商陆科植物。

8. 答案：BCD

解析：何首乌呈团块状或不规则纺锤形，长6～15cm，直径4～12cm。表面红棕色或红褐色，皱缩不平，有浅沟，并有横长皮孔样突起及细根痕。体重，质坚实，不易折断，切断面浅黄棕色或浅红棕色，显粉性，皮部有4～11个类圆形异型维管束环列，形成云锦状花纹，中央木部较大，有的呈木心。气微，味微苦而甘涩。

9. 答案：ABCD

解析：银柴胡呈类圆柱形，偶有分枝，长15～40cm，直径0.5～2.5cm。表面浅棕黄色至浅棕色，有扭曲的纵皱纹及支根痕，多具孔穴状或盘状凹陷，习称"砂眼"，从砂眼处折断可见棕色裂隙中有细砂散出。根头部略膨大，有密集的呈疣状突起的芽苞、茎或根茎的残基，习称"珍珠盘"。质硬而脆，易折断，断面不平坦，较疏松，有裂隙，皮部甚薄，木部有黄、白色相间的放射状纹理。气微，味甘。

10. 答案：ABCDE

解析：川乌呈不规则圆锥形，稍弯曲，顶端常有残茎，中部多向一侧膨大，长2～7.5cm，直径1.2～2.5cm。表面棕褐色或灰棕色，皱缩，有小瘤状侧根及子根脱离后的痕迹。质坚实，断面类白色或浅灰黄色，形成层环纹呈多角形。气微，味辛辣、麻舌。

11. 答案：ABCDE

解析：来源于毛茛科的根茎类药材比较多，常见的有威灵仙、川乌、草乌、附子、白芍、赤芍、黄连、升麻等。

12. 答案：ABD

解析：白芍呈圆柱形，平直或稍弯曲，两端平截，长5～18cm，直径1～2.5cm。表面类白色或淡红棕色，光洁或有纵皱纹及细根痕，偶有残存的棕褐色外皮。质坚实，不易折断，断面较平坦，类白色或略带棕红色，形成层环明显，射线放射状。气微，味微苦、酸。

13. 答案：ABCE

解析：板蓝根药材呈圆柱形，稍扭曲，长10～20cm，直径0.5～1cm。表面淡灰黄色或淡棕黄色，有纵皱纹、横长皮孔样突起及支根痕。根头略膨大，可见暗绿色或暗棕色轮状排列的叶柄残基和密集的疣状突起。体实，质略软，断面皮部黄白色，木部黄色。气微，味微甜后苦涩。

14. 答案：BCDE

解析：白及药用部位为干燥块茎。

15. 答案：BCE

解析：绵马贯众药用部位为干燥根茎和叶柄残基；党参为干燥根。

16. 答案：BCE

解析：远志呈圆柱形，略弯曲，长3～15cm，直径0.3～0.8cm。表面灰黄色至灰棕色，有较密并深陷的横皱纹、纵皱纹及裂纹，老根的横皱纹更密更深陷，略呈结节状。质硬而脆，易折断，断面皮部棕黄色，木部黄白色，皮部易与木部剥离。气微，味苦、微辛，嚼之有刺喉感。

17. 答案：ABCE

解析：丹参为唇形科植物。

18. 答案：ABC

解析：西洋参呈纺锤形、圆柱形或圆锥形，长3～12cm，直径0.8～2cm。表面浅黄褐色或黄白色，可见横向环纹及线形皮孔状突起，并有细密浅纵皱纹及须根痕。主根中下部有一至数条侧根，多已折断。有的上端有根茎（芦头），环节明显，茎痕（芦碗）圆形或半圆形，具不定根（艼）或已

折断。体重，质坚实，不易折断，断面平坦，浅黄白色，略显粉性，皮部可见黄棕色点状树脂道，形成层环纹棕黄色，木部略呈放射状纹理。气微而特异，味微苦、甘。

19. 答案：ABCD

解析：白芷产于河南长葛、禹县者习称"禹白芷"；产于河北安国者习称"祁白芷"；杭白芷产于浙江、福建、四川等省，习称"杭白芷"和"川白芷"。

20. 答案：ACD

解析：川芎呈不规则结节状拳形团块，直径2～7cm。表面黄褐色或褐色，粗糙皱缩，有多数平行隆起的轮节，顶端有凹陷的类圆形茎痕，下侧及轮节上有多数小瘤状根痕。质坚实，不易折断，断面黄白色或灰黄色，可见波状环纹（形成层）及错综纹理，散有黄棕色小油点（油室）。气浓香，味苦、辛，稍有麻舌感、后微甜。

21. 答案：ABCDE

解析：来源于伞形科的根茎类药材较多，如白芷、当归、羌活、前胡、川芎、藁本、防风、柴胡、北沙参等。

22. 答案：ABCD

解析：防风呈长圆锥形或长圆柱形，下部渐细，有的略弯曲，长15～30cm，直径0.5～2cm。根头部有明显密集的环纹，习称"蚯蚓头"，环纹上有的有棕褐色毛状残存叶基。表面灰棕色或棕褐色，粗糙，有纵皱纹、多数横长皮孔及点状突起的细根痕。体轻、质松，易折断，断面不平坦，皮部棕黄色至棕色，有裂隙，称"菊花心"，散生黄棕色油点，木质部浅黄色，气特异，味微甘。

23. 答案：CD

解析：柳叶白前根茎呈细长圆柱形，有分枝，稍弯曲，长4～15cm，直径1.5～4cm。表面黄白色或黄棕色，节明显，节间长1.5～4.5cm，顶端有残茎。质脆，断面中空，习称"鹅管白前"。节处簇生纤细弯曲的根，长可达10cm，直径不及1mm，有多次分枝呈毛须状，常盘曲成团。气微，味微甜。

24. 答案：BCDE

解析：软紫草：呈不规则的长圆柱形，多扭曲，长7～20cm，直径1～2.5cm。表面紫红色或紫褐色，皮部疏松，呈条形片状，常10余层重叠，

易剥落。顶端有的可见分歧的茎残基。体轻，质松软，易折断，断面不整齐，木部较小，黄白色或黄色。气特异，味微苦、涩。

内蒙紫草：呈圆锥形或圆柱形，扭曲。长6～20cm，直径0.5～4cm。根头部略粗大，顶端有残茎1个或多个，被短硬毛。表面紫红色或暗紫色，皮部略薄，常数层相叠，易剥离。质硬而脆，易折断，断面较整齐，皮部紫红色，木部较小，黄白色。气特异，味涩。

25. 答案：ABD
解析：徐长卿、白前、白薇均来源于萝藦科。

26. 答案：ADE
解析：丹参根茎短粗，顶端有时残留茎基。根数条，长圆柱形，略弯曲，有的分枝并具须状细根，长10～20cm，直径0.3～1cm。表面棕红色或暗棕红色，粗糙，具纵皱纹。老根外皮疏松，多显紫棕色，常呈鳞片状剥落。质硬而脆，断面疏松，有裂隙或略平整而致密，皮部棕红色，木部灰黄色或紫褐色，导管束黄白色，呈放射状排列。气微，味微苦涩。

27. 答案：CDE
解析：野生黄芩呈圆锥形，扭曲，长8～25cm，直径1～3cm。表面棕黄色或深黄色，有稀疏的疣状细根痕，上部较粗糙，有扭曲的纵皱纹或不规则的网纹，下部有顺纹和细皱纹。质硬而脆，易折断，断面黄色，中心红棕色；老根中心呈枯朽状或中空，暗棕色或棕黑色。气微，味苦。

28. 答案：CDE
解析：生地黄多呈不规则的团块状或长圆形，中间膨大，两端稍细，有的细小，长条形，稍扁时扭曲，长6～12cm，直径2～6cm。表面棕黑色或棕灰色，极皱缩，具不规则横曲纹。体重，质较软而韧，不易折断，断面棕黑色或乌黑色，有光泽，具黏性。气微，味微甜。

29. 答案：ABCE
解析：茜草根茎呈结节状，丛生粗细不等的根。根呈圆柱形略弯曲或扭曲，长10～25cm，直径0.2～1cm。表面红棕色或暗棕色，具细纵皱纹及少数细根痕；皮部易剥落，露出红色木部。质脆，易折断，断面平坦，横切面皮部狭，紫红色，木部宽广，浅黄红色，导管孔多数。气微，味微苦，久嚼刺舌。

30. 答案：CDE
解析：续断长圆柱形，略扁，有的微弯曲，长5～15cm，直径0.5～2cm。表面灰褐色或黄褐色，有稍扭曲或明显扭曲的纵皱及沟纹，可见横裂的皮孔样斑痕及少数须根痕。质软，久置后变硬，易折断，断面不平坦，皮部墨绿色或棕色，横切面外缘褐色或淡褐色，木部黄褐色，导管束呈放射状排列。气微香，味苦、微甜而后涩。

31. 答案：CD
解析：天花粉为葫芦科植物栝楼或双边栝楼的干燥根；瓜蒌为其干燥成熟果实。

32. 答案：BDE
解析：木香、白术为菊科中药。

33. 答案：ACE
解析：白术为菊科植物白术的干燥根茎，药材呈不规则的肥厚团块，长3～13cm，直径1.5～7cm。表面灰黄色或灰棕色，有瘤状突起及断续的纵皱和沟纹，并有须根痕，顶端有残留茎基和芽痕。质坚硬，不易折断，断面不平坦，黄白色至淡棕色，有棕黄色的点状油室散在；烘干者断面角质样，色较深或有裂隙。气清香，味甘、微辛，嚼之略带黏性。

34. 答案：ABC
解析：泽泻呈类球形、椭圆形或卵圆形，长2～7cm，直径2～6cm。表面淡黄色至淡黄棕色，有不规则的横向环状浅沟纹和多数细小突起的须根痕，底部有的有瘤状芽痕。质坚实，断面黄白色，粉性，有多数细孔。气微，味微苦。

35. 答案：ABCDE
解析：香附为莎草科植物莎草的干燥根茎。多呈纺锤形，有的略弯曲，长2～3.5cm，直径0.5～1cm。表面棕褐色或黑褐色，有纵皱纹，并有6～10个略隆起的环节，节上有未除净的棕色毛须及须根断痕；去净毛须者较光滑，环节不明显。质硬，经蒸煮者断面黄棕色或红棕色，角质样；生晒者断面色白而显粉性，内皮层环纹明显，中柱色较深，点状维管束散在。气香，味微苦。

36. 答案：CDE
解析：半夏呈类球形，有的稍扁斜，直径1.5cm。表面白色或浅黄色，顶端有凹陷的茎痕，周围密布麻点状根痕；下面钝圆，较光滑。质坚实，断面洁白，富粉性。气微，味辛辣、麻舌而刺喉。

37. 答案：BDE

解析：石菖蒲为天南星科植物石菖蒲的干燥根茎。半夏为天南星科植物半夏的干燥块茎。天南星为天南星科植物天南星、异叶天南星或东北天南星的干燥块茎。

38. 答案：BCE

解析：三棱、泽泻、半夏、天南星等药用部位为干燥块茎。

39. 答案：ABCD

解析：玉竹呈长圆柱形，略扁，少有分枝，长4～18cm，直径0.3～1.6cm。表面黄白色或淡黄棕色，半透明，具纵皱纹和微隆起的环节，有白色圆点状须根痕和圆盘状茎痕。质硬而脆或稍软，易折断，断面角质样或显颗粒性。气微，味甘，嚼之发黏。

40. 答案：BCD

解析：珠贝为完整的鳞茎，呈扁球形，高1～1.5cm，直径1～2.5cm。表面类白色，外层鳞叶2瓣，肥厚，略呈肾形，互相抱合，内有小鳞叶2～3枚及干缩的残茎。

41. 答案：BCD

解析：鳞茎的地下茎呈扁平皿状，节间极短，称鳞茎盘，上面有肉质肥厚的鳞叶，如百合、川贝母、浙贝母等。

42. 答案：BCD

解析：大黄精呈肥厚肉质的结节块状，结节长可达10cm以上，宽3～6cm，厚2～3cm。表面淡黄色至黄棕色，具环节，有皱纹及须根痕，结节上侧茎痕呈圆盘状，周围凹入，中部突出。质硬而韧，不易折断，断面角质，淡黄色至黄棕色。气微，味甜，嚼之有黏性。

43. 答案：BCD

解析：黄精为百合科植物滇黄精、黄精或多花黄精的干燥根茎。按药材形状不同，习称"大黄精""鸡头黄精""姜形黄精"。

44. 答案：AE

解析：重楼为百合科植物云南重楼或七叶一枝花的干燥根茎。

45. 答案：CDE

解析：呈纺锤形的根茎类药材很多，如香附、麦冬、人参、太子参、西洋参、何首乌、地黄、天冬、百部等。

46. 答案：ABD

解析：知母为春、秋二季采挖，除去残基及须根，去掉泥土，晒干，习称"毛知母"；或鲜时剥去外皮，晒干，习称"知母肉"（"光知母"）。

47. 答案：ABDE

解析：射干呈不规则的结节状，长3～10cm，直径1～2cm。表面黄褐色、棕褐色或黑褐色，皱缩，有较密的环纹。上面有数个圆盘状凹陷的茎痕，偶有茎基残存；下面有残留的细根及根痕。质硬，断面黄色，颗粒性。气微，味苦、微辛。

48. 答案：CD

解析：射干为鸢尾科植物射干的干燥根茎。西红花为鸢尾科植物番红花的干燥柱头。

49. 答案：CDE

解析：莪术为姜科植物蓬莪术、广西莪术或温郁金的干燥根茎。

50. 答案：BDE

解析：姜黄呈不规则卵圆形、圆柱形或纺锤形，常弯曲，有的具短叉状分枝，长2～5cm，直径1～3cm。表面深黄色，粗糙，有皱缩纹理和明显环节，并有圆形分枝痕及须根痕。质坚实，不易折断，断面棕黄色至金黄色，角质样，有蜡样光泽，内皮层环纹明显，维管束呈点状散在。气香特异，味苦、辛。

51. 答案：ABCD

解析：天麻为兰科植物天麻的干燥块茎。药材呈椭圆形或长条形，略扁，皱缩而稍弯曲，长3～15cm，宽1.5～6cm，厚0.5～2cm。表面黄白色至淡棕色，有纵皱纹及由点状突起（潜伏芽）排列而成的横环纹多轮，有时可见鳞叶或棕褐色菌索。顶端有红棕色至深棕色鹦嘴状的芽苞或残留茎基；底部有圆脐形疤痕。质坚硬，不易折断，断面较平坦，黄白色至淡棕色，角质样。气微，味甘。

52. 答案：ABCDE

解析：断面角质样的药材很多，如牛膝、太子参、元胡、红参、香附、百部、黄精、玉竹、重楼、天冬、山麦冬、姜黄、郁金、天麻、白及等。

二、茎木类中药

A 型题

1. 答案：B

解析：木通为木通科植物木通、三叶木通或白木通的干燥藤茎。

2. 答案：D

解析：桑寄生为桑寄生科植物桑寄生的干燥带叶茎枝。

3. 答案：B

解析：大血藤为木通科植物大血藤的干燥藤茎。

4. 答案：D

解析：大血藤药材呈圆柱形，略弯曲，长30～60cm，直径1～3cm。表面灰棕色，粗糙，外皮常呈鳞片状剥落，剥落处显暗红棕色，有的可见膨大的节及略凹陷的枝痕或叶痕。质硬，断面皮部红棕色，有数处向内嵌入木部，木部黄白色，有多数细孔状导管，射线呈放射状排列。气微，味微涩。

5. 答案：B

解析：描述了大血藤的性状特征。大血藤断面皮部红棕色，有数处向内嵌入木部，木部黄白色，有多数细孔状导管，射线呈放射状排列。

6. 答案：C

解析：槲寄生的药用部位为干燥带叶茎枝，其他药材为干燥全草。

7. 答案：A

解析：鸡血藤的特征为韧皮部有树脂状分泌物呈红棕色至黑棕色，与木部相间排列呈数个同心性椭圆形环或偏心性半圆形环。

8. 答案：B

解析：降香表面紫红色或红褐色，切面有致密的纹理。

9. 答案：D

解析：沉香有特殊香气，味苦。燃烧时有油渗出，并有浓烟。粉末呈淡棕色。

10. 答案：A

解析：沉香为瑞香科植物白木香含有树脂的木材。

11. 答案：E

解析：降香为豆科植物降香檀的树干和根的干燥心材。

12. 答案：B

解析：通草为五加科植物通脱木的干燥茎髓。

13. 答案：D

解析：铁皮石斛在采收加工时，边加热边扭成螺旋形或弹簧状，烘干；或切成段，干燥或低温烘干，前者习称"铁皮枫斗"；后者习称"铁皮石斛"。

B型题

[1～3] 答案：DCB

解析：苏木药材呈长圆柱形或对剖半圆柱形。通草药材呈圆柱形，长20～40cm，直径1～2.5cm。鸡血藤药材呈椭圆形、长矩圆形或不规则的斜切片。

[4～5] 答案：EC

解析：沉香为瑞香科植物白木香含有树脂的木材。鸡血藤为豆科植物密花豆的干燥藤茎。

[6～7] 答案：CB

解析：考察了沉香的性状特征。沉香有褐色树脂，可见黑褐色树脂与黄白色木部相间的斑纹、孔洞及凹窝。降香呈类圆柱形或不规则块状，表面紫红色或红褐色，切面有致密的纹理，质硬，有油性。

[8～10] 答案：ABD

解析：苏木断面略具光泽，年轮明显，有的可见暗棕色、质松、带亮星的髓部。钩藤断面黄棕色，皮部纤维性；髓部黄白色或中空。通草断面平坦，显银白色光泽，中部有直径0.3～1.5cm的空心或半透明圆形的薄膜。

[11～12] 答案：EB

解析：通草为五味科植物通脱木的干燥茎髓。钩藤为茜草科植物钩藤等的干燥带钩茎枝。

[13～15] 答案：ADE

解析：降香表面紫红色或红褐色，切面有致密的纹理。大血藤表面灰棕色，粗糙，外皮常呈鳞片状剥落，剥落处显暗红棕色。铁皮石斛表面黄绿色或略带金黄色，有细纵皱纹，节明显。

[16～17] 答案：AC

解析：金钗石斛：呈扁圆柱形，长20～40cm，直径0.4～0.6cm，节间长2.5～3cm。表面金黄色或黄中带绿色，有深纵沟。质硬而脆，断面较平坦而疏松。气微，味苦。

鼓槌石斛：呈粗纺锤形，中部直径1～3cm，具3～7节。表面光滑，金黄色，有明显凸起的棱。质轻而松脆，断面海绵状。气微，味淡，嚼之有黏性。

流苏石斛：呈长圆柱形，长20～150cm，直径0.4～1.2cm，节明显，节间长2～6cm。表面黄色至暗黄色，有深纵槽。质疏松，断面平坦或呈纤维性。味淡或微苦，嚼之有黏性。

C 型题

[1～2]

1. 答案：B

解析：上述文字描述的药材是鸡血藤。鸡血藤为豆科植物密花豆的干燥藤茎。

2. 答案：E

解析：鸡血藤呈椭圆形、长矩圆形或不规则的斜切片，厚 0.3～1cm。栓皮灰棕色，有的可见灰白色斑块，栓皮脱落处显红棕色。质坚硬，切面木部红棕色或棕色，导管孔多数；韧皮部有树脂状分泌物呈红棕色至黑棕色，与木部相间排列呈数个同心性椭圆形环或偏心性半圆形环；髓部偏向一侧。气微，味涩。

[3～4]

3. 答案：E

解析：上述文字描述了木通的形状特征，圆柱形，常稍扭曲，表面灰棕色或灰褐色等。

4. 答案：A

解析：木通为木通科植物木通、三叶木通、白木通的干燥藤茎。

X 型题

1. 答案：BCDE

解析：木通呈圆柱形，常稍扭曲，长 30～70cm，直径 0.5～2cm。表面灰棕色至灰褐色，外皮粗糙而有许多不规则的裂纹或纵沟纹，具突起的皮孔。节部膨大或不明显，具侧枝断痕。体轻，质坚实，不易折断，断面不整齐，皮部较厚，黄棕色，可见淡黄色颗粒状小点，木部黄白色，射线呈放射状排列，髓小或有时中空，黄白色或黄棕色。气微，味微苦而涩。

2. 答案：BDE

解析：桑寄生药材茎枝呈圆柱形，长 3～4cm，直径 0.2～1cm；表面红褐色或灰褐色，具细纵纹，并有多数细小突起的棕色皮孔，嫩枝有的可见棕褐色茸毛；质坚硬，断面不整齐，皮部红棕色，木部色较浅。叶多卷曲，具短柄；叶片展平后呈卵形或椭圆形，长 3～8cm，宽 2～5cm；表面黄褐色，幼叶被细茸毛，先端钝圆，基部圆形或宽楔形，全缘；革质。气微，味涩。

3. 答案：AC

解析：槲寄生为桑寄生科植物槲寄生的干燥带叶茎枝。桑寄生为桑寄生科植物桑寄生的干燥带叶茎枝。

4. 答案：BDE

解析：茎木类药材，来源于豆科的有苏木、降香、鸡血藤。

5. 答案：BCDE

解析：沉香药材呈不规则块状、片状或盔帽状，有的为小碎块。表面凹凸不平，有刀削痕，偶有孔洞，可见黑褐色树脂与黄白色木部相间的斑纹、孔洞及凹窝。表面多呈朽木状。质较坚实，断面刺状。气芳香，味苦。饮片呈不规则的极薄片、小碎块或细粉。有特殊香气，味苦。燃烧时有油渗出，并有浓烟。粉末呈淡棕色。

6. 答案：AB

解析：苏木饮片呈长约 3cm 的段或不规则的极薄片、小块或粗粉，气微，味微苦。降香饮片呈不规则的薄片、小碎块或细粉，气微香，味微苦。

7. 答案：ABC

解析：苏木药材呈长圆柱形或对剖半圆柱形，长 10～100cm，直径 3～12cm。表面黄红色至棕红色，具刀削痕，常见纵向裂缝。质坚硬，断面略具光泽，年轮明显，有的可见暗棕色、质松、带亮星的髓部。气微，味微涩。

8. 答案：ABCDE

解析：通草药材呈圆柱形，长 20～40cm，直径 1～2.5cm。表面白色或淡黄色，有浅纵沟纹。体轻，质松软，稍有弹性，易折断。断面平坦，显银白色光泽，中部有直径 0.3～1.5cm 的空心或半透明圆形的薄膜，纵剖面薄膜呈梯状排列，实心者少见。气微，味淡。

9. 答案：ABCDE

解析：钩藤的原植物有 5 个，为茜草科植物钩藤、大叶钩藤、毛钩藤、华钩藤或无柄果钩藤的干燥带钩茎枝。

10. 答案：ABC

解析：钩藤茎枝呈圆柱形或类方柱形，长 2～3cm，直径 0.2～0.5cm。表面红棕色至紫红色者，具细纵纹，光滑无毛；黄绿色至灰褐色者，有的可见白色点状皮孔，被黄褐色柔毛。多数枝节上对生两个向下弯曲的钩（不育花序梗），或仅一侧有钩，另一侧为突起的疤痕；钩略扁或稍圆，先端细尖，基部较阔；钩基部的枝上可见叶柄脱落后的窝点状痕迹和环状托叶痕。质坚韧，断面黄棕色，皮部纤维性，髓部黄白色或中空。气微，味淡。

11. 答案：ADE

解析：石斛为兰科植物金钗石斛、鼓槌石斛或流苏石斛的栽培品及其同属植物近似种的新鲜或干燥茎。

12. 答案：ABDE

解析：铁皮枫斗呈螺旋形或弹簧状，通常为 2～6 个旋纹，茎拉直后长 3.5～8cm，直径 0.2～0.4cm。表面黄绿色或略带金黄色，有细纵皱纹，节明显，节上有时可见残留的灰白色叶鞘；一端可见茎基部留下的短须根。质坚实，易折断，断面平坦，灰白色至灰绿色，略角质状。气微，味淡，嚼之有黏性。

三、皮类中药

A 型题

1. 答案：B

解析：桑白皮外表面白色或淡黄白色，较平坦，有的残留橙黄色或棕黄色鳞片状粗皮；内表面黄白色或淡黄色，有细纵纹。

2. 答案：C

解析：厚朴为木兰科植物厚朴及凹叶厚朴的干燥干皮、根皮和枝皮。

3. 答案：E

解析：肉桂气香浓烈，味甜、辣。

4. 答案：D

解析：肉桂断面不平坦，外层棕色而较粗糙，内层红棕色而油润，两层中间有 1 条黄棕色的线纹。

5. 答案：A

解析：断面有细密、银白色、富弹性的橡胶丝相连的是杜仲，而非盐杜仲。

6. 答案：C

解析：合欢皮为豆科植物合欢的干燥树皮。

7. 答案：B

解析：描述了黄柏的断面和气味特征。黄柏断面纤维性，呈裂片状分层，深黄色。气微，味极苦，嚼之有黏性。

8. 答案：D

解析：黄柏为芸香科植物黄皮树的干燥树皮，习称"川黄柏"。

9. 答案：C

解析：地骨皮外表面灰黄色至棕黄色，粗糙，有不规则纵裂纹，易成鳞片状脱落。内表面黄白色至灰黄色，较平坦，有细纵纹。体轻，质脆，易折断，断面不平坦，外层黄棕色，内层灰白色。

10. 答案：C

解析：地骨皮为茄科植物枸杞或宁夏枸杞的干燥根皮。

B 型题

[1～3] 答案：DAE

解析：折断时形成明显的层片状，如苦楝皮、黄柏等。组织中富有薄壁细胞而无石细胞群或纤维束的皮，折断面较平坦，无显著突起物，如牡丹皮。组织中富有石细胞群的皮，折断面常呈颗粒状突起，如肉桂。

[4～6] 答案：BDC

解析：牡丹皮断面较平坦，淡粉红色，粉性。肉桂断面不平坦，外层棕色而较粗糙，内层红棕色而油润，两层中间有 1 条黄棕色的线纹。白鲜皮断面不平坦，略呈层片状，剥去外层，迎光可见有闪烁的小亮点。

[7～8] 答案：CE

解析：黄柏为芸香科植物黄皮树的干燥树皮。厚朴为木兰科植物厚朴及凹叶厚朴的干燥干皮、根皮及枝皮。

[9～11] 答案：ACB

解析：厚朴内表面紫棕色或深紫褐色，较平滑，具细密纵纹，划之显油痕。杜仲内表面暗紫色或紫褐色，光滑。关黄柏内表面黄色或黄棕色，体轻，质较硬，断面纤维性，有的呈裂片状分层，鲜黄色或黄绿色。

[12～13] 答案：AD

解析：考察了药材的弯曲状。单卷状：皮片向一面卷曲，以至两侧重叠，如肉桂。双卷筒状：皮片两侧各自向内卷成筒状，如厚朴。

[14～16] 答案：DCA

解析：杜仲外表面淡灰棕色或灰褐色，有明显的皱纹。内表面暗紫色，光滑。断面有细密、银白色、富弹性橡胶丝相连。气微，味稍苦。

白鲜皮内表面类白色，有细纵纹。质脆，折断时有粉尘飞扬，断面不平坦，略呈层片状，剥去外层，迎光可见有闪烁的小亮点。有羊膻气，味微苦。

合欢皮外表面灰棕色至灰褐色，稍有纵皱纹，密生明显的椭圆形横向皮孔，棕色或棕红色。内表面淡黄棕色或黄白色，平滑，具细密纵纹。气微香，味淡，微涩、稍刺舌，而后喉头有不适感。

[17～18] 答案：BA

解析：白鲜皮的特征有羊膻气，味微苦。桑白皮外表面白色或淡黄白色，较平坦，有的残留橙黄色或棕黄色鳞片状粗皮；内表面黄白色或淡黄色，有细纵纹。体轻，质韧，纤维性强，难折断，易纵向撕裂，撕裂时有粉尘飞扬。气微，味微甘。

[19～20] 答案：ED

解析：合欢皮内表面淡黄棕色或黄白色，平滑，有细密纵纹。白鲜皮内表面类白色，有细纵纹。

[21～23] 答案：ABC

解析：牡丹皮呈筒状或半筒状，有纵剖开的裂缝，略向内卷曲或张开。质硬而脆，易折断，断面较平坦，淡粉红色，粉性。

地骨皮药材呈筒状或槽状，体轻，质脆，易折断，断面不平坦，外层黄棕色，内层灰白色。

杜仲特征为板片状、胶丝相连。

C型题

[1～2]

1. 答案：B

解析：秦皮为木犀科植物苦枥白蜡树、白蜡树、尖叶白蜡树或宿柱白蜡树的干燥枝皮或干皮。

2. 答案：A

解析：秦皮干皮为长条状块片，厚0.3～0.6cm。外表面灰棕色，具龟裂状沟纹及红棕色圆形或横长的皮孔。质坚硬，断面纤维性较强。

X型题

1. 答案：DE

解析：药材牡丹皮呈筒状或半筒状，有纵剖开的裂缝，略向内卷曲或张开，长5～20cm，直径0.5～1.2cm，厚0.1～0.4cm。外表面灰褐色或黄褐色，有多数横长皮孔样突起及细根痕，栓皮脱落处粉红色；内表面淡灰黄色或浅棕色，有明显的细纵纹，常见发亮的结晶。质硬而脆，易折断，断面较平坦，淡粉红色，粉性。气芳香，味微苦而涩。

2. 答案：AB

解析：牡丹皮秋季采挖根部，除去细根和泥沙，剥取根皮，晒干；或刮去粗皮，除去木心，晒干。前者习称"连丹皮"，后者习称"刮丹皮"。

3. 答案：ABC

解析：厚朴为木兰科植物厚朴及凹叶厚朴的干燥干皮、根皮和枝皮。

4. 答案：BCDE

解析：肉桂的加工品有：桂通（官桂）为剥取栽培5～6年生幼树的干皮和粗枝皮，或老树枝皮，不经压制，自然卷曲成筒状。企边桂为剥取10年生以上的干皮，将两端削成斜面，突出桂心，夹在木质的凹凸板中间，压成两侧向内卷曲的浅槽状。板桂剥取老年树最下部近地面的干皮，夹在木质的桂夹内，晒至九成干，经纵横堆叠，加压，约1个月完全干燥，成为扁平板状。桂碎在桂皮加工过程中碎块。

5. 答案：BCE

解析：肉桂药材呈槽状或卷筒状，长30～40cm，宽或直径为3～10cm，厚0.2～0.8cm。外表面灰棕色，稍粗糙，有不规则的细皱纹及横向突起的皮孔，有的可见灰白色的纹斑；内表面红棕色，较平坦，有细纵纹，划之显油痕。质硬而脆，易折断，断面不平坦，外层棕色而较粗糙，内层红棕色而油润，两层中间有1条黄棕色的线纹。气香浓烈，味甜、辣。

6. 答案：ABCE

解析：杜仲药材呈板片状或两边稍向内卷，大小不一，厚0.3～0.7cm。外表面淡灰棕色或灰褐色，有明显的皱纹或纵裂槽纹，有的树皮较薄，未去粗皮，可见明显的斜方形皮孔，内表面暗紫色或紫褐色，光滑。质脆，易折断。断面有细密、银白色、富弹性的橡胶丝相连。气微，味稍苦。

7. 答案：BCDE

解析：黄柏为芸香科植物黄皮树的干燥树皮。习称"川黄柏"。药材呈板片状或浅槽状，长宽不一，厚0.1～0.6cm。外表面黄棕色或黄褐色，平坦或具纵沟纹，有的可见皮孔痕及残存的灰褐色粗皮；内表面暗黄色或淡棕色，具细密的纵棱纹。体轻，质较硬，断面纤维性，呈裂片状分层，深黄色。气微，味极苦，嚼之有黏性。

8. 答案：ABCDE

解析：白鲜皮药材呈卷筒状，长5～15cm，直径1～2cm，厚0.2～0.5cm。外表面灰白色或淡灰黄色，具细纵皱纹及细根痕，常有突起的颗粒状小点；内表面类白色，有细纵纹。质脆，折断时有粉尘飞扬，断面不平坦，略呈层片状，剥去外层，迎光可见有闪烁的小亮点。有羊膻气，味微苦。

9. 答案：ABCD

解析：枝皮：呈卷筒状或槽状，长10～60cm，皮厚0.15～0.3cm。外表面灰白色、灰棕色至黑棕色或相间呈斑状，平坦或稍粗糙，并有灰白色圆点状皮孔及细斜皱纹，有的具分枝痕。内表面黄白色或棕色，平滑。质硬而脆，断面纤维性，黄白色。气微，味苦。

干皮：为长条状块片，厚0.3～0.6cm。外表面灰棕色，具龟裂状沟纹及红棕色圆形或横长的皮孔。质坚硬，断面纤维性较强。

10. 答案：BCDE

解析：地骨皮药材呈筒状或槽状，长3～10cm，直径0.5～1.5cm，厚0.1～0.3cm。外表面灰黄色至棕黄色，粗糙，有不规则纵裂纹，易成鳞片状剥落。内表面黄白色至灰黄色，较平坦，有细纵纹。体轻，质脆，易折断，断面不平坦，外层黄棕色，内层灰白色。气微，味微甘而后苦。

四、叶类中药

A 型题

1. 答案：E

解析：大青叶为十字花科植物菘蓝的干燥叶。

2. 答案：B

解析：艾叶药材多皱缩、破碎，有短柄。完整叶片展平后呈卵状椭圆形，羽状深裂；上表面灰绿色或深黄绿色，有稀疏的柔毛和腺点；下表面密生灰白色绒毛。质柔软，气清香，味苦。

3. 答案：D

解析：枇杷叶为蔷薇科植物枇杷的干燥叶。

B 型题

[1～2] 答案：ED

解析：侧柏叶药材多分枝，小枝扁平。叶细小鳞片状，交互对生，贴伏于枝上，深绿色或黄绿色。质脆，易折断。气清香，味苦涩、微辛。

罗布麻叶多皱缩卷曲，有的破碎，完整叶片展平后呈椭圆状披针形或卵圆状披针形，长2～5cm，宽0.5～2cm，淡绿色或灰绿色，先端钝，有小芒尖，基部钝圆或楔形，边缘具细齿，常反卷，两面无毛，叶脉于下表面突起；叶柄细，长约4mm。质脆。气微，味淡。

[3～6] 答案：ABEC

解析：①淫羊藿三出复叶，小叶片卵圆形，长3～8cm，宽2～6cm；先端渐尖，顶生小叶基部心形，两侧小叶较小，偏心形，外侧较大，呈耳状，边缘具黄色刺毛状细锯齿。②侧柏叶为枝梢及叶，叶细小鳞片状，交互对生，深绿色或黄绿色。③紫苏叶叶片多皱缩卷曲、破碎，完整的叶展平后呈卵圆形，先端长尖或急尖，基部圆形或宽楔形，边缘具圆锯齿。④枇杷叶先端尖，基部楔形，边缘上部有疏锯齿，近基部全缘。

[7～8] 答案：CE

解析：蓼大青叶特征为蓝绿或蓝黑色。大青叶药材多皱缩卷曲，完整的叶片展平后呈长椭圆形至长圆状倒披针形，上表面暗灰绿色，有的可见色较深稍突起的小点；先端钝，全缘或微波状，基部狭窄下延至叶柄呈翼状。

[9～11] 答案：ADB

解析：番泻叶为豆科植物狭叶番泻或尖叶番泻的干燥小叶。淫羊藿为小檗科植物淫羊藿、箭叶淫羊藿、柔毛淫羊藿或朝鲜淫羊藿的干燥叶。艾叶为菊科植物艾的干燥叶。

[12～13] 答案：AE

解析：紫苏叶叶片多皱缩卷曲、破碎，完整的叶展平后呈卵圆形，长4～11cm，宽2.5～9cm，先端长尖或急尖，基部圆形或宽楔形，边缘具圆锯齿。两面紫色或上表面绿色，下表面紫色，疏生灰白色毛，下表面有多数凹点状的腺鳞。

狭叶番泻呈长卵形或卵状披针形，长1.5～5cm，宽0.4～2cm，叶端急尖，叶基稍不对称，全缘。上表面黄绿色，下表面浅黄绿色，无毛或近无毛，叶脉稍隆起。革质。

尖叶番泻呈披针形或长卵形，略卷曲，叶端短尖或微突，叶基不对称，两面均有细短毛茸。

C 型题

[1～2]

1. 答案：B

解析：大青叶为十字花科植物菘蓝的干燥叶。

2. 答案：D

解析：大青叶多皱缩，有的破碎。完整的叶片展平后呈长椭圆形至长圆状倒披针形，长5～20cm，宽2～6cm；上表面暗灰绿色，有的可见色较深稍突起的小点；先端钝，全缘或微波状，基部狭窄下延至叶柄呈翼状；叶柄长 4～10cm，淡棕黄色。质脆。气微，味微酸、苦、涩。

[3～4]

3. 答案：A

解析：上述性状主要描述了枇杷叶的特征。

4. 答案：A

解析：枇杷叶为蔷薇科植物枇杷的干燥叶。

[5～6]

5. 答案：C

解析：番泻叶为豆科植物狭叶番泻等的干燥小叶。

6. 答案：D

解析：狭叶番泻主产于红海以东至印度一带，现盛栽于印度南端丁内末利，故商品又名印度番泻叶或丁内末利番泻叶；现埃及和苏丹亦产。尖叶番泻主产于埃及尼罗河中上游，由亚历山大港输出，故商品又称埃及番泻叶或亚历山大番泻叶；现我国广东省、海南省及云南西双版纳等地均有栽培。

X 型题

1. 答案：AD

解析：侧柏叶为柏科植物侧柏的干燥枝梢及叶。紫苏叶为唇形科植物紫苏的干燥叶（或带嫩枝）。

2. 答案：BDE

解析：淫羊藿、番泻叶为革质。

3. 答案：BCD

解析：大青叶为十字花科植物菘蓝的干燥叶。药材多皱缩卷曲，有的破碎。完整的叶片展平后呈长椭圆形至长圆状倒披针形，长5～20cm，宽2～6cm；上表面暗灰绿色，有的可见色较深稍突起的小点；先端钝，全缘或微波状，基部狭窄下延至叶柄呈翼状；叶柄长4～10cm，淡棕黄色。质脆。气微，味微酸、苦、涩。

4. 答案：ABCDE

解析：艾叶药材多皱缩、破碎，有短柄。完整叶片展平后呈卵状椭圆形，羽状深裂，裂片椭圆状披针形，边缘有不规则的粗锯齿；上表面灰绿色或深黄绿色，有稀疏的柔毛和腺点；下表面密生灰白色绒毛。质柔软。气清香，味苦。

5. 答案：ADE

解析：狭叶番泻：呈长卵形或卵状披针形，长1.5～5cm，宽0.4～2cm，叶端急尖，叶基稍不对称，全缘。上表面黄绿色，下表面浅黄绿色，无毛或近无毛，叶脉稍隆起。革质。气微弱而特异，味微苦，稍有黏性。

尖叶番泻：呈披针形或长卵形，略卷曲，叶端短尖或微突，叶基不对称，两面均有细短毛茸。

五、花类中药

A 型题

1. 答案：E

解析：考察了花类中药的入药部位。夏枯草实际上采收的是带花的果穗。

2. 答案：D

解析：玉米须的入药部位是花柱。

3. 答案：D

解析：丁香为桃金娘科植物丁香的干燥花蕾。

4. 答案：C

解析：洋金花花冠呈喇叭状，淡黄色或黄棕色。

5. 答案：D

解析：款冬花特征为呈长圆棒状，常单生或2～3个基部连生，苞片外表面紫红色或淡红色。

6. 答案：B

解析：取西红花浸水中，可见橙黄色成直线下降，并逐渐扩散，水被染成黄色，无沉淀。柱头呈喇叭状，有短缝；在短时间内，用针拨之不破碎。

7. 答案：E

解析：西红花为鸢尾科植物番红花的干燥柱头。

8. 答案：D

解析：考察了西红花的性状特征。西红花呈线性，三分枝。

B 型题

[1～2] 答案：DA

解析：莲须系雄蕊。丁香为桃金娘科植物丁香的干燥花蕾。

[3～4] 答案：CA

解析：洋金花花冠呈喇叭状。金银花开放者，花冠筒状，先端二唇裂。

[5～6] 答案：BD

解析：款冬花是干燥花蕾；红花是干燥花；西红花是干燥柱头；槐花是干燥花及花蕾；蒲黄则为

花粉。

[7～8] 答案：EB

解析：辛夷为木兰科植物望春花、玉兰或武当玉兰的干燥花蕾。红花为菊科植物红花的干燥花。

[9～11] 答案：BCD

解析：考察了辛夷不同种属间的性状差别。望春花，花被片9，类棕色，外轮花被片3，条形，约为内两轮长的1/4，呈萼片状，内两轮花被片6，每轮3，轮状排列。玉兰，花被片9，内外轮同型。武当玉兰，花被片10～12（15），内外轮无明显差异。

[12～13] 答案：DE

解析：金银花呈棒状，上粗下细，略弯曲，表面黄白色或绿白色，密被短柔毛。偶见叶状苞片。辛夷呈长卵形，似毛笔头。

[14～15] 答案：BC

解析：槐花为豆科植物槐的干燥花及花蕾。山银花为忍冬科植物灰毡毛忍冬等的干燥花蕾或带初开的花。

[16～18] 答案：AEA

解析：菊花为菊科植物菊的干燥头状花序。

C型题

[1～2]

1. 答案：E

解析：丁香为桃金娘科植物丁香的干燥花蕾。

2. 答案：A

解析：丁香的形状为研棒状。

[3～4]

3. 答案：C

解析：金银花为忍冬科植物忍冬的干燥花蕾或带初开的花。

4. 答案：D

解析：金银花呈棒状，上粗下细，略弯曲。

X型题

1. 答案：ACE

解析：辛夷为木兰科植物望春花、玉兰或武当玉兰的干燥花蕾。

2. 答案：ABCE

解析：槐花：皱缩而卷曲，花瓣多散落。完整者花萼钟状，黄绿色，先端5浅裂；花瓣5，黄色或黄白色，1片较大，近圆形，先端微凹，其余4片长圆形。雄蕊10，其中9个基部连合，花丝细长。雌蕊圆柱形，弯曲。体轻。气微，味微苦。

槐米：呈卵形或椭圆形，长0.2～0.6cm，直径0.2cm。花萼下部有数条纵纹。萼的上方为黄白色未开放的花瓣。花梗细小。体轻，质松脆，手捻即碎。气微，味微苦涩。

3. 答案：ABDE

解析：丁香药材略呈研棒状，长1～2cm。花冠圆球形，直径0.3～0.5cm。花瓣4，复瓦状抱合，棕褐色至褐黄色，花瓣内为雄蕊和花柱，搓碎后可见众多黄色细粒状的花药。萼筒圆柱状，略扁，有的稍弯曲，长0.7～1.4cm，直径0.3～0.6cm，红棕色或棕褐色，上部有4枚三角状的萼片，十字状分开。质坚实，富油性。气芳香浓烈，味辛辣，有麻舌感。

4. 答案：ABCD

解析：菊花按产地和加工方法不同，分为"亳菊""滁菊""贡菊""杭菊""怀菊"。

5. 答案：BCD

解析：款冬花呈长圆棒状。常单生或2～3个基部连生，长1～2.5cm，直径0.5～1cm。上端较粗，下端渐细或带有短梗，外面被有多数鱼鳞状苞片。苞片外表面紫红色或淡红色，内表面密被白色絮状茸毛。体轻，撕开后可见白色茸毛。气清香，味微苦而辛。

6. 答案：ABC

解析：红花为不带子房的管状花，表面黄色或红色。花冠筒细长，先端5裂，裂片呈狭条形，长0.5～0.8cm；雄蕊5，花药聚合呈筒状，黄白色；柱头长圆柱形，顶端微分叉。质柔软。

7. 答案：AE

解析：丁香主产于坦桑尼亚、印度尼西亚、马来西亚及东非沿岸国家，以桑给巴尔岛产量大，质量佳。西红花主产于西班牙、意大利、德国、法国、希腊等国亦产。

8. 答案：ABD

解析：西红花药材呈线形，三分枝，长约3cm。暗红色，上部较宽而略扁平，顶端边缘显不整齐的齿状，内侧有一短裂隙，下端有时残留一小段黄色花柱。体轻，质松软，无油润光泽。干燥后质脆易断。气特异，微有刺激性，味微苦。取本品浸水中，可见橙黄色成直线下降，并逐渐扩散，水被染成黄色，无沉淀。柱头呈喇叭状，有短缝；在短时间内，用针拨之不破碎。

9. 答案：ACD

解析：丁香为桃金娘科药材。西红花为鸢尾科药材。

10. 答案：BD

解析：花冠5裂的花有洋金花和红花。槐花花瓣5。

六、果实及种子类中药

A 型题

1. 答案：B

解析：葶苈子种子水浸后种皮显黏液。

2. 答案：D

解析：栀子的表面红黄色或棕红色，具6条翅状纵棱，棱间常有1条明显的纵脉纹，并有分枝。顶端残存萼片，基部稍尖，有残留果梗。

3. 答案：D

解析：木瓜味酸，饮片呈类月牙形薄片。外表面紫红色或红棕色，有不规则的深皱纹。切面棕红色。气微清香，味酸。

4. 答案：C

解析：木瓜以安徽宣城的宣木瓜质量最好。

5. 答案：C

解析：桃仁呈扁长卵形，长1.2～1.8cm，宽0.8～1.2cm，厚0.2～0.4cm。表面黄棕色至红棕色，密布颗粒状突起。一端尖，中部膨大，另端钝圆稍扁斜，边缘较薄。尖端一侧有短线形种脐，圆端有颜色略深不甚明显的合点，自合点处散出多数纵向维管束。种皮薄，子叶2，类白色，富油性。气微，味微苦。

6. 解析：B

解析：酸枣仁为干燥成熟种子。金樱子为干燥成熟果实。桑椹为整个果穗。肉豆蔻为种仁。

7. 答案：D

解析：酸枣仁为鼠李科植物酸枣的干燥成熟种子。

8. 答案：A

解析：枳壳为芸香科植物酸橙及其栽培变种的干燥未成熟果实。吴茱萸为芸香科植物吴茱萸、石虎或疏毛吴茱萸的干燥将近成熟果实。

9. 答案：B

解析：巴豆为大戟科植物巴豆的干燥成熟果实。

10. 答案：A

解析：小茴香为伞形科植物茴香的干燥成熟果实。

11. 答案：E

解析：伞形科的小茴香和蛇床子为双悬果。

12. 答案：E

解析：金樱子为蔷薇科植物金樱子的干燥成熟果实。

13. 答案：E

解析：巴豆呈卵圆形，一般具三棱，长1.8～2.2cm，直径1.4～2cm。表面灰黄色或稍深，粗糙，有纵线6条，顶端平截，基部有果梗痕。破开果壳，可见3室，每室含种子1粒。

14. 答案：C

解析：决明子略呈菱状方形或短圆柱形，两端平行倾斜，长3～7mm，宽2～4mm。表面绿棕色或暗棕色，平滑有光泽。一端较平坦，另端斜尖，背腹面各有一条突起的棱线，棱线两侧各有1条斜向对称而色较浅的线形凹纹。质坚硬，不易破碎。种皮薄，子叶2，黄色，呈"S"形折曲并重叠。气微，味微苦。

15. 答案：A

解析：马钱子特征为呈纽扣状圆板形。

16. 答案：A

解析：牵牛子加水浸泡后种皮呈龟裂状，手捻有明显的黏滑感。

17. 答案：C

解析：益智特征为椭圆形，有纵向凹凸不平的突起棱线13～20条。

18. 答案：B

解析：牛蒡子表面灰褐色，带紫黑色斑点，有数条纵棱，通常中间1～2条较明显。

19. 答案：A

解析：豆蔻呈类球形，直径1.2～1.8cm。表面黄白色至淡黄棕色，有3条较深的纵向槽纹，顶端有突起的柱基，基部有凹下的果柄痕，两端均具浅棕色绒毛。果皮体轻，质脆，易纵向裂开，内分3室，每室含种子约10粒。

B 型题

[1～3] 答案：CBD

解析：种子类中药有不少是用种子的一部分，

有的用种皮，如绿豆衣；有的用假种皮，如肉豆蔻衣、龙眼肉；有的用除去种皮的种仁，如肉豆蔻；有的用胚，如莲子心；有的则用发了芽的种子，如大豆黄卷；极少数为发酵加工品，如淡豆豉。

[4～5]答案：AD

解析：丝瓜络、橘络的入药部位是中果皮部分的维管束组织。五味子的入药部位是干燥的成熟果实。

[6～10]答案：CBEDA

解析：有的用假种皮，如肉豆蔻衣、龙眼肉；有的则用发了芽的种子，如大豆黄卷；也有采用带有部分果皮的果柄，如甜瓜蒂；或果实上的宿萼，如柿蒂；甚至仅采用中果皮部分的维管束组织，如橘络、丝瓜络。

[11～13]答案：CAE

解析：地肤子呈扁球状五角星形；决明子略呈菱状方形或短圆柱形；枳壳呈半球形；菟丝子呈类球形；牛蒡子呈倒卵形。

[14～16]答案：ABE

解析：地肤子为干燥成熟果实；山茱萸为干燥成熟果肉；马钱子为干燥成熟种子；枳壳为干燥未成熟果实。

[17～20]答案：BAEC

解析：木瓜药材长圆形，多纵剖成两半。外表面紫红色或红棕色，有不规则的深皱纹；剖面边缘向内卷曲，果肉红棕色，中心部分凹陷，棕黄色；种子扁长三角形，多脱落。

五味子药材呈不规则的球形或扁球形，直径5～8mm。表面红色、紫红色或暗红色，皱缩，显油润；有的表面呈黑红色或出现"白霜"。果肉柔软，种子1～2粒，肾形，表面棕黄色，有光泽，种皮硬而脆。

山楂药材为圆形片，皱缩不平，直径1～2.5cm，厚0.2～0.4cm。外皮红色，具皱纹，有灰白小斑点。果肉深黄色至浅棕色。中部横切片具5粒浅黄色果核，但核多脱落而中空。

金樱子药材为花托发育而成的假果，呈倒卵形，长2～3.5cm，直径1～2cm。表面红黄色或红棕色，有突起的棕色小点，系毛刺脱落后的残基。

[21～24]答案：BACD

解析：苦杏仁呈扁心形，长1～1.9cm，宽0.8～1.5cm，厚0.5～0.8cm。表面黄棕色至深棕色，一端尖，另端钝圆，肥厚，左右不对称，尖端一侧有短线形种脐，圆端合点处向上具多数深棕色的脉纹。

桃仁呈扁长卵形，长1.2～1.8cm，宽0.8～1.2cm，厚0.2～0.4cm。表面黄棕色至红棕色，密布颗粒状突起。

酸枣仁呈扁圆形或扁椭圆形，长0.5～0.9cm，宽0.5～0.7cm，厚约3mm。表面紫红色或紫褐色，平滑有光泽，有的有裂纹。有的两面均呈圆隆状突起；有的一面较平坦，中央有1条隆起的线纹，另一面微隆起，边缘略薄。

益智呈椭圆形，两端略尖，长1.2～2cm，直径1～1.3cm。表面棕色或灰棕色，有纵向凹凸不平的突起棱线13～20条，顶端有花被残基，基部常残存果梗。

[25～28]答案：AEDB

解析：桃仁呈扁长卵形，表面黄棕色至红棕色，密布颗粒状突起。巴豆呈卵圆形，一般具三棱，表面灰黄色或稍深。女贞子呈卵形、椭圆形或肾形，表面黑紫色或灰黑色，皱缩不平。金樱子为花托发育而成的假果，呈倒卵形，表面红黄色或红棕色。

[29～30]答案：CA

解析：沙苑子为豆科植物扁茎黄芪的干燥成熟种子。地肤子为藜科植物地肤的干燥成熟果实。

[31～33]答案：ADE

解析：地肤子呈扁球状五角星形。蛇床子为双悬果。牵牛子似橘瓣状。砂仁椭圆形或卵圆形。薏苡仁宽卵形或长椭圆形。

[34～35]答案：CE

解析：山茱萸呈不规则的片状或囊状，长1～1.5cm，宽0.5～1cm。表面紫红色至紫黑色，皱缩，有光泽。

菟丝子呈类球形，直径1～2mm。表面灰棕色或黄棕色，粗糙，种脐线形或扁圆形。质坚实，不易以指甲压碎。

[36～37]答案：CB

解析：山茱萸为山茱萸科植物山茱萸的干燥成熟果肉。苦杏仁为蔷薇科植物山杏等的干燥成熟种子。薏苡仁为干燥成熟种仁。

[38～39]答案：EC

解析：草果长椭圆形，具三钝棱。枸杞子类纺锤形或椭圆形，表面红色或暗红色。乌梅呈类球形或扁球形。沙苑子圆肾形而稍扁。

[40～41] 答案：BC

解析：瓜蒌呈类球形或宽椭圆形，长7～15cm，直径6～10cm。表面橙红色或橙黄色，皱缩或较光滑，顶端有圆形的花柱残基，基部略尖，具残存的果梗。轻重不一。质脆，易破开，内表面黄白色，有红黄色丝络，果瓤橙黄色，黏稠，与多数种子黏结成团。

薏苡仁呈宽卵形或长椭圆形，长4～8mm，宽3～6mm。表面乳白色，光滑，偶有残存的黄褐色种皮。一端钝圆，另端较宽而微凹，有一淡棕色点状种脐；背面圆凸，腹面有一条较宽而深的纵沟。质坚实，断面白色，粉性。气微，味微甜。

[42～43] 答案：ED

解析：牛蒡子为菊科植物牛蒡的干燥成熟果实。牵牛子为旋花科植物裂叶牵牛或圆叶牵牛的干燥成熟种子。

[44～45] 答案：AE

解析：槟榔为棕榈科植物槟榔的干燥成熟种子。砂仁为姜科植物阳春砂、绿壳砂或海南砂的干燥成熟果实。

[46～48] 答案：DEA

解析：马钱子为马钱科植物马钱的干燥成熟种子。桑椹为整个果穗。薏苡仁为禾本科植物薏苡的干燥成熟种仁。

C 型题

[1～2]

1. 答案：A

解析：五味子为木兰科植物五味子的干燥成熟果实。有时会出现"白霜"。

2. 答案：E

解析：五味子果实含种子1～2粒，种子呈肾形，表面棕黄色，有光泽。

[3～4]

3. 答案：D

解析：上述文字描述的是枸杞子的性状特征。纺锤形或椭圆形，红色或暗红色。

4. 答案：D

解析：枸杞子为茄科植物宁夏枸杞的干燥成熟果实。

X 型题

1. 答案：BE

解析：有的用假种皮，如肉豆蔻衣、龙眼肉。

2. 答案：ABCDE

解析：五味子呈不规则的球形或扁球形，直径5～8mm。表面红色、紫红色或暗红色，皱缩，显油润；有的表面呈黑红色或出现"白霜"。果肉柔软，种子1～2粒，肾形，表面棕黄色，有光泽，种皮硬而脆。果肉气微，味酸；种子破碎后，有香气，味辛、微苦。

3. 答案：ABCDE

解析：蔷薇科为果实及种子类中药中的一大类。

4. 答案：CD

解析：小茴香为伞形科植物茴香的干燥成熟果实。蛇床子为伞形科植物蛇床的干燥成熟果实。

5. 答案：CDE

解析：乌梅药材呈类球形或扁球形，直径1.5～3cm。表面乌黑色或棕黑色，皱缩不平，基部有圆形果梗痕。果核坚硬，椭圆形，棕黄色，表面有凹点；种子扁卵形，淡黄色。气微，味极酸。

6. 答案：BCD

解析：补骨脂呈肾形，略扁，长3～5mm，宽2～4mm，厚约1.5mm。表面黑色、黑褐色或灰褐色，具细微网状皱纹。顶端圆钝，有一小突起，凹侧有果梗痕。质硬。果皮薄，与种子不易分离；种子1枚，子叶2，黄白色，有油性。气香，味辛、微苦。

7. 答案：ABCDE

解析：巴豆呈卵圆形，一般具三棱，长1.8～2.2cm，直径1.4～2cm，表面灰黄色或稍深，粗糙，有纵线6条，顶端平截，基部有果梗痕。破开果壳，可见3室，每室含种子1粒。种子呈略扁的椭圆形，长1.2～1.5cm，直径0.7～0.9cm，表面棕色或灰棕色，一端有小点状的种脐及种阜的瘢痕，另端有微凹的合点，其间有隆起的种脊；外种皮薄而脆，内种皮呈白色薄膜；种仁黄白色，油质。无臭，味辛辣。

8. 答案：ACDE

解析：蛇床子药材为双悬果，呈椭圆形，长2～4mm，直径约2mm。表面灰黄色或灰褐色，顶端有2枚向外弯曲的柱基，基部偶有细梗。分果的背面有薄而突起的纵棱5条，接合面平坦，有2条棕色略突起的纵棱线。果皮松脆，揉搓易脱落，种子细小，灰棕色，显油性。气香，味辛凉，有麻舌感。

9. 答案：ACE

解析：吴茱萸呈球形或略呈五角状扁球形，直径2～5mm。表面暗黄绿色至褐色，粗糙，有多数点状突起或凹下的油点。顶端有五角星状的裂隙，基部残留被有黄色茸毛的果梗。质硬而脆，横切面可见子房5室，每室有淡黄色种子1粒。气芳香浓郁，味辛辣而苦。

10. 答案：BDE

解析：连翘药材呈长卵形或卵圆形，稍扁，长1.5～2.5cm。表面有不规则纵皱纹和多数突起的小斑点，两面各有1条明显的纵沟。顶端锐尖，基部有小果梗或已脱落。青翘多不开裂，表面绿褐色，突起的灰白色小斑点较少；质硬；种子多数，黄绿色，细长，一侧有翅。老翘自顶端开裂或裂成两瓣，表面黄棕色或红棕色，内表面多为浅黄棕色，平滑，具一纵隔；质脆；种子棕色，多已脱落。气微香，味苦。

11. 答案：BCDE

解析：女贞子呈卵形、椭圆形或肾形，长6～8.5mm，直径3.5～5.5mm。表面黑紫色或灰黑色，皱缩不平，基部有果梗痕或具宿萼及短梗。体轻。外果皮薄，中果皮较松软，易剥离，内果皮木质，黄棕色，具纵棱，破开后种子通常为1粒，肾形，紫黑色，油性。气微，味甘、微苦涩。

12. 答案：ABCE

解析：马钱子药材呈纽扣状圆板形，常一面隆起，一面稍凹下，直径1.5～3cm，厚0.3～0.6cm。表面密被灰棕或灰绿色绢状茸毛，自中间向四周呈辐射状排列，有丝样光泽。边缘稍隆起，较厚，有突起的珠孔，底面中心有突起的圆点状种脐。质坚硬，平行剖面可见淡黄白色胚乳，角质状，子叶心形，叶脉5～7条。气微，味极苦。

13. 答案：ABCD

解析：栀子气微，味微酸而苦。

14. 答案：ABCDE

解析：瓜蒌呈类球形或宽椭圆形，长7～15cm，直径6～10cm。表面橙红色或橙黄色，皱缩或较光滑，顶端有圆形的花柱残基，基部略尖，具残存的果梗。轻重不一。质脆，易破开，内表面黄白色，有红黄色丝络，果瓤橙黄色，黏稠，与多数种子黏结成团。具焦糖气，味微酸、甜。

15. 答案：BCDE

解析：牛蒡子呈长倒卵形，略扁，微弯曲，长5～7mm，宽2～3mm。表面灰褐色，带紫黑色斑点，有数条纵棱，通常中间1～2条较明显。顶端钝圆，稍宽，顶面有圆环，中间具点状花柱残迹；基部略窄，着生面色较淡。果皮较硬，子叶2，淡黄白色，富油性。气微，味苦后微辛而稍麻舌。

16. 答案：ABCDE

解析：薏苡仁呈宽卵形或长椭圆形，长4～8mm，宽3～6mm。表面乳白色，光滑，偶有残存的黄褐色种皮。一端钝圆，另端较宽而微凹，有一淡棕色点状种脐；背面圆凸，腹面有一条较宽而深的纵沟。质坚实，断面白色，粉性。气微，味微甜。

17. 答案：ACDE

解析：豆蔻呈类球形，表面黄白色至淡黄棕色，种子呈不规则多面体，气芳香，味辛凉略似樟脑。

18. 答案：ABCD

解析：连翘为木犀科植物连翘的干燥果实。

19. 答案：ABE

解析：益智呈椭圆形，两端略尖，长1.2～2cm，直径1～1.3cm。表面棕色或灰棕色，有纵向凹凸不平的突起棱线13～20条，顶端有花被残基，基部常残存果梗。果皮薄而稍韧，与种子紧贴，种子集结成团，中有隔膜将种子团分为3瓣，每瓣有种子6～11粒。种子呈不规则的扁圆形，略有钝棱，直径约3mm，表面灰褐色或灰黄色，外被淡棕色膜质的假种皮；质硬，胚乳白色。有特异香气，味辛，微苦。

20. 答案：BCD

解析：薏苡仁为种仁；砂仁为果实。

七、全草类中药

A 型题

1. 答案：E

解析：紫花地丁多皱缩成团。主根长圆锥形，直径1～3mm；淡黄棕色，有细纵皱纹。叶基生，灰绿色，展平后叶片呈披针形或卵状披针形，长1.5～6cm，宽1～2cm；先端钝，基部截形或稍心形，边缘具钝锯齿，两面有毛；叶柄细，长2～6cm，上部具明显狭翅。花茎纤细；花瓣5，紫堇色或淡棕色；花距细管状。蒴果椭圆形或3裂，种子多数，淡棕色。气微，味微苦而稍黏。

2. 答案：E

解析：紫花地丁为堇菜科植物紫花地丁的干燥全草。

3. 答案：C

解析：金钱草为报春花科植物过路黄的干燥全草。

4. 答案：A

解析：广金钱草为豆科植物广金钱草的干燥地上部分。

5. 答案：B

解析：广金钱草叶互生，小叶1或3，圆形或矩圆形，直径2～4cm；先端微凹，基部心形或钝圆，全缘。上表面黄绿色或灰绿色，无毛，下表面具灰白色紧贴的绒毛，侧脉羽状。金钱草、广藿香、穿心莲、香薷叶对生。

6. 答案：A

解析：广藿香按产地不同，可分为石牌广藿香和海南广藿香。

7. 答案：D

解析：荆芥的性状特征有茎方形、叶对生、穗状轮伞花序、气芳香、小坚果。

8. 答案：D

解析：香薷的特征为基部紫红色，上黄绿色或淡黄色，全体密被白色茸毛。茎方柱形，基部类圆形，直径1～2mm，节明显，节间长4～7cm；质脆，易折断。叶对生，多皱缩或脱落，叶片展平后呈长卵形或披针形，暗绿色或黄绿色，边缘有3～5个疏浅锯齿。

9. 答案：E

解析：肉苁蓉特征为密被覆瓦状排列的肉质鳞叶。

10. 答案：B

解析：穿心莲药材茎呈方柱形，多分枝，长50～70cm，节稍膨大；质脆，易折断。单叶对生，叶柄短或近无柄；叶片皱缩、易碎，完整者展开后呈披针形或卵状披针形，长3～12cm，宽2～5cm，先端渐尖，基部楔形下延，全缘或波状；上表面绿色，下表面灰绿色，两面光滑。气微，味极苦。

11. 答案：B

解析：茵陈在春季采收的称为"绵茵陈"；秋季采收的是"花茵陈"。

12. 答案：C

解析：淡竹叶为禾本科植物淡竹叶的干燥茎叶。

B型题

[1～3] 答案：EAB

解析：草麻黄：呈细长圆柱形，少分枝，直径1～2mm。有的带少量棕色木质茎。表面淡绿色至黄绿色，有细纵脊线，触之微有粗糙感。节明显，节间长2～6cm。节上有膜质鳞叶，长3～4mm；裂片2（稀3），锐三角形，先端灰白色，反曲，基部联合成筒状，红棕色。体轻，质脆，易折断，断面略呈纤维性，周边绿黄色，髓部红棕色，近圆形。气微香，味涩、微苦。

中麻黄：多分枝，直径1.5～3mm，有粗糙感。节上膜质鳞叶长2～3mm，裂片3（稀2），先端锐尖。断面髓部呈三角状圆形。

木贼麻黄：较多分枝，直径1～1.5mm，无粗糙感。节间长1.5～3cm。膜质鳞叶长1～2mm；裂片2（稀3），上部为短三角形，灰白色，先端多不反曲，基部棕红色至棕黑色。

[4～7] 答案：BCED

解析：鱼腥草叶互生，叶片心形。紫花地丁叶基生，灰绿色，展平后叶片呈披针形或卵状披针形。益母草叶形多种，茎中部叶交互对生，下部掌状3裂，上部叶羽状深裂或3线裂，最上部的叶不分裂，线形。青蒿叶互生，展平后为三回羽状深裂，裂片及小裂片短圆形或长椭圆形。

[8～11] 答案：BDCA

解析：考察了唇形科植物的气味特征。荆芥气芳香，味微涩而辛凉。广藿香气香特异，味微苦。香薷气清香而浓，味微辛而凉。薄荷有特殊清凉香气，味辛凉。半枝莲、益母草为气微，味微苦。

[12～14] 答案：BDE

解析：干益母草，茎方柱形，上部多分枝。叶形多种，叶片灰绿色，多皱缩，易脱落。

麻黄呈细长圆柱形，节明显，节间长2～6cm，节上有膜质鳞叶。

槲寄生药材茎枝呈圆柱形，节膨大，节上有分枝或枝痕。

[15～16] 答案：BD

解析：紫花地丁叶基生，灰绿色，展平后叶片呈披针形或卵状披针形；叶柄细，长2～6cm，上部具明显狭翅。蒴果椭圆形或3裂，种子多数，淡棕色。

淡竹叶叶片披针形，有的皱缩卷曲，长5～20cm，宽3.5cm；表面浅绿色或黄绿色。叶脉平行，具横行小脉，形成长方形的网格状，下表面尤为明显。

[17～19] 答案：ADC

解析：考察了全草类中药叶的特点。

穿心莲叶对生，叶柄短或近无柄；叶片皱缩、易碎，完整者展开后呈披针形或卵状披针形上，表面绿色，下表面灰绿色，两面光滑。

车前草叶基生，具长柄；叶片皱缩，展平后呈卵状椭圆形或宽卵形，长6～13cm，宽2.5～8cm；表面灰绿色或污绿色，具明显弧形脉5～7条。

大蓟叶皱缩，多破碎，完整叶片展平后呈倒披针形或倒披针状椭圆形，羽状深裂，边缘具不等长的针刺；上表面灰绿色或黄棕色，下表面色较浅，两面均具灰白色丝状毛。

[20～22] 答案：BEC

解析：绵茵陈多卷曲成团状，灰白色或灰绿色，全体密被白色茸毛，绵软如绒。

花茵陈茎呈圆柱形，多分枝，长30～100cm，直径2～8mm；表面淡紫色或紫色，有纵条纹，被短柔毛。

淡竹叶茎呈圆柱形，有节，表面淡黄绿色，断面中空。

[23～26] 答案：EBDC

解析：蒲公英为菊科植物蒲公英、碱地蒲公英或同属数种植物的干燥全草。

淡竹叶为禾本科植物淡竹叶的干燥茎叶。

鱼腥草为三白草科植物蕺菜的新鲜全草或干燥地上部分。

肉苁蓉为列当科植物肉苁蓉或管花肉苁蓉的干燥带鳞叶的肉质茎。

X型题

1. 答案：ABDE

解析：草麻黄呈细长圆柱形，少分枝，直径1～2mm。有的带少量棕色木质茎。表面淡绿色至黄绿色，有细纵脊线，触之微有粗糙感。节明显，节间长2～6cm。节上有膜质鳞叶，长3～4mm；裂片2（稀3），锐三角形，先端灰白色，反曲，基部联合成筒状，红棕色。体轻，质脆，易折断，断面略呈纤维性，周边绿黄色，髓部红棕色，近圆形。气微香，味涩、微苦。

2. 答案：BCDE

解析：干鱼腥草茎呈扁圆柱形，扭曲，表面黄棕色，具纵棱数条；质脆，易折断。叶片卷折皱缩，展平后呈心形，全缘；上表面暗黄绿色至暗棕色，下表面灰绿色或灰棕色。叶柄细长，基部与托叶合生成鞘状。穗状花序顶生，黄棕色，基部可见4枚总苞。气微，搓碎后有鱼腥气，味涩。

3. 答案：ABCD

解析：唇形科植物的特征是茎方形、叶对生、气味芳香。穿心莲药材的茎呈方柱形，单叶对生，味极苦。

4. 答案：CDE

解析：金钱草报春花科；穿心莲爵床科；香薷、益母草、荆芥唇形科。

5. 答案：BE

解析：益母草和薄荷均为唇形科植物，因此均为茎方形，叶对生，轮伞花序。不同之处在于，益母草的叶片有掌状3裂和羽状深裂等，气微，味苦。薄荷叶片宽披针形、长椭圆形等，有特殊清凉气，味辛凉。

6. 答案：ACDE

解析：茵陈为菊科植物滨蒿或茵陈蒿的干燥地上部分。①绵茵陈：多卷曲成团状，灰白色或灰绿色，全体密被白色茸毛，绵软如绒。气清香，味微苦。②花茵陈：茎呈圆柱形，多分枝，长30～100cm，直径2～8mm；表面淡紫色或紫色，有纵条纹，被短柔毛；体轻，质脆，断面类白色。气芳香，味微苦。

7. 答案：ABD

解析：青蒿茎呈圆柱形，上部多分枝，长30～80cm，直径0.2～0.6cm；表面黄绿色或棕黄色，具纵棱线；质略硬，易折断，断面中部有髓。叶互生，暗绿色或棕绿色，卷缩易碎，完整者展平后为三回羽状深裂，裂片及小裂片矩圆形或长椭圆形，两面被短毛。气香特异，味微苦。

8. 答案：ABDE

解析：蒲公英呈皱缩卷曲的团块。根呈圆锥形，多弯曲，长3～7cm；表面棕褐色，抽皱；根头部有棕褐色或黄白色的茸毛，有的已脱落。叶基生，多皱缩破碎，完整叶片呈倒披针形，绿褐色或暗灰色，先端尖或钝，边缘浅裂或羽状分裂，基部渐狭，下延呈柄状，下表面主脉明显。花茎一至数条，每条顶生头状花序，总苞片多层，内面一层较长，花冠黄褐色或淡黄白色。有的可见多数具白色冠毛的长椭圆形瘦果。气微，味微苦。

9. 答案：BCD

解析：车前草、蒲公英为干燥全草；青蒿、茵陈、香薷为干燥地上部分。

10. 答案：ACDE

解析：穿心莲为爵床科植物穿心莲的干燥地上部分。

八、藻、菌、地衣类中药

A 型题

1. 答案：C

解析：灵芝为多孔菌科真菌赤芝或紫芝的干燥子实体。赤芝：形如伞状，菌盖肾形、半圆形或近圆形，直径 10～18cm，厚 1～2cm；皮壳坚硬，黄褐色或红褐色，有光泽，具环状棱纹和辐射状皱纹，边缘薄而平截，常向内卷。菌肉白色至浅棕色。菌柄圆柱形，侧生，少偏生；红褐色至紫褐色，光亮。孢子细小，黄褐色。气微香，味苦涩。

2. 答案：C

解析：茯神为类方形的片块，边长 4～5cm，厚 0.5～0.7cm。表面白色至类白色，较平坦，中间或一侧有类圆形松根木。质硬，折断面较粗糙。

3. 答案：B

解析：猪苓呈条形、类圆形或扁块状，有的有分枝，长 5～25cm，直径 2～6cm。表面黑色、灰黑色或棕黑色，皱缩或有瘤状突起。

B 型题

[1～2] 答案：BE

解析：茯苓的用药部位为干燥菌核；灵芝为干燥子实体；海藻为藻类药材；松萝为地衣类药材。

[3～4] 答案：CB

解析：大叶海藻皱缩卷曲，黑褐色，有的被白霜，长 30～60cm。主干呈圆柱状，具圆锥形突起，主枝自主干两侧生出，侧枝自主枝叶腋生出，具短小的刺状突起。初生叶披针形或倒卵形。选项中只有松萝为地衣类药材。

[5～6] 答案：DE

解析：灵芝黄褐色或红褐色，有光泽，具环状棱纹和辐射状皱纹，边缘薄而平截，常向内卷。猪苓表面黑色、灰黑色或棕黑色，皱缩或瘤状突起；断面类白色或黄白色，略呈颗粒状突起。

C 型题

[1～3]

1. 答案：E

解析：茯苓具有利水渗湿，健脾宁心的功效。产地加工时需要发汗。

2. 答案：D

解析：茯苓为多孔菌科真菌茯苓的干燥菌核。

3. 答案：A

解析：灵芝为多孔菌科真菌赤芝或紫芝的干燥子实体。

X 型题

1. 答案：ACDE

解析：由虫体与从虫体头部长出的真菌子座相连而成。虫体似蚕，长 3～5cm，直径 0.3～0.8cm；表面深黄色至黄棕色，有 20～30 条环纹，近头部环纹较细；头部红棕色；足 8 对，中部 4 对较明显；质脆，易折断，断面略平坦，淡黄白色。子座细长圆柱形，长 4～7cm，直径约 0.3cm；表面深棕色至棕褐色，有细纵皱纹，上部稍膨大；质柔韧，断面类白色。气微腥，味微苦。

2. 答案：ABCDE

解析：赤芝形如伞状，菌盖肾形、半圆形或近圆形；皮壳坚硬，黄褐色或红褐色，有光泽，具环状棱纹和辐射状皱纹，边缘薄而平截，常向内卷。菌肉白色至浅棕色。菌柄圆柱形，侧生，少偏生，长 7～15cm，直径 1～3.5cm；红褐色至紫褐色，光亮。孢子细小，黄褐色。气微香，味苦涩。

3. 答案：ABCE

解析：茯苓个呈类球形、椭圆形、扁圆形或不规则团块，大小不一。外皮薄而粗糙，棕褐色至黑褐色，有明显的皱缩纹理。体重，质坚实，断面颗粒性，有的具裂隙，外层淡棕色，内部白色，少数淡红色，有的中间抱有松根。气微，味淡，嚼之黏牙。

九、树脂类中药

A 型题

1. 答案：A

解析：乳香燃烧时显油性，冒黑烟，有香气；

加水研磨成白色或黄白色乳状液。

2. 答案：D

解析：血竭粉末砖红色。气微，味淡。在水中不溶，在热水中软化。

3. 答案：D

解析：天然没药呈不规则颗粒性团块，大小不等，大者长达6cm以上。表面黄棕色或红棕色，近半透明，部分呈棕黑色，被有黄色粉尘。质坚脆，破碎面不整齐，无光泽。有特异气香，味苦而微辛。

B型题

[1～2] 答案：BA

解析：乳香主产于索马里、埃塞俄比亚及阿拉伯半岛南部。血竭主产于印度尼西亚的加里曼丹、爪哇、苏门答腊、马来西亚等地。

C型题

[1～3]

1. 答案：D

解析：乳香的形状为长卵形滴乳状、类圆形颗粒或黏合成大小不等的不规则块状物。没药呈不规则颗粒性团块，大小不等。

2. 答案：D

解析：乳香药材呈长卵形滴乳状、类圆形颗粒或黏合成大小不等的不规则块状物。大者长达2cm（乳香珠）或5cm（原乳香）。表面黄白色，半透明，被有黄白色粉末，久存则颜色加深。质脆，遇热软化。破碎面有玻璃样或蜡样光泽。具特异香气，味微苦。本品燃烧时显油性，冒黑烟，有香气；加水研磨成白色或黄白色乳状液。

3. 答案：D

解析：天然没药：呈不规则颗粒性团块，大小不等，大者长达6cm以上。表面黄棕色或红棕色，近半透明，部分呈棕黑色，被有黄色粉尘。质坚脆，破碎面不整齐，无光泽。有特异气香，味苦而微辛。

胶质没药：呈不规则块状和颗粒，多黏结成大小不等的团块，大者长达6cm以上。表面棕黄色至棕褐色，不半透明。质坚实或疏松。有特异气香，味苦而有黏性。

X型题

1. 答案：BC

解析：酯树脂主要成分为树脂酯，如枫香脂和血竭等。

2. 答案：CD

解析：油胶树脂主要成分是树脂、挥发油和树胶，如乳香、没药、阿魏等。

3. 答案：ABCD

解析：血竭略呈类圆四方形或方砖形，表面暗红色，有光泽，附有因摩擦而成的红粉。质硬而脆，破碎面红色。粉末砖红色。气微、味淡。在水中不溶，在热水中软化。

十、其他类中药

A型题

1. 答案：D

解析：儿茶为豆科儿茶的去皮枝、干的干燥煎膏，又称"儿茶膏"或"黑儿茶"。冬季采收枝、干，除去外皮，砍成大块，加水煎煮，浓缩，干燥。药材呈块状或不规则块状，大小不一。表面棕褐色或黑褐色，平滑而稍具光泽。质硬，易碎，断面不整齐，具光泽，有细孔，遇潮有黏性。气微，味涩、苦，略回甜。

2. 答案：D

解析：五倍子为漆树科植物盐肤木、青麸杨或红麸杨叶上的虫瘿，主要由五倍子蚜寄生而形成。

B型题

[1～2] 答案：BD

解析：海金沙为海金沙科植物海金沙的干燥成熟孢子。青黛为爵床科植物马蓝、蓼科植物蓼蓝或十字花科植物菘蓝的叶或茎叶经加工制得的干燥粉末、团块或颗粒。

[3～4] 答案：AB

解析：海金沙将其少量撒于火上，即发出轻微爆鸣及明亮的火焰。青黛用微火灼烧，有紫红色烟雾发生。

[5～6] 答案：DE

解析：海金沙呈粉末状，棕黄色或浅棕黄色。体轻，手捻有光滑感，置手中易由指缝滑落。

青黛药材为深蓝色的粉末，体轻，易飞扬。

C型题

[1～3]

1. 答案：D

解析：注意区分冰片和天然冰片的不同。天然冰片为樟科植物樟的新鲜枝叶经提取加工而成。

2. 答案：D

解析：冰片为无色透明或白色半透明的片状松脆结晶。

3. 答案：C

解析：冰片点燃后有浓烟，并有带光的火焰。

X 型题

1. 答案：ABC

解析：青黛为爵床科植物马蓝、蓼科植物蓼蓝或十字花科植物菘蓝的叶或茎叶经加工制得的干燥粉末、团块或颗粒。

2. 答案：ABCE

解析：药材为深蓝色的粉末，体轻，易飞扬；或呈不规则多孔性的团块、颗粒，用手搓捻即成细末。微有草腥气，味淡。取药材少量，用微火灼烧，有紫红色烟雾发生。

3. 答案：CDE

解析：药材呈块状或不规则块状，大小不一。表面棕褐色或黑褐色，平滑而稍具光泽。质硬，易碎，断面不整齐，具光泽，有细孔，遇潮有黏性。气微，味涩、苦，略回甜。

4. 答案：BCDE

解析：肚倍呈长圆形或纺锤形囊状，长 2.5～9cm，直径 1.5～4cm。表面灰褐色或灰棕色，微有柔毛。质硬而脆，易破碎，断面角质样，有光泽，壁厚 0.2～0.3cm，内壁平滑，有黑褐色死蚜虫及灰色粉末状排泄物。气特异，味涩。

第二节　常用动物类中药的鉴别

A 型题

1. 答案：A

解析：水蛭呈扁平纺锤形或扁圆柱形，背部可见黑色斑点排成 5 条纵线，两端各具一吸盘，前吸盘不明显，后吸盘较大。

2. 答案：D

解析：石决明药材：杂色鲍从螺旋部顶处开始向右排列有 20 余个疣状突起，末端 6～9 个开孔。不同来源疣状突起数量和末端开孔数量不同。

3. 答案：C

解析：澳洲鲍呈扁平卵圆形，长 13～17cm，宽 11～14cm，高 3.5～6cm。表面砖红色，螺旋部约为壳面的 1/2，螺肋和生长线呈波状隆起，疣状突起 30 余个，末端 7～9 个开孔，孔口突出壳面。

4. 答案：C

解析：全蝎头胸部与前腹部呈扁平长椭圆形，后腹部呈尾状，皱缩弯曲，完整者体长约 6cm。头胸部成绿褐色，前面有 1 对短小的螯肢及 1 对较长大的钳状脚须，形似蟹螯，背面覆有梯形背甲，腹面有足 4 对，均为 7 节，末端各具 2 爪钩；前腹部由 7 节组成，第 7 节色深，背甲上有 5 条隆脊线。背面绿褐色，后腹部棕黄色，6 节，节上均有纵沟，末节有锐钩状毒刺，毒刺下方无距。气微腥，味咸。

5. 答案：A

解析：蜈蚣呈扁平长条形，由头部和躯干部组成，全体共 22 个环节。自第 2 节起，每体节两侧有步足 1 对，步足黄色或红褐色，偶有黄白色，呈弯钩形。

6. 答案：D

解析：海螵蛸的药用部位为乌贼的干燥内壳。桑螵蛸为节肢动物门昆虫纲螳螂科昆虫大刀螂（团螵蛸）、小刀螂（长螵蛸）或巨斧螳螂（黑螵蛸）的干燥卵鞘。

7. 答案：B

解析：白僵蚕呈圆柱形，多弯曲皱缩。表面灰黄色，被有白色粉霜状的气生菌丝和分生孢子。头部较圆，足 8 对，体节明显，尾部略呈二分枝状。质硬而脆，易折断，断面平坦，外层白色，中间有亮棕色或亮黑色的丝腺环 4 个。气微腥，味微咸。

8. 答案：A

解析：蜂蜜贮久或遇冷析出的白色颗粒状结晶为葡萄糖。

9. 答案：E

解析：海马特征为"马头、蛇尾、瓦楞身"，体轻，骨质，坚硬，气微腥，味微咸。

10. 答案：E

解析：蟾酥粉末气微腥，味初甜而后有持久的麻辣感，粉末嗅之作嚏。断面沾水，即呈乳白色隆起。

11. 答案：B

解析：蟾酥在采收加工时忌用铁器，以免

变黑。

12. 答案：C

解析：龟甲的药用部位为干燥的背甲和腹甲。鳖甲的药用部位只有背甲。

13. 答案：C

解析：鳖甲椭圆形或卵圆形，背面隆起。外表面黑褐色或墨绿色，略有光泽，具细网状皱纹和灰黄色或灰白色斑点，中间有1条纵棱，两侧各有左右对称的横凹纹8条，外皮脱落后，可见锯齿状嵌接缝。内表面类白色，中部有突起的脊椎骨，颈骨向内卷曲，两侧有对称的肋骨各8条，伸出边缘。质坚硬。气微腥，味淡。

14. 答案：E

解析：乌梢蛇的脊部高耸成屋脊状，俗称"剑脊"。

15. 答案：B

解析：鸡内金为脊索动物门鸟纲雉科动物家鸡的干燥沙囊内壁。

16. 答案：B

解析：特异香气是麝香的性状特征。牛黄气清香。

17. 答案：A

解析：东马茸"四岔"茸毛粗而稀，大挺下部具棱筋及疙瘩，分枝顶端多无毛，习称"捻头"。

18. 答案：E

解析：花鹿茸尖部切片习称"血片""蜡片"，为圆形薄片，表面浅棕色或浅黄色，半透明，微显光泽；外皮无骨质，周边粗糙，红棕色或棕色；质坚韧；气微腥，味微咸。中上部的切片习称"蛋黄片"，切面黄白色或粉白色，中间有极小的蜂窝状细孔。下部习称"老角片"，为圆形或类圆形厚片，表面粉白色或浅白色，中间有蜂窝状细孔，外皮无骨质或略具骨质，周边粗糙，红棕色或棕色。质坚脆。

B型题

[1~4] 答案：CDAB

解析：海螵蛸药用部位为干燥内壳。土鳖虫药用部位为雌虫干燥体。桑螵蛸为干燥卵鞘。牛黄为干燥的胆结石。

[5~8] 答案：ABCE

解析：地龙特征为"白颈"。水蛭特征为两端有吸盘。僵蚕特征为白色粉霜状气生菌丝。土鳖虫则呈扁平卵形，前端较狭，后端较宽，背部紫褐色，有光泽，无翅。

[9~10] 答案：DB

解析：石决明为鲍科。蛤蚧为壁虎科。地龙为环节动物门钜蚓科。全蝎为节肢动物门蛛形纲钳蝎科。蜈蚣为节肢动物门多足纲蜈蚣科动物。

[11~13] 答案：DAB

解析：乌梢蛇为游蛇科动物乌梢蛇。蕲蛇为蝰科动物五步蛇。金钱白花蛇为眼镜蛇科动物银环蛇的幼蛇。

[14~16] 答案：BCA

解析：蛤蚧呈扁片状，头颈部约占1/3。四足均有5趾，除第1指趾外，均具爪；趾间仅具蹼迹，足趾底面具吸盘。

蕲蛇头在中间稍向上，呈三角形扁平，吻端向上，习称"翘鼻头"。上腭有管状毒牙，中空尖锐。背部两侧各有黑褐色与浅棕色组成的"V"形斑纹17~25个，其"V"形的两上端在背中线上相接，习称"方胜纹"，有的左右不相接，呈交错排列。腹部撑开或不撑开，灰白色，鳞片较大，有黑色类圆形的斑点，习称"连珠斑"；腹内壁黄白色，脊椎骨棘突较高，呈刀片状上突，前后椎体下突基本同形，多为弯刀状，向后倾斜，尖端明显超过椎体后隆面。尾部骤细，末端有三角形深灰色的角质鳞片1枚，习称"佛指甲"。

金钱白花蛇背部黑色或灰黑色，有白色环纹45~58个，黑白相间，背正中明显突起一条脊棱，脊鳞扩大呈六角形，背鳞细密，通身15行，尾下鳞单行。

[17~18] 答案：CE

解析：海马的药用部位为海马的干燥体。麝香的药用部位为麝成熟雄体香囊中的干燥分泌物。

[19~22] 答案：BCAD

解析：石决明为软体动物门鲍科动物杂色鲍等的贝壳。海螵蛸为软体动物门乌贼科动物无针乌贼等的干燥内壳。桑螵蛸为节肢动物门昆虫纲螳螂科昆虫大刀螂等的干燥卵鞘。鸡内金为脊索动物门鸟纲雉科动物家鸡的干燥沙囊内壁。

[23~26] 答案：AEDB

解析：花鹿茸：具一个分枝者习称"二杠"，主枝习称"大挺"，具二个分枝者习称"三岔"。

马鹿茸：较花鹿茸粗大，分枝较多，侧枝一个者习称"单门"，二个者习称"莲花"，三个者习称"三岔"，四个者习称"四岔"或更多。其中以莲花、三岔为主。

[27～28] 答案：DC

解析：二茬茸又称为再生茸。砍茸脑骨前端平齐，后端有1对弧形骨，习称"虎牙"。

[29～30] 答案：CE

解析：牛黄气清香，味先苦而后微甘，有清凉感。清香气是动物类药材中牛黄的特殊性状；特殊臭气则是斑蝥的特殊性状。

[31～32] 答案：BE

解析：牛黄特点乌金衣、挂甲。羚羊角特点骨塞、通天眼。

[33～35] 答案：ADE

解析：全蝎的药用部位为干燥体；石决明的药用部位为贝壳；牛黄的药用部位为干燥胆结石属于病理产物。

C 型题

[1～2]

1. 答案：A

解析：此药材为斑蝥，入药部位为干燥体。

2. 答案：E

解析：斑蝥药材有特殊臭气。

[3～4]

3. 答案：D

解析：脊部高耸成屋脊状，俗称"剑脊"为乌梢蛇的鉴别特征。

4. 答案：B

解析：乌梢蛇表面黑褐色或绿黑色，密被菱形鳞片；背鳞行数成双，背中央2～4行鳞片强烈起棱，形成两条纵贯全体的黑线。脊部高耸成屋脊状，俗称"剑脊"。腹部剖开边缘向内卷曲，脊肌肉厚，黄白色或淡棕色，可见排列整齐的肋骨。尾部渐细而长，尾下鳞双行。剥皮者仅留头尾之皮，中段较光滑。气腥，味淡。C 选项为金钱白花蛇，D 选项为蕲蛇，E 选项为斑蝥。

[5～6]

5. 答案：C

6. 答案：B

解析：羚羊角基部横截面类圆形，直径3～4cm，内有坚硬质重的角柱，习称"骨塞"，骨塞长占全角的1/2～1/3。除去"骨塞"后，角的下半部呈空洞，全角呈半透明，对光透视，上半段中央有一条隐约可辨的细孔道直通角头，习称"通天眼"。

X 型题

1. 答案：ACD

解析：动物的生理产物类药材包括分泌物：如麝香、蟾酥、熊胆粉、虫白蜡、蜂蜡等；排泄物：如五灵脂、蚕沙、夜明砂等；其他生理产物：如蝉蜕、蛇蜕、蜂蜜、蜂房等。病理产物：珍珠、僵蚕、牛黄、马宝、猴枣、狗宝等。

2. 答案：BCE

解析：动物的病理产物的药材常见的为珍珠、僵蚕、牛黄、马宝、猴枣、狗宝等。

3. 答案：ABCE

解析：动物体某一部分的加工品如阿胶、鹿角胶、鹿角霜、龟甲胶、血余炭、水牛角浓缩粉等。僵蚕为动物的病理产物。

4. 答案：DE

解析：鳞、甲类入药如穿山甲、龟甲、鳖甲等。桑螵蛸为干燥卵蛸。

5. 答案：ACE

解析：广地龙呈长条状薄片，弯曲，边缘略卷，长15～20cm，宽1～2cm。全体具环节，背部棕褐色至紫灰色，腹部浅黄棕色；第14～16环节为生殖带，习称"白颈"，较光亮。体前端稍尖，尾端钝圆，刚毛圈粗糙而硬，色稍浅。雄生殖孔在第18环节腹侧刚毛圈一小孔突上，外缘有数个环绕的浅皮褶，内侧刚毛圈隆起，前面两边有横排（一排或二排）小乳突，每边10～20个不等。受精囊孔2对（沪地龙3对），位于7/8至8/9环节间一椭圆形突起上，约占体周5/11。体轻，略呈革质，不易折断。气腥，味微咸。

6. 答案：ABCDE

解析：石决明的来源比较多，有杂色鲍（九孔鲍）、皱纹盘鲍、羊鲍、澳洲鲍、耳鲍或白鲍等。

7. 答案：ABCD

解析：珍珠有类球形、卵圆形、长圆形或棒形。

8. 答案：BCDE

解析：全蝎头胸部与前腹部呈扁平长椭圆形，后腹部呈尾状，皱缩弯曲，完整者体长约6cm。头胸部成绿褐色，前面有1对短小的螯肢及1对较长大的钳状脚须，形似蟹螯，背面覆有梯形背甲，腹面有足4对，均为7节，末端各具2爪钩；前腹部由7节组成，第7节色深，背甲上有5条隆脊线。背面绿褐色，后腹部棕黄色，6节，节上均有纵沟，末节有锐钩状毒刺，毒刺下方无距。气微腥，味咸。

9. 答案：ACE

解析：蜈蚣药材呈扁平长条形，由头部和躯干部组成，全体共22个环节。头部暗红色或红褐色，略有光泽，有近圆形的头板覆盖，前端稍突出，两侧贴有颚肢1对，前端两侧有触角1对。躯干部第1背板与头板同色，其余20个背板为棕绿色或墨绿色，有光泽，从第4背板至第20背板常有两条纵沟线；腹部淡黄色或棕黄色，皱缩；自第2节起，每体节两侧有步足1对，步足黄色或红褐色，偶有黄白色，呈弯钩形，最末1对步足尾状，故又称尾足，易脱落。质脆，断面有裂隙。气微腥，并有特殊刺鼻的臭气，味辛、微咸。

10. 答案：ABD

解析：土鳖虫呈扁平卵形，前端较狭，后端较宽，背部紫褐色，有光泽，无翅。前胸背板较发达，有胸背板3节，盖住头部；腹背板9节，呈覆瓦状排列。腹面红棕色，头部较小，有丝状触角1对，常脱落，胸部有足3对，具细毛和刺。腹部有横环节。质松脆，易碎。气腥臭，味微咸。

11. 答案：BCD

解析：桑螵蛸为节肢动物门昆虫纲螳螂科昆虫大刀螂（团螵蛸）、小刀螂（长螵蛸）或巨斧螳螂（黑螵蛸）的干燥卵鞘。

12. 答案：BCDE

解析：僵蚕略呈圆柱形，多弯曲皱缩。长2～5cm，直径0.5～0.7cm。表面灰黄色，被有白色粉霜状的气生菌丝和分生孢子。头部较圆，足8对，体节明显，尾部略呈二分枝状。质硬而脆，易折断，断面平坦，外层白色，中间有亮棕色或亮黑色的丝腺环4个。气微腥，味微咸。

13. 答案：ABCD

解析：金钱白花蛇呈圆盘状，盘径3～6cm，蛇体直径0.2～0.4cm。头盘在中间，尾细，常纳口中，口腔内上颌骨前端有毒沟牙1对，鼻间鳞2片，无颊鳞，上下唇鳞通常各为7片。背部黑色或灰黑色，有白色环纹45～58个，黑白相间，白环纹在背部宽1～2行鳞片，向腹面渐增宽，黑环纹宽3～5行鳞片，背正中明显突起一条脊棱，脊鳞扩大呈六角形，背鳞细密，通身15行，尾下鳞单行。气微腥，味微咸。

14. 答案：ABCD

解析：剑脊是乌梢蛇的主要性状特征。

15. 答案：ABCE

解析：鸡内金呈不规则皱缩的囊状卷片，完整者长3～4cm，宽约3cm，厚1～2mm。表面黄色、黄绿色或黄褐色，薄而半透明，具明显的条状波浪形皱纹。质脆，易碎，断面角质样，有光泽。气微腥，味微苦。

饮片炒鸡内金为不规则碎片，表面暗黄褐色至焦黄色，用放大镜观察，显颗粒状或微细泡状。轻折即断，断面有光泽。

16. 答案：ABCD

解析：蛋黄：多呈卵形、类球形、四方形或三角形，大小不一，直径0.6～3（4.5）cm。表面黄红色至棕黄色，有的表面挂有一层黑色光亮的薄膜，习称"乌金衣"，有的粗糙，具疣状突起，有的具龟裂纹。体轻，质酥脆，易分层剥落，断面金黄色，可见细密的同心层纹，有的夹有白心。气清香，味先苦而后微甘，有清凉感，嚼之易碎，不黏牙。

管黄：呈管状，长约3cm，直径1～1.5cm，或为破碎的小片。表面不平或有横曲纹，有裂纹及小突起，红棕色或棕黄色。质酥脆，断面有较少的层纹，有的中空，色较深。

取本品少量，加清水调和，涂于指甲上，能将指甲染成黄色，习称"挂甲"。E选项为蟾酥的特征。

17. 答案：ABCD

解析：羚羊角质坚硬，气微，味淡。

第三节 常用矿物类中药的鉴别

A 型题

1. 答案：C
解析：考察了假色的概念。

2. 答案：D
解析：磁石、赭石、信石为氧化物类药材。

3. 答案：B
解析：石膏、芒硝、白矾为硫酸盐类矿物药。

4. 答案：C
解析：朱砂、雄黄、自然铜等为硫化合物类。

5. 答案：A
解析：赭石为氧化物类矿物刚玉族赤铁矿，主含三氧化二铁。

B 型题

[1～2] 答案：AB
解析：芒硝的主要成为分 $Na_2SO_4 \cdot 10H_2O$。硫黄的主要成分为 S。

[3～4] 答案：DB
解析：雄黄深红色或橙红色，条痕色为橘红色。赭石暗棕色或灰黑色，条痕为樱红色或红棕色。

[5～6] 答案：AB
解析：朱砂主含硫化汞（HgS）。雄黄主含二硫化二砷（As_2S_2）。

[7～10] 答案：ABDE
解析：①朱砂鲜红色或暗红色，条痕红色至褐红色。②自然铜晶形多为立方体，集合体呈致密块状。表面亮淡黄色，有金属光泽；有的黄棕色或棕褐色，无金属光泽。具条纹，条痕绿黑色或棕红色。③炉甘石药材为块状集合体，呈不规则块状、圆形或扁平形。表面灰白色或淡红色，显粉性，无光泽，凹凸不平，多孔，似蜂窝状。条痕白色。④芒硝无色透明或类白色半透明，暴露空气中则表面逐渐风化而覆盖一层白色粉末（无水硫酸钠），条痕白色。

[11～12] 答案：DB
解析：饮片煅炉甘石呈白色、淡黄色或粉红色的粉末；体轻，质松软而细腻光滑。气微，味微涩。

饮片赭石为不规则形的小块。表面棕红色至暗棕红色，有的可见圆形突起或凹窝，有的具金属光泽。质坚硬，断面常见层叠状。气微。

[13～15] 答案：CEB
解析：石膏为硫酸盐类矿物硬石膏族石膏，主含含水硫酸钙。滑石为硅酸盐类矿物滑石族滑石（硬滑石），主要含含水硅酸镁。芒硝为硫酸盐类矿物芒硝族芒硝，经加工精制而成的结晶体，主含含水硫酸钠。

[16～19] 答案：ADCB
解析：雄黄、朱砂、自然铜等为硫化物类；石膏、芒硝、白矾为硫酸盐类；炉甘石、鹅管石为碳酸盐类；磁石、赭石、信石为氧化物类；轻粉为卤化物类等。

[20～22] 答案：ADC
解析：硫黄表面不平坦，呈脂肪样光泽。芒硝断面呈玻璃样光泽。雄黄晶面有金刚石样光泽。

[23～24] 答案：BC
解析：硫黄颜色为黄色或略呈黄绿色。雄黄颜色为深红色或橙红色。

C 型题

[1～2]

1. 答案：D
解析：朱砂药材为粒状或块状集合体，呈颗粒状或块片状。鲜红色或暗红色，条痕红色至褐红色，具光泽。体重，质脆，片状者易破碎，粉末状者有闪烁的光泽。气微，味淡。

2. 答案：D
解析：朱砂条痕色为红色至褐红色。

[3～4]

3. 答案：C
解析：赭石主要含有三氧化二铁。

4. 答案：B
解析：赭石砸碎后断面显层叠状。

[5～6]

5. 答案：A
解析：在各种矿物类中药中，炉甘石饮片煅炉甘石为白色粉末，并具有吸湿性。功能解毒明目退鼻，收湿止痒敛疮。

6. 答案：B

解析：炉甘石为块状集合体。呈不规则块状、圆形或扁平形。表面灰白色或淡红色，显粉性，无光泽，凹凸不平，多孔，似蜂窝状。条痕白色。体轻，质松易碎，断面灰白色或淡棕色，有吸湿性。气微，味微涩。

X 型题

1. 答案：ADE

解析：雄黄为块状或粒状集合体，呈不规则块状。深红色或橙红色，条痕淡橘红色，晶面有金刚石样光泽。质脆，易碎，断面具树脂样光泽。微有特异臭气，味淡。精矿粉为粉末状或粉末集合体，质松脆，手捏即成粉，橙黄色，无光泽。

2. 答案：ABC

解析：石膏药材为纤维状的集合体。呈长块状、板块状或不规则块状。白色、灰白色或淡黄色，有的半透明，条痕白色。体重，质软，纵断面具绢丝样光泽。气微，味淡。取药材一小块（约2g），置具有小孔软木塞的试管内，灼烧，管壁有水生成，小块变为不透明体。

3. 答案：ABCE

解析：硫黄药材呈不规则块状。黄色或略呈绿黄色。表面不平坦，呈脂肪光泽，常有多数小孔。用手握紧置于耳旁，可闻轻微的爆裂声。体轻，质松，易碎，断面常呈针状结晶形。有特异的臭气，味淡。

第五章　中药制剂与剂型

第一节　固体制剂

一、散剂

A 型题

1. 答案：D

解析：易吸湿或易氧化变质的药物、刺激性大的药物、含挥发性成分多且剂量大的药物不宜制成散剂。

2. 答案：C

解析：按照《中国药典》水分测定法测定，除另有规定外散剂不得过 9.0%。

B 型题

[1～3] 答案：CDD

解析：除另有规定外，内服散剂应为细粉；儿科用及局部用散剂应为最细粉。

[4～5] 答案：EC

解析：按医疗用途分类：可分为内服散剂和局部用散剂。按药物组成分类：可分为单味药散剂和复方散剂。按药物性质分类：可分为普通散剂和特殊散剂。按剂量：可分为分剂量散剂和非分剂量散剂。

X 型题

答案：ABCDE

解析：易吸湿或易氧化变质的药物、刺激性大的药物、含挥发性成分多且剂量大的药物不宜制成散剂。

二、颗粒剂

A 型题

1. 答案：A

解析：颗粒剂应控制辅料用量，一般不超过干膏量的 2 倍，不超过清膏量的 5 倍。

2. 答案：D

解析：除另有规定外，颗粒剂含水分不得过 8.0%。

3. 答案：D

解析：除另有规定外，颗粒剂含水分不得过 8.0%。

4. 答案：D

解析：颗粒剂粒度检查时：不能通过一号筛与能通过五号筛的总和不得过 15%。

B 型题

[1～4] 答案：CBEA

解析：①可溶颗粒：可分为水溶颗粒和酒溶颗粒。②混悬颗粒：指难溶性原料药与适宜辅料混合制成的颗粒剂。临用前加水或其他适宜的液体振摇即可分散成混悬液。除另有规定外，混悬颗粒剂应进行溶出度检查。③泡腾颗粒：指含有碳酸氢钠和有机酸，遇水可放出大量气体而呈泡腾状的颗粒剂。泡腾颗粒中的药物应是易溶性的，加水产生气泡后应能溶解。有机酸一般用枸橼酸、酒石酸等。④肠溶颗粒：采用肠溶材料包裹颗粒或其他适宜方法制成的颗粒剂。应进行释放度检查。⑤缓释颗粒：指在规定的释放介质中缓慢地非恒速释放药物的颗粒剂。⑥控释颗粒：指在规定的释放介质中缓慢地恒速释放药物的颗粒剂。

[5～6] 答案：AA

解析：可溶性颗粒，取供试品 10g 加 20 倍量热水搅拌 5 分钟，可溶颗粒应全部溶化，允许有轻微浑浊；泡腾颗粒，取供试品 3 袋，分别置盛有 200mL 水的烧杯中，水温为 15～25℃，应迅速产生气体而成泡腾状，5 分钟内颗粒均应完全分散或溶解在水中。

X 型题

1. 答案：ABE

解析：颗粒剂的特点：①剂量较小，服用、携带、贮藏、运输均较方便。②色、香、味俱佳，深受患者欢迎。③肠溶颗粒耐酸而在肠液中释放活性成分或控制药物在肠道内定位释放，可防止药物在胃内分解失效，避免对胃的刺激性。④可制为缓释、控释制剂而达到缓释、控释的目的。⑤适于工业生产，产品质量稳定。⑥必要时进行包衣可增加防潮性，亦可掩盖药物的不良气味。⑦某些中药颗粒具有一定吸湿性，包装不严易吸湿结块；少数品种颗粒松散，细粉较多。

2. 答案：AD

解析：泡腾颗粒是指含有碳酸氢钠和有机酸，遇水可放出大量气体而呈泡腾状的颗粒。常用的有机酸有枸橼酸和酒石酸等。

三、胶囊剂

A 型题

1. 答案：A

解析：软胶囊可填充各种油类或对囊壁无溶解作用的药物溶液或混悬液，也可充填固体药物。

2. 答案：E

解析：软胶囊可填充各种油类或对囊壁无溶解作用的药物溶液或混悬液，也可充填固体药物。填充物为低分子量水溶性或挥发性有机物会使软胶囊溶解或软化；醛类可使囊膜中明胶变性。必要时可加用抗氧剂、表面活性剂等附加剂。填充液的pH应控制在4.5～7.5。软胶囊的崩解时限为1小时。

3. 答案：E

解析：六味地黄汤含水量较高，因此不适于制成软胶囊。

4. 答案：C

解析：软胶囊对填充物料的要求：软胶囊可填充各种油类或对囊壁无溶解作用的药物溶液或混悬液，也可充填固体药物。

5. 答案：B

解析：软胶囊填充物料为低分子量水溶性或挥发性有机物（如乙醇、丙酮、羧酸等）或充填药物的含水量超过5%，会使软胶囊溶解或软化。因此软胶囊填充物的含水量不得超过5%。

6. 答案：D

解析：除另有规定外，硬胶囊内容物的含水分量不得过9.0%。

B 型题

[1～4] 答案：ADBC

解析：①硬胶囊（通称为胶囊）：指采用适宜的制剂技术，将药物或加适宜辅料制成的均匀粉末、颗粒、小片、小丸、半固体或液体等，充填于空心胶囊中的胶囊剂。②软胶囊：系指将一定量的液体药物直接包封，或将固体药物溶解或分散在适宜的辅料中制备成溶液、混悬液、乳状液或半固体，密封于软质囊材中的胶囊剂。软胶囊又称胶丸，可用滴制法或压制法制备。③缓释胶囊：指在规定的释放介质中缓慢地非恒速释放药物的胶囊剂。④控释胶囊：指在规定的释放介质中缓慢地恒速释放药物的胶囊剂。⑤肠溶胶囊：指用肠溶材料包衣的颗粒或小丸充填于胶囊而制成的硬胶囊，或用适宜的肠溶材料制备而得的硬胶囊或软胶囊。

[5～8] 答案：DCAA

解析：药物的水溶液或稀乙醇溶液，可使胶囊壁溶化；易风化的药物，可使胶囊壁软化；吸湿性强的药物，可使胶囊壁干燥变脆。

[9～12] 答案：DACE

解析：二氧化钛作为遮光剂，可防止光对药物氧化的催化，增加光敏性药物的稳定性。甘油、山梨醇等为增塑剂。十二烷基磺酸钠作为增光剂，可增加囊壳的光泽。对羟基苯甲酸酯类，可防止胶液在制备和贮存过程中发生霉变。

[13～16] 答案：ECCC

解析：硬胶囊的崩解时限为30分钟。软胶囊的崩解时限为1小时。滴丸应在30分钟内全部溶散，包衣滴丸应在1小时内全部溶散。除另有规定外，阴道片3片，均应在30分钟内全部溶化或崩解溶散并通过开孔金属圆盘，或仅残留少量无硬芯的软性团块。

C 型题

[1～3]

1. 答案：B

解析：明胶是空胶囊剂的主要囊材。另外，还要加入适当的辅料，以保证囊壳的质量要求。

2. 答案：A

解析：明胶空心胶囊的崩解时限，应在10分钟内全部溶化或崩解。

3. 答案：D

解析：明胶空心胶囊的重金属含量不得超过40mg/kg。

X 型题

1. 答案：ACDE

解析：胶囊剂具有以下特点：①能掩盖药物的

不良气味，减小药物的刺激性，便于服用。②与片剂、丸剂比较，在胃肠道中崩解、溶出快，吸收好，生物利用度高。③药物充填于胶囊中，与光线、空气和湿气隔绝，可提高药物稳定性。④制成不同释药速度和释药方式的胶囊剂，可定时定位释放药物。

2. 答案：ABE

解析：不宜制成胶囊剂的药物：①药物的水溶液或稀乙醇溶液，因可使胶囊壁溶化。②刺激性强的易溶性药物，因其在胃中溶解后局部浓度过高而对胃黏膜产生较强刺激性。③易风化的药物，可使胶囊壁软化。④吸湿性强的药物，可使胶囊壁干燥变脆。

3. 答案：ABCDE

解析：考察了不同胶囊剂的定义和特点。

4. 答案：BDE

解析：明胶作为胶囊剂的主要囊材，不是辅料。崩解剂是片剂中的主要添加剂。

5. 答案：ABD

解析：缓释胶囊、控释胶囊应符合有关要求并应进行释放度检查。肠溶胶囊应符合迟释制剂的有关要求，并进行释放度检查。肠溶胶囊在人工肠液中应在1小时全部溶解。超出装量差异限度的不得多于2粒，并不得有1粒超出限度的1倍。

四、丸剂

A型题

1. 答案：B

解析：考察了水丸的含义。

2. 答案：D

解析：老蜜适用于黏性差的矿物药或富含纤维的药粉制丸。

3. 答案：D

解析：蜂蜜25℃时相对密度应在1.349以上，还原糖不得少于64.0%。

4. 答案：A

解析："中蜜"应在炼制时表面翻腾"鱼眼泡"（黄色均匀而有光泽的气泡）。

5. 答案：D

解析：滴丸溶出速度快，奏效迅速，适用于急症治疗。

6. 答案：A

解析：滴丸的主要特点：①生物利用度高，尤其是难溶性药物，在水溶性基质中高度分散可形成固体分散体，溶出速度快，奏效迅速，适用于急症治疗。②剂量准确，药物在基质中分散均匀，丸重差异小。③可选用不同基质制成不同释药速度的制剂（如缓释、控释制剂），可使液体药物固体化（如聚乙二醇基质可容纳5%～10%的液体等）。④生产设备简单，生产周期短，自动化程度高，生产成本较低。⑤滴丸载药量较小，而且目前可供选用的理想基质和冷凝剂较少，使其发展受限。

7. 答案：D

解析：糖丸味甜，易溶化，适合于儿童用药，多用于疫苗制剂。

B型题

[1～4] 答案：BECA

解析：①蜜丸指饮片细粉以炼蜜为黏合剂制成的丸剂。②浓缩丸指饮片或部分饮片提取浓缩后，与适宜的辅料或其余饮片细粉，以水、炼蜜或炼蜜和水为黏合剂制成的丸剂。③糊丸系指饮片细粉以米糊或面糊等为黏合剂制成的丸剂。④蜡丸系指饮片细粉以蜂蜡为黏合剂制成的丸剂。⑤滴丸系指原料药与适宜的基质加热熔融混匀，滴入不相溶、互不作用的冷凝介质中制成的球形或类球形制剂。⑥糖丸系指以适宜大小的糖粒或基丸为核心，用糖粉和其他辅料的混合物作为撒粉材料选用适宜的黏合剂或润湿剂制丸，并将原料药物以适宜的方法分次包裹在糖丸中而制成的制剂。

[5～8] 答案：EAAC

解析：嫩蜜适于含较多黏液质、胶质、糖、淀粉、油脂、动物组织等黏性较强的药粉制丸。中蜜适于黏性中等的药粉制丸。老蜜适用于黏性差的矿物药或富含纤维的药粉制丸。

[9～10] 答案：EC

解析：除另有规定外，小蜜丸、水蜜丸和水丸应在1小时内全部溶散；浓缩丸和糊丸应在2小时内全部溶散；滴丸应在30分钟内全部溶散，包衣滴丸应在1小时内全部溶散。

[11～14] 答案：BCDD

解析：水丸、糊丸、浓缩水丸水分不得过9.0%。蜜丸和浓缩蜜丸中所含水分不得过15.0%。水蜜丸和浓缩水蜜丸不得过12.0%。

[15～17] 答案：DAB

解析：除另有规定外，小蜜丸、水蜜丸和水丸应在1小时内全部溶散；浓缩丸和糊丸应在2小时内全部溶散；滴丸应在30分钟内全部溶散，包衣滴丸应在1小时内全部溶散。大蜜丸及研碎、嚼碎后或用开水、黄酒等分散后服用的丸剂不检查溶散时限。

C型题

[1～2]

1. 答案：E

解析：水丸的特点：①丸粒较小，表面光滑，便于服用，不易吸潮，利于贮存。②可根据药物性质分层泛丸。将易挥发、刺激性药物泛入内层，可掩盖药物的不良气味，提高挥发性成分的稳定性；或将缓释、速释药物分别泛入丸剂内、外层，制成长效制剂。③较易溶散，吸收、显效较快，尤适于中药解表和消导制剂。④生产设备简单，可小量制备或大量生产。⑤多采用饮片细粉泛制，易引起微生物污染；药物的均匀性及溶散时间也较难控制。

2. 答案：D

解析：炼蜜目的包括：除去杂质、破坏酶类、杀灭微生物、降低水分含量、增加黏性等。

X型题

1. 答案：BC

解析：蜜丸指饮片细粉以炼蜜为黏合剂制成的丸剂。其中每丸重量在0.5g（含0.5g）以上的称大蜜丸，每丸重量在0.5g以下的称小蜜丸。

2. 答案：AD

解析：软胶囊可采用滴制法或压制法制备。滴丸为滴制法制备。

3. 答案：ADE

解析：常用的药物衣有朱砂衣、黄柏衣、雄黄衣、青黛衣、百草霜衣等。

4. 答案：ABCD

解析：包衣目的：可提高药物稳定性，防止主药氧化、变质或挥发，防止吸潮及虫蛀；掩盖臭味，减少药物的刺激性；控制药物作用速度或部位，药物衣包于丸剂表面，可首先被吸收；包肠溶衣可在肠内溶散吸收；包缓释衣可制成长效制剂；还有改善外观，便于识别等作用。

五、片剂

A型题

1. 答案：D

解析：考察了中药片剂的类型。半浸膏片指将处方部分饮片细粉与其余药料制得的稠膏混合制成的片剂。

2. 答案：A

解析：淀粉价廉易得，是片剂最常用的稀释剂、吸收剂和崩解剂。

3. 答案：C

解析：甘露醇无引湿性，可压性好，是口含片的主要稀释剂和矫味剂，亦可作为咀嚼片的填充剂和黏合剂。

4. 答案：C

解析：C选项为崩解剂的描述。

5. 答案：A

解析：糊精常与淀粉配合用作片剂或胶囊剂的稀释剂，但不宜作为速溶片的填充剂。

6. 答案：B

解析：聚乙二醇为水溶性润滑剂，适用于可溶片或泡腾片，用量为1%～4%。

7. 答案：C

解析：作为润湿剂，乙醇的浓度应视药物和辅料的性质及环境温度而定，常用浓度为30%～70%或更高。

8. 答案：D

解析：糖浆适用于纤维性强、弹性大以及质地疏松的中药制片。使用浓度多为50%～70%，常与淀粉浆或胶浆混合使用。

9. 答案：A

解析：凡药料本身具有一定黏性，用水润湿即能黏结成粒，可选用水为润湿剂。一般应使用制药纯水（蒸馏水、去离子水等），采用喷雾法加入，使其均匀分散。不耐热、易溶于水或易水解的药物则不宜采用。

10. 答案：D

解析：崩解剂系指能促使片剂在胃肠液中迅速崩解成小粒子而更利于药物溶出的辅料。崩解剂的主要作用是消除因黏合剂和高度压缩而产生的结合力。除口含片、舌下片、缓释片、咀嚼片等外，一般片剂均需加用崩解剂。

11. 答案：C

解析：片剂中常加的崩解剂有干燥淀粉、羧甲基淀粉钠、低取代羟丙基纤维素、碳酸氢钠与酒石酸等。

12. 答案：C

解析：包衣不可加快药物溶出。

13. 答案：E

解析：阴道片、栓剂应检查融变时限。

14. 答案：B

解析：缓释片、控释片和肠溶片以及经肠溶材料包衣的颗粒制成的口崩片应进行释放度检查，并符合各品种项下的规定。

B 型题

[1～3] 答案：CED

解析：稀释剂与吸收剂统称为填充剂。前者适用于主药剂量小于 0.1g，或浸膏黏性太大，或含浸膏量多而制片困难者；后者适用于原料药中含有较多挥发油、脂肪油或其他液体，而需制片者。压片前必须加入的能增加颗粒（或粉末）流动性，减少颗粒（或粉末）与冲模内摩擦力，具有润滑作用的物料称为润滑剂。

[4～6] 答案：ACE

解析：羧甲基淀粉钠在水中的体积能膨胀 300 倍，是优良的崩解剂。硬脂酸镁润滑性强，附着性好。

[7～8] 答案：AC

解析：本身具有黏性，能增加药粉间的黏合作用，以利于制粒和压片的辅料，称为黏合剂。适用于没有黏性或黏性不足的药料制粒压片。

[9～10] 答案：CD

解析：阴道片应检查融变时限。除另有规定外，阴道片 3 片，均应在 30 分钟内全部溶化或崩解溶散并通过开孔金属圆盘，或仅残留少量无硬芯的软性团块。阴道泡腾片应检查发泡量。除另有规定外，供试品 10 片，依法检查，平均发泡体积应不小于 6mL，且少于 4mL 的不得超过 2 片。

[11～14] 答案：CBDE

解析：除另有规定外，供试品 6 片均应在 15 分钟内全部崩解；药材原粉 6 片均应在 30 分钟内全部崩解；浸膏（半浸膏）片、糖衣片各均应在 1 小时内全部崩解。薄膜衣片在盐酸溶液（9→1000）中检查，化药片应在 30 分钟内全部崩解；中药片应在 1 小时内全部崩解。含片各片应在 10 分钟内全部崩解或溶化。舌下片各片应在 5 分钟内全部崩解并溶化。可溶片各片均应在 3 分钟内全部崩解并溶化。口崩片应在 60 秒内全部崩解并通过筛孔内径为 710μm 的筛网。

C 型题

[1～2]

1. 答案：E

解析：片剂的主要优点：①剂量准确，因患者按片服用，而片内药物均匀、含量差异小。②质量稳定，因系固体剂型，且某些易氧化变质或潮解的药物，可借助包衣或包合作用加以保护，水分、光线、空气对其影响较小。③机械化生产，自动化程度高，产量大，成本低，易控制微生物限度。④服用、携带、贮运方便。⑤品种丰富，可满足医疗、预防用药的不同需求。

2. 答案：E

解析：舌下片指置于舌下能迅速溶化，药物经舌下黏膜吸收发挥全身作用的片剂。舌下片中的原料药物应易于直接吸收，主要适用于急症的治疗。

X 型题

1. 答案：ABCE

解析：中药片剂的缺点在于：①制备或贮藏不当会影响片剂的崩解、吸收。②某些中药片剂易引湿受潮；含挥发性成分的片剂，久贮其含量下降。③片剂制备多需加用赋形剂，且经压制成型，其溶出度稍差于胶囊剂及散剂，有时可能影响其生物利用度。④昏迷患者和儿童不易吞服。

2. 答案：BCD

解析：根据原料及制法特征，中药片剂可分为全浸膏片、半浸膏片、全粉末片 3 种类型。

3. 答案：ACD

解析：口服片系指经口服，在胃肠道崩解、吸收而发挥局部或全身治疗作用的片剂。舌下片、口腔贴片为口腔用片。

4. 答案：ACDE

解析：分散片指在水中能迅速崩解并均匀分散的片剂。分散片中的原料药物应是难溶性的，另加高效崩解剂及亲水性高黏度溶胀辅料制成。分散片可加水分散后口服，也可将分散片含于口中吮服或吞服。

5. 答案：BCE

解析：口腔用片包括含片、舌下片、口腔贴片。

6. 答案：DE

解析：注意区分稀释剂与吸收剂的不同。稀释剂与吸收剂统称为填充剂。前者适用于主药剂量小于0.1g，或浸膏黏性太大，或含浸膏量多而制片困难者；后者适用于原料药（含中间体）中含有较多挥发油、脂肪油或其他液体，而需制片者。

7. 答案：CDE

解析：片剂的崩解机制有：毛细管作用、膨胀作用、产气作用等。

8. 答案：ABCDE

解析：片剂的质量检查项目有质量差异、崩解时限、融变时限、发泡量、分散均匀度、脆碎度、微生物限度、溶出度、释放度等。

第二节　浸出制剂

A型题

1. 答案：B

解析：考察合剂的定义。

2. 答案：B

解析：考察了浸出制剂的特点。

3. 答案：A

解析：根据浸提溶剂和成品情况，浸出制剂可分为：水浸出制剂，如汤剂、合剂等；醇浸出制剂，如药酒、酊剂、流浸膏剂等，有些流浸膏虽然是用水浸出中药成分，但成品中仍需加有适量乙醇；含糖浸出制剂；如煎膏剂、糖浆剂等；无菌浸出制剂，如中药注射剂、滴眼剂等；其他浸出制剂，除上述各种浸出制剂外，还有用中药提取物为原料制备的颗粒剂、片剂、浓缩丸剂、栓剂、软膏剂、气雾剂等。

4. 答案：E

解析：醇浸出制剂有药酒、酊剂、流浸膏剂等。

5. 答案：E

解析：考察煎膏剂的定义。

6. 答案：D

解析：煎膏剂中加入炼蜜或糖（或转化糖）的量，一般不超过清膏量的3倍。

7. 答案：D

解析：煎膏剂为含糖浸出制剂。

8. 答案：B

解析：糖浆剂含蔗糖量应不低于45%（g/mL）。

9. 答案：B

解析：酒剂、酊剂均需要检查乙醇量，不含剧毒药的酊剂浓度要求每100mL相当于原药材20g。

10. 答案：B

解析：流浸膏剂与浸膏剂多以不同浓度的乙醇为溶剂，流浸膏剂采用渗漉法制备，浸膏剂采用渗漉法、回流法或煎煮法制备。流浸膏剂每1mL相当于饮片1g；浸膏剂分为稠浸膏和干浸膏两种，每1g相当于饮片或天然药物2～5g。

B型题

[1～4] 答案：DCBE

解析：考察了各类浸出制剂的定义。

[5～6] 答案：AB

解析：流浸膏剂每1mL相当于饮片1g；浸膏剂每1g相当于饮片或天然药物2～5g。

[7～9] 答案：DAB

解析：煎膏剂系指饮片用水煎煮，取煎煮液浓缩，加炼蜜或糖（或转化糖）制成的半流体制剂。酊剂系指原料药物用规定浓度的乙醇提取或溶解而制成的澄清液体制剂，也可用流浸膏稀释制成。流浸膏剂用渗漉法制备，也可用浸膏剂稀释制成。浸膏剂多用煎煮法、回流法或渗漉法制备。

[10～11] 答案：AB

解析：除另有规定外，含有毒性药的酊剂，每100mL应相当于原饮片10g；其有效成分明确者，应根据其半成品的含量加以调整，使符合相关的规定；其他酊剂，每100mL相当于原饮片20g。

X型题

1. 答案：CDE

解析：糖浆剂含蔗糖量应不低于45%（g/mL）。按照《中国药典》规定的方法检查，糖浆剂的pH、相对密度、装量及微生物限度等均应符合有关规定。

2. 答案：ABCD

解析：汤剂是应用最早、最为广泛的传统剂型，具有以下特点：组方灵活，适应中医临床辨证施治、随症加减用药的需要，能充分发挥复方综合疗效；以水为溶剂，制法简便，吸收、奏效较为迅速；味苦量大，服用不便；不宜久置，必须临时制备，多有不便；挥发性及难溶性成分提取率或保留率低，可能影响疗效。

3. 答案：ABE

解析：煎膏剂多以滋补为主，兼有缓和的治疗作用，是中医滋补、防衰老、治疗慢性病的传统剂型之一。煎膏剂应质地细腻，稠度适宜，无焦臭、异味，无糖的结晶析出，不溶物检查不得有焦屑等异物，若需加饮片细粉，待冷却后加入，搅拌均匀。煎膏剂中加入炼蜜或糖（或转化糖）的量，一般不超过清膏量的3倍。

4. 答案：ADE

解析：酊剂、流浸膏剂、浸膏剂都是以不同浓度的乙醇为溶剂制成的制剂。酒剂是用蒸馏酒提取制成的澄清液体制剂。

5. 答案：ABE

解析：酒作为提取溶剂有利于有效成分浸出，且具有易于分散、助长药效之特性，故祛风散寒、活血通络、散瘀止痛等方剂常制成酒剂。酒剂组方灵活，制备简便，剂量较小，服用方便，且不易霉变，易于保存，但儿童、孕妇、心脏病及高血压患者不宜服用。酒剂可加入适量的糖或蜂蜜调味。

6. 答案：ABCD

解析：合剂、糖浆剂、酒剂、酊剂均应为澄清的浸出制剂。

第三节 液体制剂

A型题

1. 答案：D

解析：乳浊液中药物粒子大小一般为100～500nm。

2. 答案：C

解析：不同类型的表面活性剂其毒性各异。通常阳离子型表面活性剂的毒性最大，其次是阴离子型表面活性剂，非离子型表面活性剂毒性最小。

3. 答案：B

解析：溶胶粒子表面扩散双电层电位差决定了胶粒之间斥力的大小，是决定溶胶稳定性的主要因素。

4. 答案：A

解析：乳剂在放置过程中，乳滴逐渐聚集在上层或下层的现象，称为分层或乳析。

5. 答案：B

解析：口服混悬剂放置后有沉降物，经振摇后易再分散，在标签上应注明"用前摇匀"。

6. 答案：D

解析：口服混悬剂，沉降体积比应不低于0.90。

7. 答案：D

解析：除另有规定外，干混悬剂的干燥失重不得超过2.0%。

B型题

[1～2] 答案：DA

解析：阳离子型表面活性剂，如洁尔灭、新洁尔灭。两性离子型表面活性剂，如卵磷脂。

[3～6] 答案：DBAC

解析：考察了乳剂不稳定现象的定义。

[7～8] 答案：CD

解析：常用的润湿剂有吐温类、司盘类表面活性剂等。常用的助悬剂有：①低分子助悬剂，如甘油、糖浆剂等。②高分子助悬剂，其中天然高分子助悬剂有阿拉伯胶、西黄蓍胶、琼脂；合成的高分子助悬剂有甲基纤维素、羧甲基纤维素钠等。③硅酸类，如胶体二氧化硅、硅酸铝、硅皂土等。

X型题

1. 答案：ACDE

解析：与固体制剂相比，液体制剂的特点有：分散度大、吸收快、作用较迅速；易控制药物浓度，可减少固体药物口服后由于局部浓度过高而引起胃肠道刺激性；便于分剂量和服用，尤其适用于儿童及老年患者。但液体制剂稳定性较差，贮藏、运输不方便。

2. 答案：ABCDE

解析：液体制剂分为溶液剂、胶体溶液、乳浊液、混悬液型4种分散体系。其中，胶体溶液型又分为高分子溶液剂和溶胶剂。

3. 答案：ACDE

解析：属于真溶液型液体制剂的常用剂型主要有溶液剂、芳香水剂、甘油剂、醑剂等。

4. 答案：AB

解析：溶胶、乳浊液和混悬液均属于非均相分散体系,属于热力学和动力学不稳定体系。混悬剂分散相微粒的粒径一般在 500～1000nm。

5. 答案:ABCDE

解析:表面活性剂常用做增溶剂、起泡剂、消泡剂、去污剂、抑菌剂或消毒剂、乳化剂、润湿剂等。

6. 答案:DE

解析:溶胶剂系指固体药物以多分子聚集体分散于水中形成的非均相的液体制剂。属热力学和动力学不稳定体系。

7. 答案:ABCDE

解析:影响乳剂稳定性的因素有乳化剂的性质和用量、分散相的浓度、分散介质的黏度、乳化及贮藏的温度、制备方法和乳化器械、微生物的污染等。

8. 答案:ABDE

解析:乳剂中的液滴的分散度大,药物吸收和药效的发挥快,有利于提高生物利用度;油性药物制成乳剂能保证剂量准确,而且使用方便;水包油型乳剂可掩盖药物的不良臭味;外用乳剂能改善对皮肤、黏膜的渗透性,减少刺激性。乳剂可以口服、外用、肌内注射和静脉注射。

9. 答案:ACE

解析:为了增加混悬剂的物理稳定性,在制备时需加入能使混悬剂稳定的附加剂,包括助悬剂、润湿剂、絮凝剂和反絮凝剂等。

10. 答案:AE

解析:宜制成混悬型液体制剂的药物有需制成液体制剂供临床应用的难溶性药物及为了发挥长效作用或为了提高在水溶液中稳定性的药物。剧毒药或剂量小的药物不应制成混悬液。

11. 答案:ABCD

解析:影响混悬剂稳定性的因素主要有微粒间的排斥力和吸引力、混悬粒子的沉降、微粒增长与晶型的转变、温度的影响4个方面。

第四节 无菌制剂

A 型题

1. 答案:D

解析:大多数细菌和许多霉菌甚至病毒均能产生热原,致热能力最强的是革兰阴性杆菌所产生的热原。

2. 答案:D

解析:热原分子上含有负电荷的磷酸根与羧酸根,强碱性阴离子交换树脂可吸附除去溶剂中的热原。

3. 答案:A

解析:耐热器具洁净干燥后于 250℃ 加热 30 分钟以上可破坏热原。

4. 答案:C

解析:注射用水的 pH 应维持在 5～7 的范围内。

5. 答案:D

解析:滴眼剂的配制溶剂为注射用水。

6. 答案:E

解析:注射用水为纯化水经蒸馏所得到的水,应符合细菌内毒素试验要求,可作为配制注射剂、滴眼剂等的溶剂或稀释剂及容器的精洗。注射用无菌粉末的溶剂应用灭菌注射用水。

7. 答案:A

解析:氯化钠等渗当量是指与 1g 药物呈等渗的氯化钠的克数。

8. 答案:D

解析:常用的调节渗透压的附加剂有氯化钠、葡萄糖等。

9. 答案:B

解析:静脉用乳状液型注射剂中乳滴的粒度 90% 应在 1μm 以下,不得有大于 5μm 的乳滴。

10. 答案:A

解析:供注射用的植物油主要是大豆油,此外也有麻油、茶油、花生油、橄榄油、玉米油等。

11. 答案:B

解析:眼膏剂系指药物与适宜基质均匀混合,制成无菌溶液型或混悬型膏状的眼用半固体制剂。

12. 答案:C

解析:眼用半固体制剂(眼膏剂、眼用乳膏剂、眼用凝胶剂)应检查金属性异物。

13. 答案:C

解析:眼用制剂应避光密封贮存,启用后最多可使用4周。

14. 答案：B

解析：除另有规定外，每个滴眼剂容器的装量应不超过10mL；每个洗眼剂容器装量不超过200mL；眼用半固体制剂每个容器的装量应不超过5g。

B型题

[1～3] 答案：DAB

解析：抗氧剂是一类易被氧化的还原剂，其中亚硫酸钠常用于偏碱性药液，亚硫酸氢钠、焦亚硫酸钠常用于偏酸性药液。常用的金属离子络合剂有乙二胺四乙酸（EDTA）、乙二胺四乙酸钠（EDTA-Na_2）等，可使药液稳定。硬脂酸三乙醇胺皂、聚山梨酯类等可作气雾剂的乳化剂。

[4～5] 答案：EB

解析：四氟乙烷、七氟丙烷以及二氟乙烷作为气雾剂的抛射剂。

[6～8] 答案：BDA

解析：注射剂中常用抑菌剂为苯酚、甲酚、三氯叔丁醇等；常用调节渗透压的附加剂有氯化钠、葡萄糖等；抗氧剂常用的有亚硫酸钠、亚硫酸氢钠和焦亚硫酸钠等。

[9～10] 答案：ED

解析：聚山梨酯80、蛋黄卵磷脂、大豆磷脂可作为注射剂的增溶剂。三氯叔丁醇、盐酸普鲁卡因、盐酸利多卡因可作注射剂的止痛剂。

[11～13] 答案：ECA

解析：以有效成分制成的中药注射剂，主要成分含量应不少于90%；糖浆剂含蔗糖量应不低于45%（g/mL）。

[14～17] 答案：ADCE

解析：眼膏剂系指由药物与适宜基质混合，制成无菌溶液型或混悬型膏状的眼用半固体制剂。眼用乳膏剂系指药物与适宜基质均匀混合，制成无菌乳膏状的眼用半固体制剂。眼用凝胶剂是无菌凝胶状的眼用半固体制剂，其黏度大，易与泪液混合。眼膜剂系指药物与高分子聚合物制成的无菌药膜，可置于结膜囊内缓慢释放药物的眼用固体制剂。

[18～21] 答案：BDAC

解析：①眼用制剂的渗透压调节剂：除另有规定外，眼用溶液剂应与泪液等渗。常用渗透压调节剂有氯化钠、硼酸、葡萄糖、硼砂等。渗透压调节剂用量的计算方法与注射剂相同。②pH调节剂：常用的有磷酸盐缓冲液、硼酸盐缓冲液等。③抑菌剂：多剂量眼用制剂，应加适当抑菌剂。常用的抑菌剂有三氯叔丁醇、硝酸苯汞、苯乙醇、羟苯酯等。④黏度调节剂：适当增加滴眼剂的黏度，可减少刺激性，延缓混悬型眼用制剂的沉降，延长药液在眼内滞留时间，增强药效。常用的黏度调节剂有甲基纤维素、聚乙烯醇、聚维酮等。

C型题

[1～3]

1. 答案：E

解析：内毒素是产生热原的主要致热物质。

2. 答案：B

解析：热原的性质有耐热性、水溶性、不挥发性、滤过性及被吸附性等。

3. 答案：C

解析：污染热原的途径有：溶剂、原辅料、容器、用具、管道与设备、制备过程、临床应用过程。

X型题

1. 答案：ABCD

解析：注射剂药效迅速，作用可靠。适用于不宜口服的药物，或不能口服给药的患者，可以产生局部定位或延长药效的作用。有些注射液可用于疾病诊断。但注射剂使用不便，注射疼痛；其质量要求高，制备过程复杂，需要特定的条件与设备，成本较高；一旦注入机体，其生理作用难以逆转，若使用不当极易发生危险等。

2. 答案：ACE

解析：去除热原的方法有：高温法、酸碱法、吸附法、离子交换法、凝胶滤过法、超滤法、反渗透法。

3. 答案：BC

解析：纯化水为饮用水经蒸馏法、离子交换法、反渗透法或其他适宜的方法制备的制药用水，不含任何附加剂。

4. 答案：ABCDE

解析：制药用水因其使用的范围不同而分为饮用水、纯化水、注射用水及灭菌注射用水。其中纯化水可经蒸馏法制备。

5. 答案：ADE

解析：抗氧剂是一类易被氧化的还原剂，常用的抗氧剂有亚硫酸钠、亚硫酸氢钠和焦亚硫酸钠等，一般用量为 0.1%～0.2%。

6. 答案：BCD

解析：常用抑菌剂为苯酚、甲酚、三氯叔丁醇等。

7. 答案：BCDE

解析：静脉给药与脑池内、硬膜外、椎管内用的注射液均不得加抑菌剂。输液剂为静脉滴注给药。

8. 答案：ACE

解析：常在注射剂中添加的附加剂有增加药物溶解度的附加剂、抗氧剂、惰性气体、金属离子络合剂、渗透压调节剂、抑菌剂、止痛剂等。

9. 答案：ABCDE

解析：注射剂的质量检查项目包括装量、装量差异、渗透压摩尔浓度、可见异物、中药注射剂有关物质、无菌、重金属及其有害元素残留量、细菌内毒素或热原。

10. 答案：ABCDE

解析：药物进入结膜囊内主要经过角膜和结膜两条途经吸收。角膜吸收是眼局部用药的有效吸收途径；药物经结膜吸收是药物进入体循环的主要途径。

11. 答案：ABCD

解析：影响眼用制剂中药物吸收的因素有：药物从眼睑缝隙的损失，药物的外周血管消除、眼用制剂的 pH 及药物的 pK_a，药物的刺激性、药物的表面张力、药物的黏度。

12. 答案：CD

解析：眼用制剂可分为眼用液体制剂（滴眼剂、洗眼剂、眼内注射溶液）、眼用半固体制剂（眼膏剂、眼用乳膏剂、眼用凝胶剂）、眼用固体制剂（眼膜剂、眼丸剂、眼用插入剂）等。

13. 答案：ACDE

解析：眼内注射溶液、眼内插入剂、供外科手术用和急救用的眼用制剂均不得添加抑菌剂、抗氧剂或不适当的附加剂，且应采用一次性使用包装。

第五节　外用制剂

A 型题

1. 答案：A

解析：一般认为药物的吸收在乳状液型基质中最好，在吸水性软膏基质（凡士林加羊毛脂）、硅酮及豚脂中次之，在烃类基质中最差。

2. 答案：D

解析：软膏剂烃类基质有凡士林、石蜡与液状石蜡等。

3. 答案：C

解析：软膏剂的水溶性基质主要有聚乙二醇、纤维素衍生物等。

4. 答案：D

解析：凡士林油腻性大而吸水性较差（仅能吸水 5%），故不宜用于有多量渗出液的患处。但与适量的羊毛脂、鲸蜡醇或胆甾醇等合用，可增加其吸水性。

5. 答案：B

解析：羊毛脂的组成与皮脂分泌物相近，故可提高软膏中药物的渗透性。

6. 答案：D

解析：硅酮类基质对眼睛有刺激性，不宜做眼膏基质。

7. 答案：D

解析：蜂蜡常用作调节软膏的稠度或增加药物稳定性。

8. 答案：A

解析：乳状液型基质可用于亚急性、慢性、无渗出的皮肤病，忌用于糜烂、溃疡及化脓性创面。

9. 答案：C

解析：红丹又称章丹、铅丹、黄丹、东丹、陶丹，为橘红色非结晶粉末，主要成分为四氧化三铅，含量要求在 95% 以上。

10. 答案：C

解析：黑膏药的基质原料主要有植物油和红丹。植物油以麻油为好，制成品外观光润。

11. 答案：E

解析：橡胶贴膏的背衬材料一般采用漂白细布，亦有用聚乙烯、软聚氯乙烯者。

B 型题

[1～4] 答案：CADE

解析：①软膏剂系指原料药物与油脂性或水溶性基质混合制成的均匀的半固体外用制剂。②乳膏剂系指原料药物溶解或分散于乳状液型基质中形成的均匀半固体制剂。③橡胶贴膏系指原料药物与橡胶等基质混匀后涂布于背衬材料上制成的贴膏剂。④凝胶贴膏指原料药物与适宜的亲水基质混匀后涂布于背衬材料上制成的贴膏剂。

[5～7] 答案：BDA

解析：油脂性基质不易与水性液混合，也不易用水洗除，不宜用于急性炎性渗出较多的创面。乳剂型基质可用于亚急性、慢性、无渗出的皮肤病，忌用于糜烂、溃疡及化脓性创面。水溶性基质可用于糜烂创面及腔道黏膜，但润滑作用较差，易失水、发霉，故须加保湿剂与防腐剂。

[8～9] 答案：AB

解析：半合成脂肪甘油酯类为目前应用较多的油脂性栓剂基质，其中有半合成椰子油酯、半合成山苍子油酯、半合成棕榈油酯等。油脂性软膏基质主要包括油脂类、类脂类、烃类和硅酮类，凡士林属于烃类。

[10～11] 答案：CD

解析：贴剂需要检查释放度。膏药需要检查软化点。

X 型题

1. 答案：ABCDE

解析：外用膏剂有软膏剂、乳膏剂、膏药、贴膏剂、贴剂。

2. 答案：AC

解析：外用膏剂中药物透皮吸收包括释放、穿透及吸收三个阶段。

3. 答案：ABCE

解析：外用膏剂透皮吸收的途径有：完整的表皮；毛囊、皮脂腺和汗腺等皮肤的附属器官。

4. 答案：ABCDE

解析：基质组成、类型和性质，直接影响药物的释放、穿透和吸收。基质的pH、附加剂、基质对皮肤水合作用也会影响药物吸收。此外，还与药物浓度、应用面积、应用次数及与皮肤接触时间等密切相关。

5. 答案：ABCDE

解析：影响外用膏剂透皮吸收的因素包括皮肤条件、药物性质、基质的组成和性质。

6. 答案：ABC

解析：软膏剂系指原料药物与油脂性或水溶性基质混合制成的均匀的半固体外用制剂。乳膏剂系指原料药物溶解或分散于乳状液型基质中形成的均匀半固体制剂。软膏剂、乳膏剂多用于慢性皮肤病，具有保护创面、润滑皮肤和局部治疗作用；软膏中药物透皮吸收，也可产生全身治疗作用。

7. 答案：ADE

解析：理想的基质应：①具有适宜的黏度，易于涂布于皮肤或黏膜。②作为药物的良好载体，能与药物的水溶液或油溶液互相混合，有利于药物的释放和吸收。③性质稳定，与药物无配伍禁忌。④无刺激性和过敏性，不影响皮肤的正常功能与伤口愈合。⑤易清洗，不污染衣物。

8. 答案：BC

解析：膏药分为黑膏药和白膏药两类。

9. 答案：ACD

解析：凝胶贴膏主要由背衬层、药物层和保护层组成。

10. 答案：ACD

解析：软膏剂应均匀、细腻，具有适当的黏稠性，易涂布于皮肤或黏膜上并无刺激性；应无酸败、变色、变硬、融化、油水分离等变质现象；含细粉的软膏剂不得检出大于180μm的粒子；用于烧伤或严重创伤的软膏剂应进行无菌检查；装量、微生物限度等应符合规定。

第六节 其他制剂

一、栓剂

A 型题

1. 答案：B

解析：甘油明胶不适用于鞣酸等与蛋白质有配伍禁忌的药物。

2. 答案：A

解析：水溶性药物分散在油脂性基质中，药物能较快释放或分散至分泌液中，故吸收较快。可可豆脂属于油脂性基质。

3. 答案：D

解析：具有同质多晶性的油脂性基质为可可豆脂。

4. 答案：B

解析：除另有规定外，脂肪性基质的栓剂应在30分钟内全部融化、软化或触压时无硬芯。

B 型题

[1～2] 答案：EA

解析：栓剂的油脂性基质包括可可豆脂、半合成脂肪甘油酯类。水溶性基质主要有甘油明胶、聚乙二醇类等。

[3～6] 答案：ACDD

解析：可可豆脂具有同质多晶性，但晶型不稳定，熔点较低。甘油明胶常用作阴道栓剂基质，但不适用于鞣酸等与蛋白质有配伍禁忌的药物。聚乙二醇类基质对黏膜有一定刺激性，其栓剂不需要冷藏，但易吸湿变形。

[7～10] 答案：CEAB

解析：质量检查项目，栓剂的为融变时限；丸剂为溶散时限；一般片剂为崩解时限；膏药为软化点检查。

C 型题

[1～2]

1. 答案：E

解析：栓剂药物直肠吸收，大部分不受肝脏首过作用的破坏。

2. 答案：C

解析：融变时限除另有规定外，脂肪性基质的栓剂应在30分钟内全部融化、软化或触压时无硬芯；水溶性基质的栓剂应在60分钟内全部溶解。

X 型题

1. 答案：BCD

解析：栓剂塞入直肠的深度影响药物的吸收，当栓剂塞入距肛门口2cm处时，其给药量的50%～70%可不经过门肝系统。另外，直肠有粪便存在、腹泻及组织脱水等均能影响药物从直肠部位的吸收。直肠液的pH约为7.4，且无缓冲能力，对弱酸、弱碱性药物的吸收都有影响。

2. 答案：BCE

解析：肛门给药后，药物在直肠的吸收主要途径有：①经直肠上静脉吸收，由门静脉进入肝脏，再由肝脏进入大循环。②经直肠下静脉和肛门静脉吸收，由髂内静脉绕过肝脏，从下腔大静脉直接进入大循环。③经直肠淋巴系统吸收。

3. 答案：BCDE

解析：栓剂基质的要求：①室温时有适宜的硬度和韧性，塞入腔道时不变形、不碎裂。体温下易软化、熔融或溶解。②与药物无配伍禁忌，无毒性、无过敏性及黏膜刺激性，不影响药物的含量测定。③熔点与凝固点相距较近，且有润湿与乳化能力，能混入较多的水。④在贮藏过程中不易霉变，且理化性质稳定。

4. 答案：ABE

解析：栓剂的油脂性基质包括可可豆脂、半合成脂肪甘油酯类。半合成脂肪甘油酯类有半合成椰子油酯、半合成山苍子油酯、半合成棕榈油酯等。

5. 答案：BDE

解析：栓剂的质量要求：融变时限除另有规定外，脂肪性基质的栓剂应在30分钟内全部融化、软化或触压时无硬芯；水溶性基质的栓剂应在60分钟内全部溶解。重量差异应符合规定，凡规定检查含量均匀度的栓剂，可不进行重量差异检查。栓剂的微生物限度应符合规定。

二、气雾剂与喷雾剂

A 型题

1. 答案：B

解析：气雾剂和喷雾剂适用于呼吸道或者腔道

黏膜、皮肤等部位的给药，具有速效和定位的特点。

2. 答案：C

解析：①气雾剂系指原料药物或原料药物和附加剂与适宜的抛射剂共同装封于具有特制阀门系统的耐压容器中，使用时借助抛射剂的压力将内容物呈雾状物喷出，用于肺部吸入或直接喷至腔道黏膜、皮肤的制剂。②喷雾剂系指原料药或与适宜辅料填充于特制的装置中，使用时借助手动泵的压力、高压气体、超声振动或其他方法将内容物呈雾状物释出，用于肺部吸入或直接喷至腔道黏膜及皮肤等的制剂。

3. 答案：E

解析：乳浊液和混悬液型气雾剂属于三相气雾剂。

4. 答案：E

解析：溶液型气雾剂属于二相气雾剂；乳浊液型、混悬型气雾剂属于三相气雾剂。

5. 答案：E

解析：雾滴粒径大小影响其在呼吸道沉积的部位，雾滴过粗，药物易沉着在口腔、咽部及呼吸器官的各部位；粒子过小，雾滴易到达肺泡部位，但沉积减少，多被呼出，吸收较少。

6. 答案：B

解析：吸入气雾剂雾滴（粒）的粒径应在 $10\mu m$ 以下，其中大多数应在 $5\mu m$ 以下。

7. 答案：C

解析：除另有规定外，吸入气雾剂微细药物粒子剂量应不少于每揿主药含量标示量的15%。

B 型题

[1～4] 答案：DDEC

解析：气雾剂的附加剂：①溶剂，某些脂溶性药物可以溶解于气雾剂的抛射剂中，如氢氟烷烃，常可以作为溶液型气雾剂的溶剂；水、甘油或脂肪酸、植物油也可以分别在 O/W 或 W/O 乳浊液型气雾剂中作为水溶性药物或脂溶性药物的溶剂。②助溶剂，如乙醇、丙二醇等。③抗氧剂，如维生素C、亚硫酸钠等。④防腐剂，如尼泊金乙酯等。

X 型题

1. 答案：ABC

解析：喷雾剂的分类：①按内容物组成，喷雾剂可分为溶液型、乳状液型和混悬型喷雾剂。②按

用药途径可分为吸入喷雾剂、鼻用喷雾剂及用于皮肤、黏膜的非吸入喷雾剂。③按给药定量与否，喷雾剂可分为定量喷雾剂和非定量喷雾剂。

2. 答案：ABCD

解析：吸入气雾剂和吸入喷雾剂给药时，药物以雾状吸入可直接作用于支气管平滑肌，适宜粒径的雾滴在肺泡部位有较好的分布和沉积，为药物的主要吸收部位。

3. 答案：CD

解析：气雾剂、喷雾剂的特点：①具有速效和定位作用。药物呈细小雾滴能够直达作用部位，局部浓度高，药物分布均匀，吸收快，奏效迅速。②制剂稳定性高。药物装在密闭不透明的容器中，不易被微生物污染，且能避免与空气、水分和光线接触，提高了稳定性。③给药剂量准确，副作用较小。④局部用药的刺激性小。

4. 答案：BCE

解析：气雾剂制备时需要耐压容器、阀门系统和特殊的生产设备，成本高；若封装不严密，抛射剂渗漏后则药物无法喷出；具有一定的内压，遇热或受撞击易发生爆炸；抛射剂有较强的挥发性，且具有致冷作用，多次使用于受伤皮肤上，可引起不适。

5. 答案：ABDE

解析：气雾剂的抛射剂种类有氢氧烷烃类、二甲醚、碳氢化合物、惰性气体（N_2、CO_2 等）。

三、其他剂型

A 型题

1. 答案：B

解析：油可降低胶块的黏度，便于切胶；且在浓缩收胶时，可促进锅内气泡的逸散，起消泡的作用。

2. 答案：D

解析：酒类多用绍兴黄酒，起矫味矫臭作用，收胶时有利于气泡逸散。

3. 答案：A

解析：常用的成膜材料有聚乙烯醇、丙烯酸树脂类、纤维素类及其他天然高分子材料。

4. 答案：D

解析：在各种成膜材料中，最常用的是聚乙烯醇（PVA），其成膜性、脱膜性以及膜的抗拉强

度、柔软性、吸湿性良好，并无毒、无刺激性。

5. 答案：A

解析：膜剂中常用的增塑剂有：甘油、乙二醇、山梨醇等。

6. 答案：C

解析：涂膜剂常用的溶剂为乙醇等。

7. 答案：A

解析：锭剂指饮片细粉加适宜黏合剂（或利用饮片细粉本身的黏性）制成不同形状的固体制剂。

8. 答案：E

解析：涂膜剂应避光、密闭贮存，在启用后最多可使用4周。

B 型题

[1～2] 答案：EA

解析：明矾可沉淀胶液中的泥沙杂质，增加胶剂的透明度。冰糖可增加胶剂的透明度和硬度，并有矫味作用。

[3～5] 答案：CAB

解析：红升丹、白降丹、轻粉的主要成分分别为氧化汞、氯化汞、氯化亚汞。

[6～9] 答案：ABED

解析：线剂指将丝线或棉线，置药液中先浸后煮，经干燥制成的一种外用制剂。熨剂指饮片细粉或饮片提取液与经煅制的铁砂混合制成的外用制剂。糕剂指饮片细粉与米粉、蔗糖等蒸制成的块状制剂。钉剂指饮片细粉加糯米混匀后加水加热制成软材，分剂量，搓成细长而两端尖锐的外用固体制剂。

X 型题

1. 答案：ACD

解析：按原料来源，胶剂的种类主要有皮胶类、骨胶类、甲胶类、角胶类等。

2. 答案：AD

解析：阿胶是以驴皮熬制而成；黄明胶以牛皮为原料熬制而成。

3. 答案：DE

解析：膜剂按结构类型可分为单层、多层及夹心型。按给药途径可分为口服膜剂、黏膜用膜剂。

4. 答案：BCDE

解析：膜剂的特点：①生产工艺简单，易于自动化和无菌生产。②药物含量准确、质量稳定。③使用方便，适于多种给药途径。④可制成不同释药速度的制剂。⑤制成多层膜剂可避免配伍禁忌。⑥体积小，重量轻，便于携带、运输和贮存。但膜剂不适用于药物剂量较大的制剂。

第七节 药物新型给药系统与制剂新技术

A 型题

1. 答案：C

解析：药效剧烈、溶解度小、吸收无规律、吸收差或吸收易受影响的药物不宜制成缓释、控释制剂。

2. 答案：D

解析：不具有靶向性。

3. 答案：C

解析：不宜制成缓释、控释制剂的药物：①生物半衰期（$t_{1/2}$）很短（小于1小时）或很长（大于24小时）的药物。②单服剂量很大（大于1g）的药物。③药效剧烈、溶解度小、吸收无规律、吸收差或吸收易受影响的药物。④需在肠道中特定部位主动吸收的药物。

4. 答案：B

解析：常见的被动靶向制剂有微囊、微球和脂质体。

5. 答案：A

解析：微型包囊技术的特点：药物微囊化后可提高稳定性，掩盖不良嗅味，降低在胃肠道中的副作用，减少复方配伍禁忌，延缓或控制药物释放，改进某些药物的物理特性，如流动性、可压性，以及可将液体药物制成固体制剂。

6. 答案：E

解析：固体分散体常用的水溶性载体材料有：高分子聚合物（如聚乙二醇类、聚维酮）、表面活性剂（如泊洛沙姆188、磷脂）、有机酸（如枸橼酸、酒石酸）、糖类（如山梨醇、蔗糖）、脲类（如尿素）等。

B 型题

[1～3] 答案：DCA

解析：常用的骨架材料有：①水溶性骨架材料，如羧甲基纤维素（CMC）、羟丙基甲基纤维素（HPMC）、聚维酮（PVP）等。②脂溶性骨架材料，如脂肪、蜡类物质等。③不溶性骨架材料，如聚乙烯、乙基纤维素、丙烯酸树脂、聚甲基丙烯酸甲酯和硅橡胶等。

[4～7] 答案：DAEB

解析：考察了缓释、控释制剂各种类型的原理。

[8～10] 答案：BAC

解析：按靶向的部位，靶向制剂可分为：一级靶向制剂：系指达特定的靶组织或靶器官。二级靶向制剂：系指进入靶部位的特殊细胞（如肿瘤细胞）释药，而不作用于正常细胞。三级靶向制剂：系指作用于细胞内的某些特定的靶点的靶向制剂。

C 型题

[1～2]

1. 答案：B

解析：环糊精系淀粉用环糊精葡聚糖转位酶作用后形成的环状低聚糖化合物，为水溶性、非还原性的白色结晶粉末，常见的有 α、β、γ 三种类型，呈环状中空圆筒形结构，两端和外部为亲水性，而筒的内部为疏水性，其中以 β-环糊精最为常用。

2. 答案：D

解析：不具有靶向性。

X 型题

1. 答案：ABCDE

解析：不宜制成缓释、控释制剂的药物：①生物半衰期（$t_{1/2}$）很短（小于 1 小时）或很长（大于 24 小时）的药物。②单服剂量很大（大于 1g）的药物。③药效剧烈、溶解度小、吸收无规律、吸收差或吸收易受影响的药物。④需在肠道中特定部位主动吸收的药物。

2. 答案：ABCDE

解析：按照给药途径不同，缓释、控释制剂的类型主要有以口服给药为主的释放、控释制剂，同时也包括眼用、鼻腔、耳道、阴道、直肠、口腔或牙用、透皮或皮下、肌内注射及皮下植入等缓释、控释制剂。

3. 答案：ABCD

解析：根据延缓、控制药物释放原理的不同，缓释、控释制剂的类型可分为骨架分散型、膜控包衣型、乳剂分散型、注射用油溶液或混悬液以及缓释膜剂等。

4. 答案：ACDE

解析：微球、微囊、脂质体为常见的被动靶向制剂；磁性制剂、热敏靶向制剂等为常用的物理化学靶向制剂。

5. 答案：ACDE

解析：微型包囊技术的特点：药物微囊化后可提高稳定性，掩盖不良嗅味，降低在胃肠道中的副作用，减少复方配伍禁忌，延缓或控制药物释放，改进某些药物的物理特性，如流动性、可压性，以及可将液体药物制成固体制剂。

6. 答案：CDE

解析：按药物释放特点，固体分散体可分为速释型固体分散体、缓释、控释型固体分散体、肠溶型固体分散体。